Hochrisikoschwangerschaft

Mit freundlichen
Empfehlungen
überreicht durch

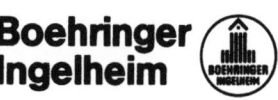

A. Bolte/F. Wolff (Hrsg.)

Hochrisikoschwangerschaft

Diagnose, Therapie,
Prognose für Mutter und Kind

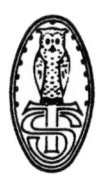

Springer-Verlag Berlin Heidelberg GmbH

Anschrift der Herausgeber:
Prof. Dr. F. Wolff
Prof. Dr. A. Bolte
Universitätsfrauenklinik Köln
Kerpener Str. 34
5000 Köln 41

CIP-Titelaufnahme der Deutschen Bibliothek

Hochrisikoschwangerschaft : Diagnose, Therapie, Prognose für
Mutter und Kind / A. Bolte ; F. Wolff (Hrsg.). - Darmstadt :
ISBN 978-3-642-72429-9   ISBN 978-3-642-72428-2 (eBook)
DOI 10.1007/978-3-642-72428-2
NE: Bolte, Achim [Hrsg.]

Dieses Werk ist urheberrechtlich geschützt. Die dadurch begründeten Rechte, insbesondere die der Übersetzung, des Nachdrucks, des Vortrages, der Entnahme von Abbildungen und Tabellen, der Funksendung, der Mikroverfilmung oder der Verfielfältigung auf anderen Wegen und der Speicherung in Datenverarbeitungsanlagen, bleiben, auch bei nur auszugsweiser Verwertung, vorbehalten. Eine Vervielfältigung dieses Werkes oder von Teilen dieses Werkes ist auch im Einzelfall nur in den Grenzen der gesetzlichen Bestimmungen des Urheberrechtsgesetzes der Bundesrepublik Deutschland vom 9. September 1965 in der Fassung vom 24. Juni 1985 zulässig. Sie ist grundsätzlich vergütungspflichtig. Zuwiderhandlungen unterliegen den Strafbestimmungen des Urheberrechtsgesetzes.

Copyright © 1989 by Springer-Verlag Berlin Heidelberg
Ursprünglich erschienen bei Dr. Dietrich Steinkopff Verlag, GmbH & Co. KG, Darmstadt 1989
Verlagsredaktion: Sabine Müller – Herstellung: Heinz J. Schäfer

Die Wiedergabe von Gebrauchsnamen, Handelsnamen, Warenbezeichnungen usw. in dieser Veröffentlichung berechtigt auch ohne besondere Kennzeichnung nicht zu der Annahme, daß solche Namen im Sinne der Warenzeichen- und Markenschutzgesetzgebung als frei zu betrachten wären und daher von jedermann benutzt werden dürften.

Gesamtherstellung: Konkordia-Druck, Bühl

Vorwort

Bei Zugrundelegen der bundesdeutschen Perinatalerhebungen sind 1–2% aller Graviditäten Hochrisikoschwangerschaften. Sie stellen höchste Anforderungen an die Geburtshilfe und an die Neonatologie. Nur die volle Ausnutzung der modernen wissenschaftlichen Erkenntnisse und die daraus folgende gezielte Einbeziehung bio-physikalischer, bio-chemischer und elektronischer Verfahren in Diagnostik und Therapie macht das für Mutter und Kind bestehende hohe Risiko kalkulierbar und ermöglicht optimale perineonatologische Resultate.

Das vorliegende Werk gibt erstmals im deutschen Schrifttum eine umfassende Darstellung des heutigen perineonatologischen Standortes bei Hochrisikoschwangerschaften und -geburten. Die Herausgeber stellten sich die Aufgabe, den Stellenwert der diagnostischen und therapeutischen Verfahren bei Risikoschwangerschaften kritisch darzustellen. International hervorragende Geburtshelfer, Neonatologen, Anästhesisten und Epidemiologen aus dem europäischen Raum und den USA machen umfassende Aussagen zu den hauptsächlichen Problemkreisen von Hochrisikoschwangerschaft und -geburt, der Früh- und Mangelgeburt, dem Gestationsdiabetes, der hämolytischen Fetalerkrankung und der Präeklampsie. Jedem dieser Themen wird eine Übersicht über den aktuellen Stand der wissenschaftlichen Erkenntnisse vorangestellt. Es folgen dann die derzeitigen diagnostischen Verfahren, das perineonatologische Management bei der Geburt einschließlich der Probleme des Neugeborenentransportes, der Regionalisierung der Hochrisikogeburtshilfe, der Qualitätskontrolle und der Perspektiven. Als besonderer Schwerpunkt wird die Langzeitprognose der Neugeborenen aus Hochrisikoschwangerschaften betrachtet, da der Erfolg allen perineonatologischen Handelns an der Gesundheit der Kinder zu bemessen ist.

Herausgeber und Autoren wollen mit diesem Werk die aktuelle gesundheitspolitische Diskussion zur weiteren Senkung der Perinatal- und Säuglingssterblichkeit sowie der Morbiditätsrate anregen. Die Verbreitung des heutigen Erkenntnisstandes bei allen die Geburtshilfe und Neonatologie tragenden Ärzten, Hebammen und Intensivschwestern ist Voraussetzung für eine zukünftig erfolgreiche Tätigkeit.

Allen Autoren und dem Steinkopff-Verlag, besonders Frau Müller, sind wir zu bestem Dank für die ausgezeichnete Zusammenarbeit verpflichtet.

Unser Dank gilt ferner den Firmen Boehringer Ingelheim und Aponti, mit deren Unterstützung die Drucklegung dieses Buches erst ermöglicht wurde.

Autorenverzeichnis

Prof. Dr. A. Bolte
Universitäts-Frauenklinik
Kerpener Straße 34
5000 Köln 41

Prof. Dr. W. Buzello
Institut für Anästhesiologie
und operative Intensivmedizin
Institut für Anästhesiologie
Joseph-Stelzmann-Straße 9
5000 Köln 41

Dr. F. Daffos
Institute de Periculture
26 Boulevard Brune
75014 Paris
France

Prof. Dr. Joachim W. Dudenhausen
Klinik und Poliklinik für Geburtshilfe
Departement für Frauenheilkunde
Universitätsspital Zürich
Frauenklinikstraße 10
8091 Zürich
Schweiz

Priv.-Doz. Dr. med. H. Fendel
Frauenklinik der RWTH Aachen
Pauwelstraße
5100 Aachen

Prof. Dr. L. Heilmann
Stadtkrankenhaus
Abt. Gynäkologie-Geburtshilfe
August-Bebel-Str. 59
6090 Rüsselsheim

Prof. Dr. E.-J. Hickl
Frauenklinik Finkenau
Finkenau 35
2000 Hamburg 76

Univ.-Doz. Dr. Peter Husslein
I. Univ.- Frauenklinik Wien
Spitalgasse 23
1090 Wien
Österreich

Priv.- Doz. Dr. Gerhard Jorch
Universitäts-Kinderklinik
Albert-Schweitzer-Straße 33
4400 Münster

Prof. Dr. H. Kaulhausen
Frauenklinik der Krankenanstalten der
Stadt Remscheid
Hans-Potyka-Straße 28
5630 Remscheid 11

Priv.-Doz. Dr. P. G. H. Kühl
Abteilung für Neonatologie
Univ.-Kinderklinik
Im Neuenheimer Feld 150
6900 Heidelberg

Prof. Dr. O. Linderkamp
Abteilung für Neonatologie
Univ.-Kinderklinik
Im Neuenheimer Feld 150
6900 Heidelberg

Prof. Dr. H. Mentzel
Abteilung Neonatologie
Universitäts-Kinderklinik
7400 Tübingen 1

Prof. Dr. E. Müller-Heubach
Department of Obstetrics
and Gynecology
Univ. of Pittsburgh School Medicine
Magee-Women-Hospital
Pittsburgh, PA/USA

Priv.-Doz. Dr. B. Roth
Universitäts-Kinderklinik Köln
Joseph-Stelzmann-Straße 9
5000 Köln 91

Dr. U. Schauseil-Zipf
Universitäts-Kinderklinik Köln
Joseph-Stelzmann-Straße 9
5000 Köln 41

Prof. Dr. med K.-H. Schlensker
Universitäts-Frauenklinik Köln
Kerpener Straße 34
5000 Köln 41

Prof. Dr. Eberhard Schmidt
Abteilung für Allgemeine Pädiatrie
Neonatologie, Gastroenterologie
Universitäts-Kinderklinik
Moorenstraße 5
4000 Düsseldorf 1

Prof. Dr. S. Schmidt
Universitäts-Frauenklinik Bonn
Sigmund-Freud-Straße 25
5300 Bonn

Prof. Dr. med. W. Schmidt
Universitäts-Frauenklinik und Poliklinik
6650 Homburg/Saar

Prof. Dr. J. Schneider
Universitäts-Frauenklinik
Krankenhaus Oststadt
Podbielskistraße 380
3000 Hannover

OMR Prof. Dr. sc. G. Seidenschnur
Bezirkskrankenhaus
Rostock
Otto-Grotewohl-Ring
2500 Rostock
DDR

Prof. Dr. H. K. Selbmann
Institut für medizinische
Informationsverarbeitung
der Universität Tübingen
Westbahnhofstraße 55
7400 Tübingen

Priv.-Doz. Dr. L. Spätling
Universitätsfrauenklinik Bochum
Marienhospital
Hölkeskampring 40
4690 Herne 1

Prof. Dr. G. H. A. Visser
Abteilung für Gynäkologie und
Geburtshilfe
Universitätskrankenhaus Groningen
Oostersingel 59
9713 EZ Groningen
Niederlande

Prof. Dr. P. Weiss
Univ.-Frauenklinik
Auenbruggerplatz 14
8063 Graz
Österreich

Prof. Dr. H. Weitzel
Universitäts-Frauenklinik
Klinikum Steglitz der FU Berlin
Hindenburgdamm 30
1000 Berlin 45

Prof. Dr. med. F. Wolff
Universitäts-Frauenklinik
Kerpener Straße 34
5000 Köln 41

Inhaltsverzeichnis

Vorwort V

Problemstellung in den USA
Müller-Heubach, E. 1

Epidemiologie der Schwangerschafts- und Geburtsrisiken in der Bundesrepublik Deutschland
Selbmann, H. K. 7

Frühgeburt und Mangelgeburt
Schmidt, W., J. Hendrik 17

Gestationsdiabetes
Weiss, P. A. M., H. M. H. Hofmann 31

Grundprinzipien der Diagnostik und Therapie und Stand der Prophylaxe bei der hämolytischen fetalen Erkrankung
Schneider, J. 41

Zur Klinik der Schwangerschaftshypertonie und der Präeklampsie (Gestose)
Kaulhausen, H. 49

Die ultraschallgestützte Entnahme von Fetalblut
Daffos, F., F. Forestier 53

Schwangerschaftsüberwachung bei fetaler Wachstumsretardierung unter besonderer Berücksichtigung der hormonellen Überwachungsverfahren
Dudenhausen, J. W. 65

Therapie der drohenden Frühgeburt – Stellenwert der intermittierenden Bolustokolyse
Spätling, L. 75

Stellenwert der Doppler-Flow-Messung
Fendel, H., P. Kesternich 79

Fetale Herzfrequenz und Bewegungsmuster in Abhängigkeit von der Sauerstoffversorgung und vom neurologischen Status des Neugeborenen
Visser, G. H. A. 89

Früh- und Mangelgeburt – Geburtshilfliches Management und Fetal outcome
Wolff, F. 97

Neonatologische Frühbehandlung
Mentzel, H. 109

Langzeitprognose von Kindern nach schwerer intrauteriner Wachstumsretardierung
Schauseil-Zipf, U., W. Hamm, A. Bolte, E. Gladtke 119

Hämolytische Fetalerkrankungen – pränatale Diagnostik und Therapie
Schlensker, K.-H. 129

Geburtsleitung bei hämolytischen Fetalerkrankungen
Weitzel, H. 149

Therapie hämolytischer Fetalerkrankungen beim Neugeborenen
Roth, B. 153

Gestose, Präeklampsie, Eklampsie – Beeinträchtigung der fetalen Entwicklung
Heilmann, L. 165

Die Betreuung der Schwangerschafts- und Geburtspathologie unter den Bedingungen der Intensivgeburtshilfe
Seidenschnur, G., E. Koepcke 171

Intensivtherapie und Anästhesie bei Eklampsie
Buzello, W., L. Radbruch 185

Gestose, Präeklampsie, Eklampsie – Prognose des Neugeborenen
Schmidt, E. 191

Leitung der Hochrisikogeburt – Methoden des Fetal Monitoring
Schmidt, S. 197

Geburtseinleitung – Terminierung
Husslein, P., Ch. Egarter 205

Hochrisikogeburtshilfe: Indikationen zum Kaiserschnitt und zur vaginaloperativen Entbindung
Bolte, A. 213

Perinatale Ursachen neonataler Hirnschäden
Jorch, G. 229

Grundsätze der Neugeborenen-Versorgung
Linderkamp, O., P. G. H. Kühl 235

Die Bedeutung der Regionalisierung
Hickl, E.-J. 253

Problemstellung in den USA

E. Müller-Heubach

Department of Obstetrics and Gynecology
University of Pittsburgh School of Medicine
Magee-Women Hospital

Einleitung

Die Häufigkeit und die Erfassung der Hochrisikoschwangerschaften hat während der letzten Jahre in den USA zunehmende Bedeutung erlangt. Der wesentliche Grund für diese Entwicklung ist die außerordentlich hohe Kindersterblichkeit während des ersten Lebensjahres im Vergleich mit anderen Ländern. In den letzten Jahren hat die USA bei internationalen Vergleichen meist an etwa 20. Stelle gelegen, eine Tatsache, die durch die Medien weit bekannt gemacht wird. Sie wird von den Amerikanern als ein Versagen des medizinischen und sozialen Systems angesehen, und es wird nach der Ursache dieser hohen Kindersterblichkeit gesucht. Diese Ursache ist leicht zu identifizieren. Wenn man die Kindersterblichkeit während der neonatalen Periode (bis zum 28. Lebenstag) in den USA und der BRD vergleicht, so stellt man eine um 30% niedrigere neonatale Sterblichkeit in der Bundesrepublik Deutschland fest (BRD 4,9/1000 im Jahr 1985, USA 7,0/1000 im Jahr 1984). In der postneonatalen Sterblichkeit (28. bis 364. Lebenstag) hingegen findet sich kein wesentlicher Unterschied (USA 3,8/1000, BRD 4,0/1000) (7). Der Grund für die hohe neonatale Sterblichkeit in den USA ist aus Tabelle 1 ersichtlich: Ein Vergleich der Lebendgeburtenrate mit einem Geburtsgewicht von 501 bis 2500 Gramm zeigt eine deutlich niedrigere Lebendgeburtenrate in der BRD, verglichen mit den USA. Von besonderer Bedeutung ist die Lebendgeburtenrate mit einem Geburtsgewicht von 501 bis 1500

Tabelle 1. Lebendgeburten nach Geburtsgewicht

	501–1500 Gramm		501–2500 Gramm	
	USA %	BRD %	USA %	BRD %
1978	1,07	0,68	7,00	5,55
1984	1,06*	0,77**	6,59	5,59

* n = 39055
** n = 4521

Wenn die Lebendgeburtenrate mit Geburtsgewichten von 501 bis 1500 Gramm in den USA und der BRD gleich wären, dann wäre die Zahl der Geburten in dieser Gruppe in den USA 27,3% geringer (−10658 Geburten). Quelle: United Nations Demographic Yearbook, 1986

Gramm. In dieser Gruppe finden sich die meisten Fälle neonataler Sterblichkeit sowie die Kinder mit intraventrikulären Blutungen und neurologischen Dauerschäden, die Fälle mit retrolentaler Fibroplasie, die Kinder mit späteren Lernschwierigkeiten usw. Die überlebenden Kinder in dieser Geburtsgewichtsgruppe stellen zu einem hohen Prozentsatz lebenslang eine große finanzielle und soziale Belastung für die Gesellschaft dar. Der Prozentsatz der Geburten mit einem Geburtsgewicht von 501 bis 1500 Gramm ist in den USA um 27,3% höher als in der BRD, was dem Unterschied in der neonatalen Sterblichkeit zwischen den beiden Ländern entspricht. Ein Vergleich der neonatalen Sterblichkeit im Staate Massachusetts und in Schweden hat ergeben, daß die höhere neonatale Sterblichkeit in Massachusetts eindeutig nur auf die höhere Zahl der Frühgeburten im Vergleich zu Schweden zurückzuführen ist (2).

Besondere soziale Verhältnisse in den USA tragen wesentlich zu dem höheren Prozentsatz der Hochrisikoschwangerschaften bei. 21% der Geburten in den USA sind illegitim, in der BRD sind es 9,1%. Ein besonders eindrucksvoller Unterschied besteht in der Lebendgeburtenrate für Mütter, die jünger als 20 Jahre sind. Während sie in der BRD bei 9,1/1000 liegt, beträgt sie in den USA 52,0/1000. Zu diesen großen Unterschieden trägt im wesentlichen die Bevölkerung bei, die in den Ghettos der großen Städte wohnt. Die zahlreichen Kirchen sowie die puritanische Geschichte der USA hemmen Versuche, die „sex education" sowie die Erziehung auf dem Gebiet der Empfängnisverhütung zu modernisieren.

Ein besonderes Problem in den USA stellt die hohe Kindersterblichkeit im schwarzen Bevölkerungsteil dar, die zu einem Politikum geworden ist und etwa doppelt so hoch ist wie im weißen Bevölkerungsteil. Dies liegt nicht etwa an Unterschieden in der neonatalen Fürsorge, da schwarze Frühgeborene sogar eine bessere Überlebenschance haben als weiße Frühgeborene. Der Grund der höheren schwarzen Kindersterblichkeit liegt vielmehr in einer Frühgeburtenrate, die mehr als doppelt so hoch ist als in der weißen Bevölkerung. Warum dies so ist, kann nicht genau erklärt werden. Die Zahl der schwarzen Frauen in schlechten wirtschaftlichen Verhältnissen ist wesentlich höher als in der weißen Bevölkerung, und es ist wohlbekannt, daß Frauen in schlechten wirtschaftlichen Verhältnissen eine höhere Frühgeburtsrate haben. Jedoch ist die Frühgeburtsrate bei schwarzen Privatpatienten höher als bei weißen Privatpatienten. Darüber hinaus ist die Frühgeburtenrate bei anderen Minoritäten in schlechten wirtschaftlichen Verhältnissen (z. B. Indianer, illegale mexikanische Einwanderer) geringer als bei schwarzen Frauen. Analysen zahlreicher Risikofaktoren für die Frühgeburt an unserer Klinik haben ergeben, daß diese bei schwarzen Frauen häufiger auftreten, jedoch ist das Frühgeburtsrisiko immer noch größer, wenn diese Häufigkeit statistisch kontrolliert wird (4).

Entwicklung der Hochrisikoschwangerschaftsfürsorge in den USA

Historisch gesehen begann die spezielle Fürsorge für Hochrisikoschwangerschaften in den USA mit der Einrichtung von neonatalen Intensivstationen in den späten sechziger und frühen siebziger Jahren. Transportsysteme mit Krankenwagen, Hubschraubern und Flugzeugen wurden aufgebaut, um Frühgeborene von Gemeindekrankenhäusern zu den neonatalen Intensivstationen bringen zu können. In der Geburtshilfe begründete das American Board of Obstetrics and Gynecology (die Organisation, welche für die Prüfungen und Anerkennung zum Facharzt verantwortlich ist) im Jahr 1973 die „subspecialty" der „Maternal-Fetal Medicine", für die nach der vierjährigen allgemeinen Fachausbildung mit schriftlicher und mündlicher Prüfung noch ein zweijähriges „fellowship" mit einer schwierigen schriftlichen und mündlichen Prüfung notwendig ist. In ähnlicher Weise wurde vom American Board of Pediatrics eine „subspecialty" der „Neonatal-Perinatal Medicine" geschaffen. Ärzte mit solchen Fachkenntnissen waren meist an Universitätskliniken tätig, welche als Perinatalzentren funktionierten. Von der Mitte der siebziger Jahre an wurde das Konzept des Neugeborenentransports vom Gemeindekrankenhaus zum Perinatalzentrum zunehmend durch das Konzept eines Transports der Hochrisikoschwangeren ersetzt. Der mütterliche Uterus wurde als der beste Transportinkubator anerkannt. Die Überlebensrate von Frühgeborenen ist besser, wenn sie gleich in Perinatalzentren geboren werden, als wenn sie nach der Geburt vom Gemeindekrankenhaus zum Perinatalzentrum gebracht werden. Im Jahr 1981 betrug die Überlebensrate von Kindern, die mit einem Gewicht von 1001 bis 1500 Gramm in unserer Klinik geboren wurden, 81,7%. Im Gegensatz dazu überlebten nur 47% der Kinder, welche nach der Frühgeburt in einem Gemeindekrankenhaus zu unserer neonatalen Intensivstation gebracht wurden. Seit 1981 ist die Zahl der neonatalen Transporte zu unserer Klinik so gering, daß sich solche Vergleiche nicht mehr anstellen lassen. Dagegen sind die Transporte von Hochschwangeren zu unserer Klinik auf rund 380 pro Jahr angestiegen.

In den Siebzigern wurde die Schließung kleiner geburtshilflicher Abteilungen angestrebt. Es gab lokale Behörden (Health Services Agencies), welche regionale Pläne für die Geburtshilfe entwickelten, mit drei verschiedenen Ebenen der perinatalen Fürsorge. Es wurde als ideal angesehen, alle geburtshilflichen Abteilungen mit weniger als 1000 Geburten zu schließen und in größeren Abteilungen zusammenzufassen. Ausnahmen wurden zugelassen, wenn die Fahrzeit zu einer geburtshilflichen Abteilung danach mehr als 30 Minuten betragen würde. Diese Pläne wurden allerdings nur unvollständig realisiert, da sich die Krankenhäuser oft widersetzten. Unter der jetzigen Regierung sind die Health Services Agencies aufgelöst worden.

Die jüngste Entwicklung in der perinatalen Medizin in den USA ist das Konzept der perinatalen „outreach"-Fortbildung. Dies bedeutet, daß Personal von den Perinatalzentren die Gemeindekrankenhäuser besucht und dort Fortbildungsveranstaltungen hält, die sowohl auf der Ebene der ärztlichen als auch der Schwesternfürsorge liegen können. Dadurch wird eine neue Art der Verbindung geschaffen, welche Konsultationen, Überweisungen und Transporte zu jeder Zeit möglich macht. Als Beispiel kann die University of Pittsburgh angeführt werden, die pro Jahr etwa 125 Fortbildungsveranstaltungen an 25 Krankenhäusern organisiert. Derartige Bestrebungen werden in vielen Staaten durch staatliche Mittel unterstützt. An manchen Gemeindekrankenhäusern werden die perinatalen Sterbefälle von Experten aus Perinatalzentren untersucht und als Material für die Fortbildung angeführt. Die perinatale Regionalisierung in den USA ist durch diese jüngste Entwicklung der „outreach"-Fortbildung vervollständigt worden und ermöglicht eine optimale Versorgung der Hochrisikoschwangeren.

Das Problem der Kunstfehlerprozesse und der Versicherungskosten

Einen äußerst nachteiligen Einfluß auf die Geburtshilfe in den USA hat die Entwicklung auf dem Gebiet der Kunstfehlerprozesse. Geburtshelfer bezahlen sehr hohe Prämien, um sich gegen solche Verfahren zu versichern. Die durchschnittlichen Kosten für Mitglieder des American College of Obstetricians and Gynecologists im Jahr 1982 beliefen sich auf $10946, im Jahr 1987 betrugen sie $37015 (6). In extremen Fällen (wie in Miami, Florida) können sich die Prämienkosten bis auf $150000 erhöhen. Fast jeder Geburtshelfer in den USA hat ein oder mehrere Kunstfehlerverfahren gegen sich laufen. Diese Entwicklung führt zu einer zunehmenden Gefährdung der geburtshilflichen Fürsorge insbesondere für Hochrisikoschwangerschaften. In einer Umfrage gaben 27,1% aller Geburtshelfer an, daß sie weniger Hochrisikoschwangere als Patienten annehmen, 12,9% der Geburtshelfer haben die Zahl ihrer Entbindungen verringert, und 12,4% haben die Geburtshilfe ganz aufgegeben (6). In manchen Gegenden gibt es für ganze Landkreise (counties) keine praktizierenden Geburtshelfer mehr.

Diese Entwicklung hat mehrere Gründe: Die Patienten haben unrealistische Erwartungen, und wenn ein Kind nicht perfekt geboren wird, so muß ein Schuldiger gefunden werden. Die ungeheuer große Anzahl an Anwälten in den USA führt zu Reklamen auf Plakaten sowie in Funk und Fernsehen, in denen eine freie Konsultation mit einem Anwalt angeboten wird, wenn ein Kind nicht perfekt geboren wird. Die Prozesse finden vor Geschworenengerichten statt, deren Mitglieder sich aus dem gesellschaftlichen Unter- und Mittelstand rekrutieren. Sie sind nicht in der Lage, die medizinischen Umstände zu begreifen und sehr von Mitleid beeinflußt, wenn ein geschädigtes Kind vor Gericht vorgestellt wird. Hinzu kommt, daß es professionelle Experten für den Kläger gibt, welche im ganzen Land vor Gericht erscheinen und gegen ihre Kollegen in der Geburtshilfe aussagen. Für die Anwälte der Kläger gibt es ein Erfolgshonorar, welches bis zu 40% des vom Gericht zugesagten Betrages ausmachen kann. Durch die Kombination dieser Faktoren kann es zu einem Urteil über mehrere Millionen Dollar gegen einen Geburtshelfer kommen, selbst wenn er keinen Kunstfehler gemacht hat. Die Ärzte versuchen diese Entwicklung abzubremsen, stoßen dabei aber auf großen Widerstand der Anwälte und geringe Unterstützung der Politiker, die oft Juristen sind.

Gegenwärtige und zukünftige Entwicklungen auf dem Gebiet der Hochrisikoschwangerschaften in den USA

Die Regionalisierung der perinatalen Fürsorge in den USA ist eine sehr positive Entwicklung. Die „Guidelines for Perinatal Care", herausgegeben in Zusammenarbeit des American College of Obstetricians and Gynecologists und der American Academy of Pediatrics, haben Richtlinien für die Versorgung von Hochrisikoschwangerschaften in den USA festgelegt (1). Ein bleibendes Problem ist die Diskrepanz in der Zahl der Perinatologen (n=464) und der Neonatologen (n=1923). Kleinere Krankenhäuser haben Neonatologen angestellt und kleine Intensivstationen aufgebaut. Die geschätzte Zahl der benötigten Perinatologen für die USA ist 750, und es besteht eine große Nachfrage nach Ärzten, die diese Ausbildung abschließen. Während die

Perinatologen in den vergangenen Jahren meist an Universitätskliniken tätig waren, versuchen jetzt die Verwaltungen größerer Krankenhäuser, Perinatalzentren aufzubauen, und sie bieten den Ärzten, die ihre Ausbildung in Maternal-Fetal Medicine abschließen, hohe Einkommen an. Für Krankenhausverwalter ist dies eine Art Statussymbol, aber auch in finanzieller Hinsicht ein lukratives Unternehmen, wenn es sich um Privatpatienten handelt. Dies bedeutet natürlich eine rückläufige Entwicklung in bezug auf die Regionalisierung. Die „clinic"-Patienten, d. h. arme Patienten, für die der Staat aufkommt, stellen ein neues finanzielles Problem für die Krankenhäuser dar, seitdem viele Staaten zu dem sogenannten DRG-System (diagnosis related group) übergegangen sind. Danach erhält das Krankenhaus einen Pauschalbetrag je nach Diagnose der Patientin (z. B. vaginale Entbindung mit Komplikationen). Dies bedeutet, daß das Krankenhaus daran interessiert ist, die Patientin möglichst schnell zu entlassen. Eine „clinic"-Patientin, die mit vorzeitigen Wehen für längere Zeit im Krankenhaus ist, stellt einen finanziellen Verlust für das Krankenhaus dar.

Zur Zeit besteht ein intensives Interesse an der Reduzierung der Frühgeborenenrate in den USA. Mehrere prospektive Studien von Frühgeburtsverhütungsprogrammen sind nach dem Muster Frankreichs durchgeführt worden. Die Ergebnisse dieser Studien sind unterschiedlich. Manche Studien zeigen eine deutliche Verringerung der Frühgeburtsrate (5), während andere dies nicht nachweisen können. Studien mit ambulanter Tokodynamometrie bei Patientinnen mit hohem Frühgeburtsrisiko laufen zur Zeit an mehreren Institutionen. Vorläufige Ergebnisse lassen jedoch keine eindeutigen Schlüsse zu (3). Infektionen als Ursache vorzeitiger Wehentätigkeit stellen zur Zeit ein wesentliches Forschungsgebiet in den USA dar. All diese Anstrengungen zielen auf eine Verringerung der Frühgeburtenrate als wesentliches Problem auf dem Gebiet der Hochrisikoschwangerschaft in den USA.

Literatur

1. Guidelines for Perinatal Care (1983) American Academy of Pediatrics and American College of Obstetricians and Gynecologists (eds)
2. Guyer B, Wallach LA, Rosen SL (1982) Birth-weight-standardized neonatal mortality rates and the prevention of low birth weight: How does Massachusetts compare with Sweden? N Engl J Med 306: 1230–1233
3. Iams JD, Johnson FF, O'Shaughnessy RW, West LC (1987) A prospective random trial of home uterine activity monitoring in pregnancies at increased risk of preterm labor. Am J Obstet Gynecol 157: 638–643
4. Müller-Heubach E, Guzick DS (1988) Evaluation of risk scoring in a preterm birth prevention study of indigent patients. Am J Obstet Gynecol (im Druck)
5. Müller-Heubach E, Reddick D, Barnett B, Bente R. Preterm birth prevention: Evaluation of a prospective controlled randomized trial. Am J Obstet Gynecol (im Druck)
6. Professional liability and its effects: report of a 1986 survey of ACOG's membership. American College of Obstetricians and Gynecologists. March 1988

Epidemiologie der Schwangerschafts- und Geburtsrisiken in der Bundesrepublik Deutschland

H. K. Selbmann

Institut für Medizinische Informationsverarbeitung der Universität Tübingen

Einleitung

Wenn nach den Ergebnissen der Perinatalerhebungen in der Bundesrepublik Deutschland nur eines von vier Kindern auf die Welt kommt, ohne daß ein Risikofaktor während der Schwangerschaft oder der Geburt beobachtet wurde, dann sollte dies Anlaß sein zu intensivem Nachdenken, und es spricht eher für eine Verwässerung des Risikobegriffes als für die Gefährlichkeit des Kinderkriegens. Die Verfeinerung der Meßmethodik, die zunehmende Zahl potentieller Risikofaktoren, die große Zahl von Schwangerschaften und Geburten, die mit Hilfe der Perinatalerhebungen überblickt werden können, aber auch die defensive Einstellung beim ärztlichen Handeln haben sicher zu dieser Situation beigetragen.

Es soll daher vor der Schilderung der epidemiologischen Situation in der Bundesrepublik ein Versuch unternommen werden, die notwendigen Begriffe zu definieren.

Befund, unerwünschtes Ereignis, Risiko und Risikofaktor

Ausgangspunkt ist zunächst der anamnestische oder klinische *Befund* ohne jede Wertung. Manchmal wird der Befund auch als Faktor bezeichnet, wenn es sich um die Existenz oder das Fehlen einer Eigenschaft handelt.

Der Begriff des Risikos stammt aus der Statistik: *Risiko* ist ein Maß für die Wahrscheinlichkeit, mit der ein unerwünschtes Ereignis eintritt. Ein Basisrisiko wäre danach die untere Grenze des Risikos. Jede Schwangerschaft besitzt letztlich ein solches Basisrisiko für das Eintreten eines unerwünschten Ereignisses.

Ein Faktor ist dann ein *Risikofaktor*, wenn bei seiner Existenz das Risiko über dem Basisrisiko liegt. Ein Hochrisikofaktor ist ein Faktor, bei dessen Existenz das Risiko erheblich über dem Basisrisiko liegt, wobei die Grenzen zwischen Basisrisiko, Risiko und Hochrisiko meistens fließend sind.

Unerwünschte Ereignisse gibt es viele in der Geburtshilfe, je nachdem, auf welchen zeitlichen Abschnitt man sich beziehen will (Tabelle 1). Da sich die Angabe eines Risikos immer auf ein unerwünschtes Ereignis – z. B. vorzeitiger Schwangerschaftsabbruch, Kaiserschnitt oder kindliche Morbidität – bezieht, sollte dieses möglichst genau definiert sein. In der Praxis werden oft alle Probleme in allen Abschnitten der Schwangerschaft und der Geburt zu einem unerwünschten Ereignis zusammengefaßt, obwohl etwa ein Befund wie Blutungen vor der 28. Woche nur ein Risikofaktor für

Tabelle 1. Beispiele „Unerwünschter Ereignisse"

- *Nichteintreten der Schwangerschaft*
- *Probleme in der Schwangerschaft*
  - vorzeitiger Abbruch
  - Fehlentwicklung des Föten
  - Komplikationen bei der Mutter
- *Probleme während der Geburt*
  - zeitliche oder mechanische Probleme
  - Kindliche oder mütterliche Komplikationen
- *Probleme nach der Geburt*
  - Neonatale Mortalität
  - Entwicklungsstörungen des Kindes
  - Morbidität der Mutter

die vorzeitige Beendigung der Schwangerschaft sein kann, aber für den Geburtsverlauf ohne Bedeutung ist.

Datenquellen

In dem bei uns seit Mitte 1986 gültigen Mutterpaß sind zwei Befundkataloge als eine Art Checkliste abgedruckt, die 26 bei der ersten Vorsorgeuntersuchung zu erhebende anamnestische bzw. allgemeine Befunde und 26 besondere Befunde aus dem Schwangerschaftsverlauf enthalten. Weniger Beachtung findet in der Praxis allerdings die intendierte Trennung zwischen Befund und Risiko. So wird z. B. bei der ersten Vorsorgeuntersuchung im Anschluß an die Erhebung der Einzelbefunde noch einmal gezielt gefragt, ob nach ärztlicher Bewertung ein Schwangerschaftsrisiko vorliegt oder nicht.

Leider stehen die Daten aus den Mutterpässen für epidemiologische Auswertungen noch nicht zur Verfügung. Dafür haben die Perinatalerhebungen, die mittlerweile in allen 11 Bundesländern existieren und an denen sich über 800 Kliniken beteiligen, begonnen, die Befundkataloge des Mutterpasses in ihre Erhebungsbögen zu integrieren. In der Bayerischen Perinatalerhebung (BPE) wurde der neue Erhebungsbogen bereits 1987 eingeführt, so daß hier auf die über 100 000 dokumentierten bayerischen Geburten des Jahres 1987 zurückgegriffen werden kann. Neben den beiden Befundkatalogen für die Schwangerschaft gibt es in den perinatologischen Erhebungsbögen noch einen weiteren Katalog mit 35 Befunden, die während der Geburt relevant werden.

Es besteht kein Zweifel, daß die Dokumentation von Befunden in den Perinatalerhebungen mit Einschränkungen bezüglich der Datenqualität verbunden ist. Die zeitliche Beständigkeit und die regionale Vergleichbarkeit der Befundhäufigkeiten sind jedoch – wie noch zu zeigen sein wird – immer wieder verwunderlich und sprechen letztendlich doch für eine gewisse Datenqualität.

Häufigkeit der Schwangerschafts- und Geburtsbefunde in der BPE '87

Sortiert nach der Häufigkeit ihres Auftretens in der Geburtsklinik sind in Tabelle 2 die ersten zwölf der 52 anamnestischen und aktuellen Schwangerschaftsbefunde aufgelistet. Diese zwölf Befunde führen auch die Rangfolge der Befunde der in die Kinderklinik verlegten Neugeborenen an. Lediglich die Allergien (Rang 13 in der Kinderklinik) und die Hypertonie (Rang 5) machen auffällig große Sprünge in den Ranglisten.

Bei den während der Geburt relevant werdenden Befunden führen der vorzeitige Blasensprung, die Terminüberschreitung und das pathologische CTG die Rangliste der 35 Befunde an. Im Vergleich zum Patientengut der Kinderkliniken sind die Frühgeburten (Rang 2 in der Kinderklinik) und die Plazentainsuffizienz (Rang 5) auffallend seltener.

Tabelle 2. Häufigkeit von Schwangerschafts- und Geburtsbefunden im Patientengut der Geburts- und der Kinderkliniken (BPE 1987 – Einlinge)

	Prävalenz in der Geburtsklinik	Kinderklinik
Schwangerschaftsbefunde:	%	%
1. vorzeitige Wehen	10,0	23,5 (1)
2. älter 35 Jahre	7,0	9,6 (2)
3. Zustand nach Sectio	6,3	7,7 (3)
4. Terminunklarheit	6,0	7,5 (4)
5. Allergien	4,3	4,9 (13)
6. Ödeme	3,9	5,6 (10)
7. Zustand nach 2 oder mehr Aborten	3,8	5,8 (8)
8. Blutungen vor 28. Woche	3,8	5,7 (9)
9. Zervixinsuffizienz	3,7	6,5 (6)
10. Adipositas	3,7	5,4 (12)
11. Lageanomalien	3,6	6,1 (7)
12. Hypertonie	3,4	6,9 (5)
Geburtsbefunde:		
1. vorzeitiger Blasensprung	19,2	29,6 (1)
2. Terminüberschreitung	19,0	12,7 (4)
3. Pathologisches CTG	12,5	22,7 (3)
4. Protrahierte Geburt in Austreibungsperiode	8,8	9,2 (7)
5. Zustand nach Sectio/Uterusoperation	7,1	8,7 (8)
6. Grünes Fruchtwasser	7,0	9,3 (6)
7. Protrahierte Geburt in Eröffnungsperiode	5,0	5,9 (11)
8. Frühgeburt	4,2	27,9 (2)
9. Beckenendlage	4,1	7,8 (9)
10. Mißverhältnis Kopf/Becken	4,0	3,5 (14)
11. sonstige NS-Komplikationen	3,6	4,1 (13)
12. Plazentainsuffizienz	3,4	11,0 (5)

Regionale Variation der Schwangerschafts- und Geburtsbefunde in Baden-Württemberg, Bayern und Niedersachsen

Bei nur 8 von 37 im Jahr 1986 zu dokumentierenden Schwangerschaftsbefunden unterschied sich die Auftretenshäufigkeit um mehr als ein Prozent zwischen den Bundesländern, wobei wohl nur die Hypertonie, der Zustand nach zwei oder mehr Aborten und das höhere Alter der Schwangeren zu den harten Daten zu zählen sind (Tabelle 3). Die pathologische Kindslage wird im allgemeinen erst als Geburtsbefund korrekt und differenziert genug erhoben.

Tabelle 3. Häufigkeit der Schwangerschafts- und Geburtsbefunde in den Perinatalerhebungen Baden-Württembergs (BW), Bayerns (BY) und Niedersachsens (NS) 1986 (nur Abweichungen über 1%)

Schwangerschaftsbefunde:	BW	BY	NS
1. Nikotinabhängigkeit	5,8	5,2	10,5
2. Terminüberschreitung	10,9	9,0	8,3
3. erhebliche Adipositas	6,0	5,6	3,9
4. pathologische Kindslage	4,9	3,8	2,8
5. Terminunklarheit	5,2	6,8	7,0
6. Hypertonie	3,3	3,6	4,5
7. Zustand nach 2 oder mehr Aborten	3,8	3,1	2,8
8. älter als 37 Jahre	3,2	2,8	2,2
Geburtsbefunde:			
1. pathologisches CTG	13,0	12,1	15,5
2. vorzeitiger Blasensprung	18,6	18,5	16,1
3. sonstige NS-Komplikationen	5,5	5,5	7,4
4. Mißverhältnis Kopf/Becken	3,0	4,3	3,2
5. Frühgeburt	4,2	5,2	4,0
6. grünes Fruchtwasser	7,2	7,3	8,2

Von den 35 Geburtsbefunden variieren nur 6 um mehr als ein Prozent zwischen den Bundesländern. Allerdings sind die Häufigkeitsunterschiede bei den Befunden „Pathologisches CTG", „Vorzeitiger Blasensprung" und „Frühgeburt" erstaunlich hoch, so daß bei diesen wohl nicht von einer Repräsentativität der bayerischen Daten ausgegangen werden kann.

Regionalisierung der Geburtshilfe

Natürlich können die landesweiten Häufigkeiten nicht für alle Kliniken eines Landes gelten. Dennoch ist es erstaunlich, wie wenig sich einzelne Befunde in den großen Kliniken konzentrieren. Bei 58% der Patientinnen in Kliniken über 1000 Geburten lag mindestens ein Schwangerschaftsbefund vor, bei den Kliniken unter 250 Geburten waren es nur 10% weniger (Tabelle 4). Die drei mittleren Größenklassen der Kliniken lassen überhaupt keine Regionalisierung erkennen. Am ausgeprägtesten scheint sie noch bei den anamnestischen Schwangerschaftsbefunden zu sein.

Eine Betrachtung der einzelnen Befunde zeigt eine größere Regionalisierung zwischen den ganz kleinen und den ganz großen Kliniken bei den Befunden „Zustand

Tabelle 4. Regionalisierung der Geburtshilfe (Übersicht, BPE '87)

Geburten/Klinik	%	Anamnestische oder aktuelle Befunde	Nur anamnestische Befunde	Nur aktuelle Befunde
−250	5	47,8%	25,8%	32,6%
250−499	20	53,9%	31,5%	34,4%
500−749	20	53,7%	32,1%	33,6%
750−999	18	52,9%	33,4%	33,3%
1000 und mehr	37	58,1%	36,6%	36,7%
BPE '87	100	54,9%	33,6%	34,6%

nach 2 oder mehr Aborten", „Mehrlingen" und „Frühgeburten", während z. B. die vorzeitigen Wehen und der Zustand nach Sectio keiner Regionalisierung unterliegen (Tabelle 5).

Tabelle 5. Regionalisierung der Geburtshilfe (Auswahl einzelner Befunde, BPE '87)

Geburten/Klinik	Zustand nach 2+ Aborten	Zustand nach Sectio	Mehrlinge	Vorzeitige Wehen	Frühgeburt <37 Woche
−250	2,6%	6,1%	0,5%	10,6%	4,6%
250−499	3,1%	6,0%	0,8%	10,3%	5,2%
500−749	3,2%	5,8%	0,9%	10,1%	5,2%
750−999	3,8%	6,5%	0,9%	9,2%	6,3%
1000 und mehr	4,8%	6,7%	1,7%	10,8%	8,5%
BPE '87	3,8%	6,3%	1,1%	10,3%	6,6%

Zeitliche Veränderung der Befundhäufigkeiten

Zwischen den Jahren 1982 und 1986 haben die Befunde „Zustand nach Sectio" (+1,4%), „Nikotinabhängigkeit (Beobachtungsfrage)" (+3,2%), „Wachstumsretardierung" (+0,7%) und „Blutungen vor der 28. Woche" (+0,6%) leicht zugenommen, während die Zervixinsuffizienz (−1,6%) einen Rückgang verzeichnete (Abb. 1). Alle anderen Befunde – auch die vorzeitigen Wehen – zeigten nur zufällige Schwankungen im Beobachtungszeitraum.

Bei den Geburtsbefunden fallen besonders die Zunahme der „Terminüberschreitung" (+4,6%), des „pathologischen CTGs" (+2,4%) und des „Zustands nach Sectio" (+1,4%) ins Auge (Abb. 2). Auch hier zeigen alle anderen Risiken keine größeren Veränderungen ihrer Häufigkeit.

Kombiniertes Auftreten von Schwangerschafts- und Geburtsbefunden

Nach den Befundkatalogen der Perinatalerhebungen traten bei einer von drei (33,9%) befundfreien Schwangerschaften unter der Geburt Befunde auf (Abb. 3). Lagen vier oder mehr Schwangerschaftsbefunde vor, so mußte mit einer Wahrscheinlichkeit von 75,4% auch mit Geburtsbefunden gerechnet werden. Insgesamt ist festzu-

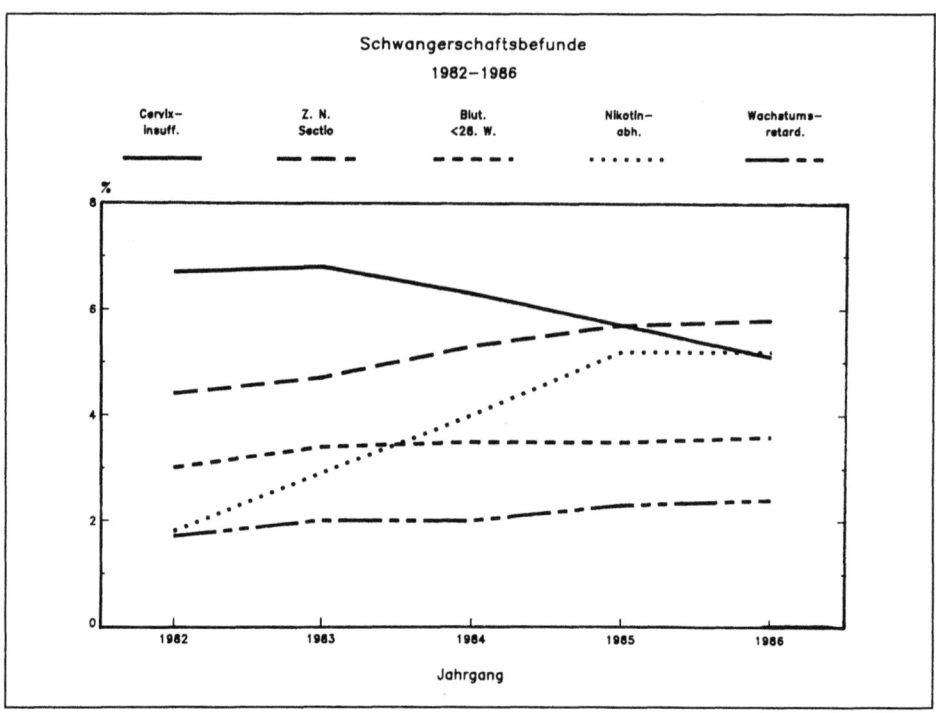

Abb. 1. Schwangerschaftsbefunde mit den größten Häufigkeitsveränderungen in den Jahren 1982 bis 86 (BPE)

halten: je komplizierter die Schwangerschaft verlief, je mehr Schwangerschaftsbefunde vorlagen, desto komplizierter war auch der Geburtsverlauf, gemessen an der Zahl der Geburtsbefunde.

Bewertung der Befunde

Die Bewertung der Befunde entspricht der Messung der mit ihnen assoziierten Risiken, d. h. der Berechnung der Wahrscheinlichkeiten für das Auftreten der unerwünschten Ereignisse. Die erste Voraussetzung für eine solche Berechnung ist: Befunde und unerwünschte Ereignisse müssen exakt definiert und zuverlässig beobachtet werden können. Probleme bestehen dann, wenn Faktoren im Verlauf der Schwangerschaft wieder verschwinden oder für bestimmte unerwünschte Ereignisse (z. B. Morbidität des Kindes) keine konsensfähigen und praktikablen Beobachtungsmethoden existieren.

Als zweite Voraussetzung müssen genügend viele Fälle vorhanden sein, um die Wahrscheinlichkeit für das Auftreten eines unerwünschten Ereignisses hinreichend genau abschätzen zu können. Auch hierbei gibt es Probleme, wenn – wie immer bei Beobachtungsstudien – das natürliche Risiko durch den Einsatz diagnostischer und therapeutischer Maßnahmen nicht abgeschätzt werden kann.

Aushilfsweise bietet sich die Verwendung eines unerwünschten Ergebnisses bei Mutter oder Kind als Zielereignis an. Das berechnete Risiko entspricht dann aber

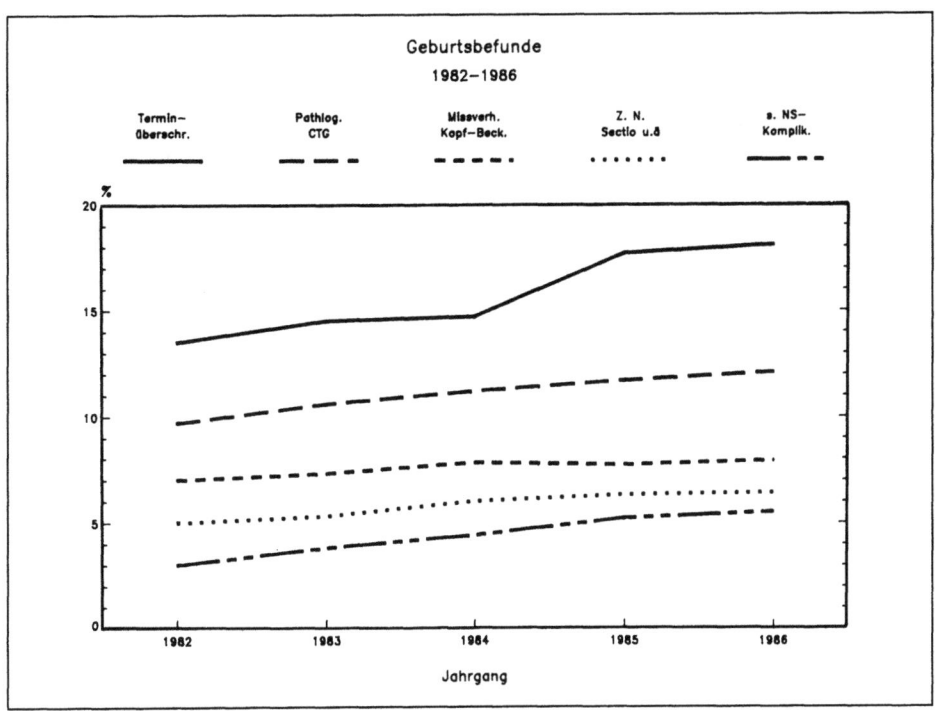

Abb. 2. Geburtsbefunde mit den größten Häufigkeitsveränderungen in den Jahren 1982 bis 86 (BPE)

dem verbleibenden Restrisiko nach erfolgter Diagnostik und Therapie. In Ermangelung eines geeigneteren Maßes soll das kindliche Ergebnis an der Notwendigkeit einer Verlegung in die Kinderklinik, inklusive der perinatalen Mortalität, gemessen werden, in der Annahme, daß eine Trennung von Mutter und Kind nur dann vorgenommen wurde, wenn dies auch ärztlich aufgrund des kindlichen Zustandes erforderlich war.

Lag überhaupt kein Befund während der Schwangerschaft vor, so mußten dennoch 6,1 % der bayerischen neugeborenen Einlinge 1987 in die Kinderklinik verlegt werden (Tabelle 6). Dies könnte als das Basisrisiko einer Schwangerschaft angesehen werden, 3,24mal größer ist das Risiko für das Kind, perinatal zu versterben oder in die Kinderklinik verlegt zu werden, wenn sowohl anamnestische als auch aktuelle Befunde während der Schwangerschaft vorhanden waren, wobei die Risiken der aktuellen Befunde insgesamt gesehen die der anamnestischen erheblich übersteigen. 3,14mal größer ist das relative Risiko auch bei Vorliegen mindestens eines Geburtsbefundes. Daraus könnte zunächst geschlossen werden, daß Schwangerschafts- und Geburtsbefunde die gleiche Risikowertigkeit besitzen.

Betrachtet man die einzelnen Befunde der Reihe nach, so fällt bei den anamnestischen Befunden der Diabetes mellitus mit der höchsten Verlegungs-/Mortalitätsrate von 48,1 % und einem relativen Risiko von 4,6 gegenüber den nichtdiabetischen Müttern auf (Tab. 7). Trotz Behandlung trägt also der Faktor Diabetes nach wie vor ein hohes Risiko. Am Ende der anamnestischen Befunde liegen die Allergien und die Blutungs- bzw. Thromboseneigung, deren relatives Restrisiko sich nicht von 1 unterscheidet.

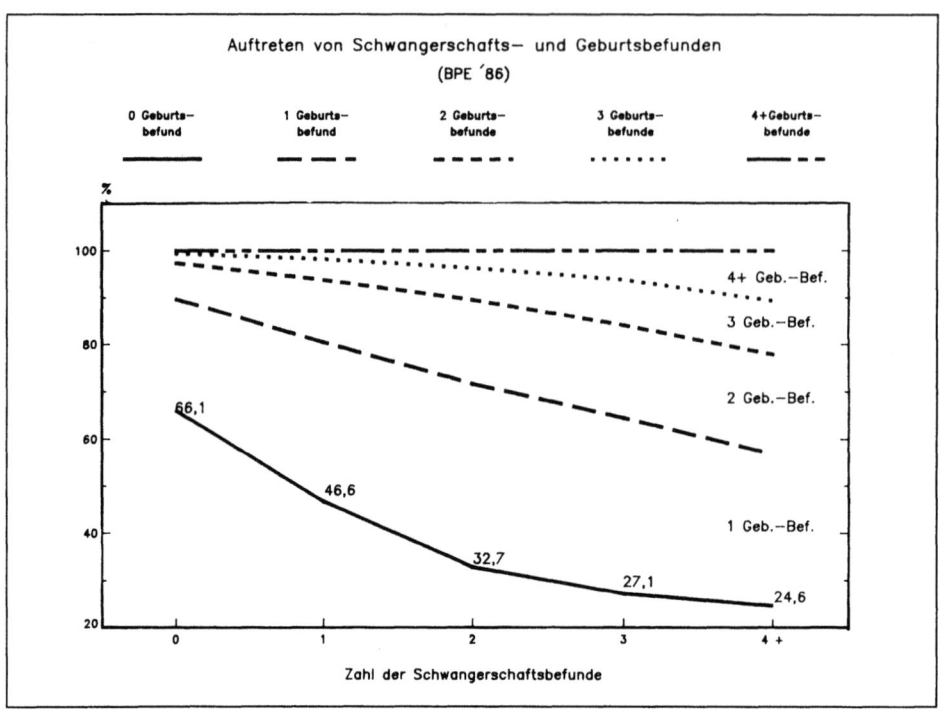

Abb. 3. Kombiniertes Auftreten von Schwangerschafts- und Geburtsbefunden (BPE '86)

Tabelle 6. Bewertung der Befunde nach ihrem Verlegungs/Mortalitätsrisiko (BPE '87, Einlinge)

	%	Verlegt/verstorben	Relatives Risiko
kein Befund in der Schwangerschaft	45,6	6,1	1
nur anamnestische Befunde	20,6	9,6	1,58
nur aktuelle Befunde	20,9	15,3	2,52
anam. + aktuelle Befunde	12,9	19,7	3,24
mindestens 1 Befund in der Schwangerschaft	54,4	14,2	2,33
kein Befund unter der Geburt	35,9	4,4	1
mindestens 1 Befund unter der Geburt	64,1	13,9	3,14

Bei den aktuellen Schwangerschaftsbefunden liegen die Probleme der Plazenta und der Fruchtwassermenge bezüglich des Verlegungs/Mortalitätsrisikos mit Abstand an der Spitze, wobei von der Prävalenz her gesehen insbesondere die Plazentainsuffizienz imponiert. Der Harnwegsinfekt, die Hypotonie und die Anämie tragen kein auffälliges Restrisiko.

Von den während der Geburt auftretenden Befunden liegt erwartungsgemäß die Frühgeburtlichkeit vorn, während die hohen relativen Risiken des Amnioninfektionssyndroms und des Fiebers sub partu doch etwas überraschen (Tabelle 8). Hohe Restrisiken traten auch bei der vorzeitigen Plazentalösung, der Quer- und der Schräg-

Tabelle 7. Bewertung der Schwangerschaftsbefunde nach ihrem Verlegungs/Mortalitätsrisiko (BPE '87, Einlinge)

Anamnestische Befunde:	%	Verlegt/verstorben	Relatives Risiko
Diabetes mellitus	0,3	48,1	4,62
Zustand nach Mangelgeburt	0,6	26,3	2,63
Zustand nach Frühgeburt	1,6	24,1	2,35
besondere soziale Belastung	1,0	22,2	2,14
Allergien	4,3	11,9	1,10
Blutungs-/Thromboseneigung	1,1	11,1	1,06
Aktuelle Befunde:			
Oligohydramnie	0,2	45,4	4,35
Placenta praevia	0,3	43,3	4,16
Hydramnion	0,3	40,4	3,88
Plazentainsuffizienz	2,2	34,7	3,48
Harnwegsinfekt	1,2	12,4	1,18
Hypotonie	0,6	11,9	1,13
Anämie	1,3	10,0	0,95

Tabelle 8. Bewertung der Geburtsbefunde nach ihrem Verlegungs/Mortalitätsrisiko (BPE '87, Einlinge)

Geburtsbefunde:	Indikation operative Entbindung	Verlegt/verstorben	Relatives Risiko
Frühgeburt	17,4	69,6	8,80
Amnioninfektionssyndrom	52,1	64,2	6,28
vorzeitige Plazentalösung	74,8	56,3	5,48
Fieber sub partu	39,9	51,8	5,03
Quer/Schräglage	90,2	38,7	3,72
Nabelschnurvorfall	85,0	33,3	3,18
Protrahierte Geburt in Eröffnungsperiode	58,4	12,3	1,18
hintere HHL	38,2	11,3	1,08
VHL	45,9	11,2	1,07
Protrahierte Geburt in Austreibungsperiode	71,7	11,0	1,05
Mißverhältnis Kopf/Becken	94,5	9,1	0,86
hoher Gradstand	91,6	8,4	0,80
Terminüberschreitung	5,6	7,0	0,62

lage und dem Nabelschnurvorfall auf, obwohl diese sehr häufig als Indikation für ein operatives Eingreifen genannt wurden.

Am Ende der Liste der 35 Geburtsbefunde und damit weitgehend ohne Restrisiko liegen die protrahierten Geburten in der Eröffnungs- und der Austreibungsphase, verschiedene Lageanomalien und die Terminüberschreitung.

Die Verlegungs/Mortalitätsrisiken der meisten Schwangerschafts- und Geburtsbefunde sind über den Zeitraum von 1982 bis 1986 nur zufälligen Schwankungen unterworfen. Ausnahmen bilden die Placenta praevia, die PH-Gestose und die Rh-Inkompatibilität, deren Risiken zunehmen, während der Risikofaktor Nikotinabhängigkeit

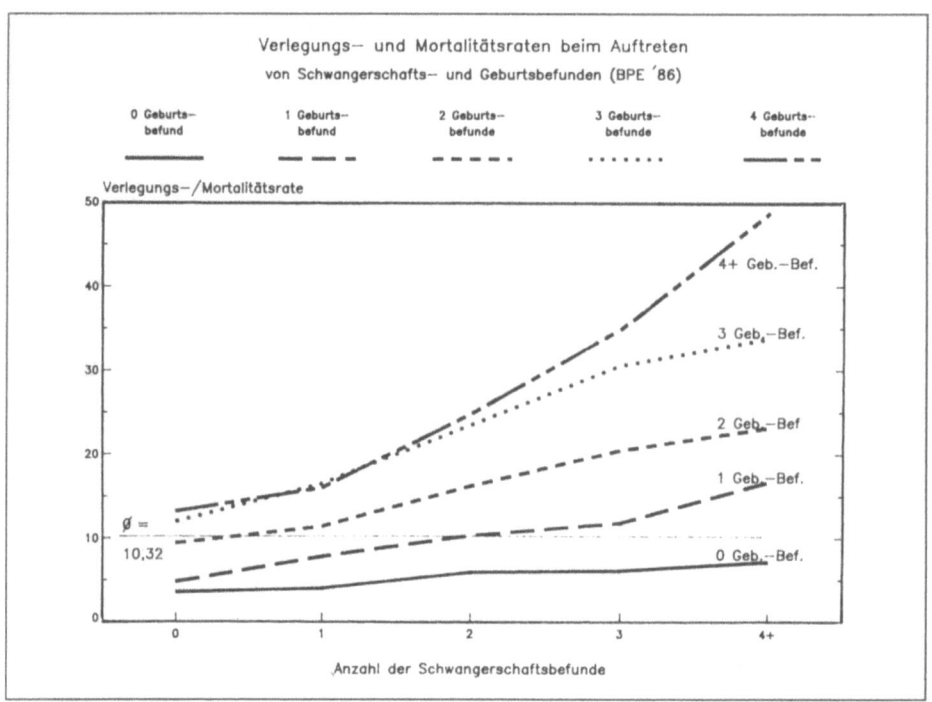

Abb. 4. Verlegungs- und Mortalitätsrisiken beim kombinierten Auftreten von Schwangerschafts- und Geburtsbefunden (BPE '86)

als einziger sichtbar an Risiko verliert. Allerdings unterliegt letzterer derzeit einem großen Beobachtungswandel.

Liegt kein Geburtsbefund oder nur einer verbunden mit bis zu zwei Schwangerschaftsbefunden vor, so ist mit einem unterdurchschnittlichen Verlegungs- und Mortalitätsrisiko des Kindes zu rechnen (Abb. 4). Bei mehr als einem Geburtsbefund liegt das Restrisiko, ohne daß die Schwangerschaftsbefunde berücksichtigt wurden, bereits über dem Durchschnitt von 10,3% und steigt kontinuierlich mit der Zahl der Schwangerschaftsbefunde weiter an. Dies ist ein Anzeichen dafür, daß auch eine Reihe von Schwangerschaftsbefunden erheblich zum Gesamtrisiko beitragen.

Schlußbemerkung

Die vorgetragenen Ergebnisse der bayerischen Perinatalerhebung, die für andere Bundesländer nicht wesentlich anders aussehen dürften, zeigen, wie notwendig eine systematische epidemiologische Risikoforschung in der Geburtshilfe ist. Um Genaueres über die kausalen Zusammenhänge zu erfahren und eine Bewertung der Befunde nicht nur näherungsweise und an Hand des Restrisikos vornehmen zu müssen, sind allerdings gezielte Studien nötig. Die Perinatalerhebungen können hier nur Ansatzpunkte aufzeigen.

Frühgeburt und Mangelgeburt

W. Schmidt, J. Hendrik

Universitäts-Frauenklinik und Poliklinik Homburg/Saar, Universitäts-Frauenklinik Heidelberg

Die Entwicklung der modernen Geburtshilfe in Zusammenarbeit mit der Perinatalmedizin führte nach Jung (1981) in den letzten Jahrzehnten zu einer erheblichen Änderung der Bewertung der Risiken während der Schwangerschaft und der Perinatalphase.

Nach wie vor zählen zu den Hauptgründen perinataler Mortalität und Morbidität die Frühgeburtlichkeit sowie die Mangelgeburt (37). Die Erfolge der perinatalen Gesundheitsversorgung in der Bundesrepublik Deutschland, gemessen an den geburtshilflichen und perinatalen Leistungsziffern, sind in nicht geringem Maße auf die Verbesserung der antepartalen Diagnose gefährdeter Schwangerschaften, fetaler Gefahrenzustände sowie die rechtzeitige Intervention im Sinne eines optimalen Geburtsmanagements einschließlich postpartaler Intensivtherapie zurückzuführen (25). Trotz einer Verbesserung der Überlebenswahrscheinlichkeit dieser Neugeborenen erleichtert die seither zunehmend steigende Langzeitmorbidität, d. h. eine vermehrte Anzahl von Kindern, mit z. T. lebenslangen Behinderungen, die Beurteilung der Ergebnisse der intensivierten Perinatalmedizin eher nicht.

Nach der jüngsten Auswertung der baden-württembergischen Perinatalerhebung aus dem Jahr 1986 (26) betrug der Anteil der Frühgeborenen unter der 37. Schwangerschaftswoche (SSW) 6,5%, vor der 32. vollendeten SSW wurden 0,9% aller Kinder entbunden. Die perinatale Mortalität der rund 86000 in diesem Jahr entbundenen Kinder betrug (ungereinigt) 7‰, davon verstarben die Hälfte der Kinder antepartal. Die Frühsterblichkeit (verstorben innerhalb der ersten 7 Lebenstage) ist direkt korreliert zum Schwangerschaftsalter bei der Entbindung (Tabelle 1). Nach Ergebnissen der bayerischen Perinatalerhebung 1986 liegt das Risiko für Kinder mit einem Gestationsalter <32. SSW, bei Geburt innerhalb 7 Tagen nach Entbindung zu versterben, mit 18% relativ hoch; dabei variiert das Risiko in Abhängigkeit vom Schwangerschaftsalter zwischen 4,1% und 67% (37).

Die Ursachen der Frühgeburtlichkeit sind vielseitig und komplex und werden sinnvollerweise getrennt nach mütterlichen und fetalen Ursachen sowie Umweltfaktoren miteinbezogen (18) (Abb. 1). Allerdings haben nicht alle Untersucher eine Beziehung zwischen der Frühgeburtlichkeit und allen genannten Faktoren gefunden, wie auch die Gewichtung dieser Variablen in ihrer kausalen Bedeutung variiert (11). Die demographischen Variablen und in deren Folge die individuellen Belastungen der Schwangeren haben insgesamt eher die Bedeutung von Kofaktoren und besitzen für sich allein nur ein geringes Risiko als auslösende Ursache der Frühgeburt. Übermäßige Einnahme diverser Genußmittel wie Kaffee, Tee, Alkohol und/oder Nikotin soll einzeln oder in Kombination mit einer erhöhten (5) – vor allem frühen – Frühgeburtlich-

Tabelle 1. Relative Häufigkeit der Geburten und Frühsterblichkeit (innerhalb 7 Tagen nach Entbindung) in Abhängigkeit von der Tragzeit. Angaben aus der Bayerischen Perinatalerhebung (BPE) 1986 (37)

Tragzeit (SSW)	Rel. Häufigkeit (BPE, 1986)	Frühsterblichkeit (%)
<26	0,14	66,9
26	0,07	33,8
27	0,09	14,7
28	0,13	13,2
29	0,13	5,9
30	0,19	3,7
31	0,24	1,7
32	0,31	4,1
33	0,45	2,4
34	0,76	1,3
35	1,36	0,9
36	2,69	0,4
37	6,07	0,2
38	12,99	0,1
39	24,42	0,1
40	31,36	0,1
41	15,49	0,1
42	2,72	0,1
>42	0,34	0,3

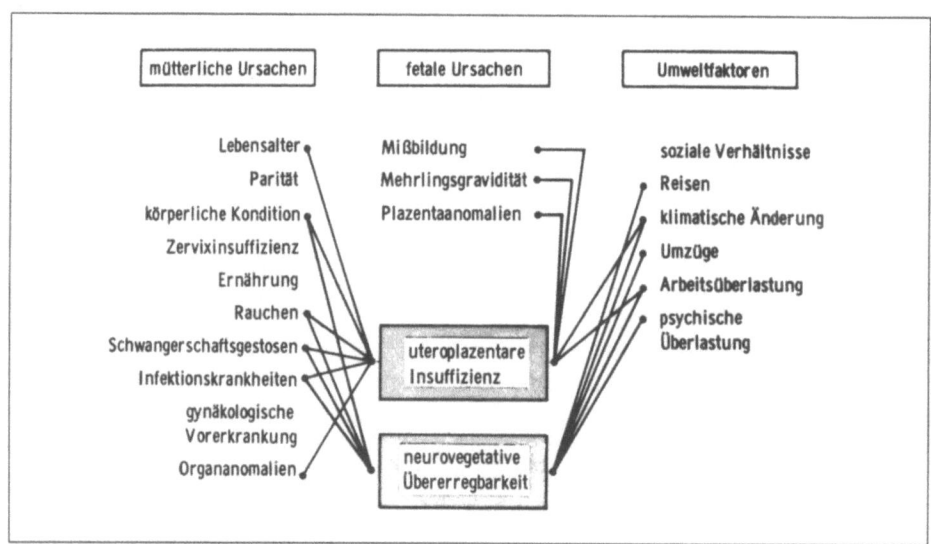

Abb. 1. Ursachenspektrum der Frühgeburt und deren Verknüpfungen (aus 18)

keit (<33. SSW) verknüpft sein (46). Insbesondere Nikotin könnte im Rahmen einer *maturitas praecox* der Plazenta wesentlich zu einer fetalen Wachstumsretardierung mit vorzeitigem Schwangerschaftsende beitragen. Wesentlich gewichtiger als die Sozialanamnese ist die geburtshilfliche Anamnese. So ist z. B. das Risiko nach *einer* vorangegangenen Frühgeburt für eine erneute vorzeitige Entbindung mit 37% (21)

sowie nach mehreren Frühgeburten mit 70% vergleichsweise hoch. In verschiedenen Studien wurde eine weniger unmittelbare Beziehung zwischen vorangegangenen spontanen oder induzierten Aborten und einer nachfolgenden Frühgeburt gefunden. Inwieweit eine vorhergegangene Sterilitätstherapie ursächlich oder als Kofaktor für eine Frühgeburt verantwortlich zu machen ist, bleibt unklar. Aufgrund der steigenden Bedeutung der Sterilitätstherapie sollte in zukünftigen Studien diesem potentiellen Risiko mehr Aufmerksamkeit geschenkt werden. Die aktuellen gynäkologischen und geburtshilflichen Komplikationen stehen wohl am ehesten in direkter Beziehung zur Frühgeburtlichkeit. Zu nennen ist dabei neben Fehlbildungen oder früheren Operationen des Uterus (2), Lageanomalien der Plazenta (43) sowie Blutungen in der Gravidität anderer Ursache (28), EPH-Gestose, Harnwegsinfektionen, sowie dem vorzeitigen Blasensprung vor der 37. SSW (PROM). Neben der kontraktilen Aktivität des Myometriums im Sinne der vorzeitigen Wehentätigkeit spielt die Funktion der Zervix eine sehr große Rolle als Verschlußeinrichtung während der Schwangerschaft bzw. bei der Geburt (17). Die Entwicklung zur geburtsreifen Zervix, die durch Tastbefund bestätigt werden kann, soll ab der 34. SSW stattfinden. Alleinige mechanische Ursachen der Zervixinsuffizienz wurden früher in ihrer Bedeutung für die Frühgeburt eher überinterpretiert (3, 39). Die Zervixinsuffizienz als isolierter Schwangerschaftsbefund nahm nach neuesten Ergebnissen der bayerischen Perinatalerhebung innerhalb der letzten fünf Jahre drastisch ab. Parallel dazu ging auch die Cerclagehäufigkeit zurück (45). Demgegenüber stehen infektionsbedingte Veränderungen der Zervix als Auslöser der vorzeitigen Wehentätigkeit, des vorzeitigen Blasensprungs, des Amnioninfektionssyndroms und der Frühgeburtlichkeit sowie der neonatalen Infektion immer mehr im Vordergrund des wissenschaftlichen Interesses (10).

Die pathophysiologischen Ergebnisse schreiben der chorioamniotischen Membran eine wesentliche Rolle bei der Geburtseinleitung durch die Synthese und lokale Verteilung von Prostaglandinen, insbesondere PG F2 alpha und PG E2, zu (29). Als Schlüsselenzyme gelten dabei verschiedene Lipasen, insbesondere die Phospholipase A2 (35), ein lysosomales Enzym, das die Umsetzung des Arachidonsäureesters in freie Arachidonsäure katalysiert, welche die Vorstufe der Prostaglandine ist. Die Ausschüttung der Phospholipase A2 aus dem lysosomalen Kompartiment wird vermutlich durch die Wirkung von Progesteron behindert, welches die lysosomale Membran stabilisieren soll (11) (Abb. 2). Dabei wird die lokale Progesteronwirkung an der chorioamniotischen Membran durch ein spezielles progesteronbindendes Enzym limitiert, was ab der 37. SSW dort nachgewiesen wurde. Bei der Geburt am Termin scheint ein verminderter uteroplazentarer Blutfluß die lokale Progesteronbildung zu bremsen, so daß die o. g. Reaktionskette eingeleitet wird (Abb. 3). Eine Alteration der chorioamniotischen Membran durch z. B. Infektion, Blasensprung oder chemische Reize kann diese Reaktionskette auch vor der 37. SSW ablaufen lassen. Ebenso können verschiedene Mikroorganismen selbst i. R. einer Infektion Phospholipase A2 synthetisieren, freisetzen und die Prostaglandinbildung verstärken. Weiter kann eine Infektion zum vorzeitigen Blasensprung führen, der selbst eine Stimulation der uterinen Aktivität bewirkt. Die Interaktion zwischen zervikaler Veränderung und der koordinierten Aktivität des Myometriums bis hin zur geburtswirksamen Wehentätigkeit ist noch nicht endgültig geklärt, aber wahrscheinlich (17, 19).

Die Diagnose der drohenden Frühgeburt beruht auf dem Nachweis der Hauptsymptome Wehentätigkeit, Zervixinkompetenz, Infektion, Wachstumsretardierung und

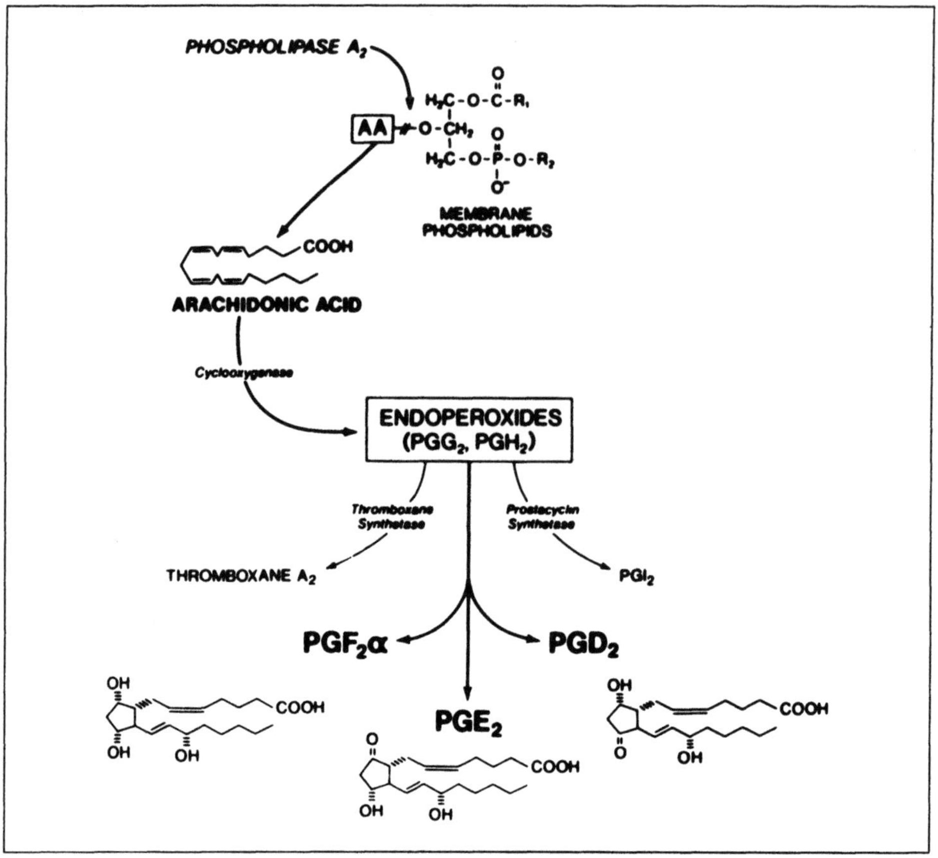

Abb. 2. Ablauf der Synthese der endogenen Prostaglandine und die daran beteiligten Mediatoren (aus 11)

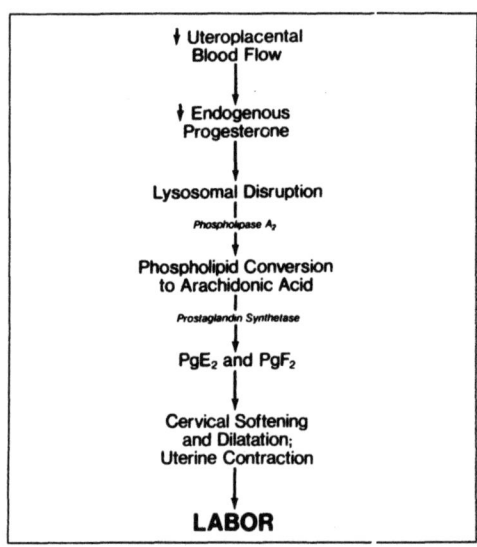

Abb. 3. Theoretisches Schema der Geburtseinleitung durch körpereigene Prostaglandine (aus 11)

des vorzeitigen Blasensprungs (27). Die subjektiven Symptome der Kontraktionen im Rahmen der vorzeitigen Wehentätigkeit lassen sich durch eine kardiotokographische Kontrolle mit hinreichender Dauer evaluieren (47). Eine normale Kontraktionsfrequenz variiert in Abhängigkeit vom Schwangerschaftsalter von 2 Kontraktionen pro Stunde (26. SSW) bis 7 Kontraktionen pro Stunde (40. SSW). Patientinnen mit nachfolgender Frühgeburt hatten in einer Untersuchung von Katz et al. (20) deutlich erhöhte Kontraktionsziffern gegenüber einem Normalkollektiv. Die Beurteilung der Wehentätigkeit als Prädiktor für eine drohende Frühgeburt kann nur im Zusammenhang mit Veränderungen an der Zervix beurteilt werden (36). Der Untersuchungsbefund bezüglich Zervixverkürzung und Muttermundseröffnung ist in Abhängigkeit von der Parität unterschiedlich zu beurteilen. Eine neuere sonographische Untersuchungstechnik – der Perinealscan – konnte gegenüber dem Tastbefund sonographisch eine signifikant kürzere Zervixlänge (<2,5 cm) bei drohender und nachfolgender Frühgeburt nachweisen (Abb. 4) (12). Sowohl die vorzeitige Wehentätigkeit als auch ein vorzeitiger Blasensprung werden auf Grundlage einer Infektion beobachtet. In Abhängigkeit vom nachgewiesenen Erreger erhöht sich die Inzidenz derartiger Schwangerschaftskomplikationen um den Faktor 3–4 gegenüber normalen Schwangerschaftsverläufen (10). Aufgrund der Pathogenität der meisten vaginal nachgewiesenen Erreger ist ein typisches enges Keimspektrum nicht zu erwarten (33). Im Gegensatz zu Fällen mit eindeutigem Fruchtwasserabgang ist der Nachweis des vorzeitigen Blasensprunges in Zweifelsfällen subtil und oft mit Fehlern behaftet. Neben der sonographischen Bestimmung der Fruchtwassermenge (31), der mikroskopischen Analyse des Vaginalsekretes auf fetale Zellen, Veränderung des Scheiden-pH durch alkalisches Fruchtwasser kann nach einer Farbstoffinstillation i. R. einer transabdominalen ultraschallgeführten Amniozentese der vaginale Nachweis dieses Farbstoffes den vorzeitigen Blasensprung verifizieren (41). Daneben können aus dem gewonnenen Fruchtwasser Reifeparameter bestimmt sowie der bakteriologische Nachweis geführt werden, obgleich bei früh nach Blasensprung durchgeführter Amniozentese dieser häufig negativ ist. Neben dem Zeitfaktor spielt auch der bakteriostatische

Zervixinsuffizienz als Parameter der drohenden Frühgeburt				
		Frühgeburt (< 37+0 SSW)		
		ja	nein	
Vaginale Untersuchung Portio	> 1.5 cm	7 %	37 %	
	< 1.5 cm	18 %	38 %	n.s.
Perineal-Scan Cervixlänge	> 2.5 cm	7 %	51 %	
	< 2.5 cm	18 %	25 %	p < 0.01

Abb. 4. Vergleich von vaginalem Tastbefund der Portiolänge und Messung der Zervixlänge mit Perineal-Scan zur Beurteilung der Zervixinsuffizienz bei der drohenden Frühgeburt

Effekt des Fruchtwassers dabei eine Rolle (33). Insgesamt ist jedoch davon auszugehen, daß die für die aszendierende Infektion verantwortlichen Keime dem vaginalen Keimspektrum ohne Selektion entsprechen.

In Abhängigkeit von der auslösenden Ursache der drohenden Frühgeburt sind eine Reihe therapeutischer Maßnahmen indiziert und auch wirksam (Abb. 5). Neben der Stabilisierung der für die Schwangeren psychisch erheblich belastenden Situation hat die medikamentöse Behandlung der Wehentätigkeit mit Hilfe von β-Sympathomimetika und/oder Magnesium eine wesentliche Bedeutung (27). Dem klinischen Verdacht auf ein Amnioninfektionsyndrom stehen eine Reihe von Laborparametern zur unterstützenden Diagnostik zur Verfügung. Dabei wird dem Nachweis des C-reaktiven Proteins und dessen Verlaufskontrolle in Zukunft durch empfindlichere und schnellere Nachweisverfahren erheblich höhere Relevanz zukommen (23). Aufgrund des mittlerweile in groben Zügen verstandenen pathophysiologischen Mechanismus des vorzeitigen – insbesondere durch Infektion bedingten – Blasensprungs ist der frühzeitige Einsatz von Breitspektrum-Antibiotika unter Berücksichtigung der Verträglichkeit sowohl für die Mutter als auch für das Kind gerechtfertigt. Der Einsatz von Ampicillin konnte sowohl die Rate an Amnionitis und postpartaler febriler Morbidität sowie die Anzahl aerober Keime in Fruchtwasser und neonatalen Körperabstrichen verringern (13) als auch – prophylaktisch verabreicht nach vorzeitigem Blasensprung vor der 37. SSW – den Eintritt der Frühgeburt deutlich verzögern (1). Die Gabe von Erythromycin bei idiopathischer vorzeitiger Wehentätigkeit vor der 34. SSW erwies sich in einer sorgfältig kontrollierten prospektiven Studie von McGregor et al. (30) als wirksam schwangerschaftsverlängernd im Vergleich zu einer Placebogruppe. Der pulmonale Status des Neugeborenen ist die wesentliche Determinante von Morbidität und Mortalität des frühgeborenen Kindes (48). Einer ganzen Reihe von steroidalen und nichtsteroidalen Substanzen wird die Fähigkeit zur Induktion der fetalen Lungenreife zugeschrieben. Unabhängig vom Vorhandensein eines vorzeitigen Blasensprunges sehen wir im Zeitraum zwischen 30. und 32. SSW (ggf. schon ab der 28. SSW) bei drohender Frühgeburt eine Indikation zur Lungenreifung durch Glucokortikoide gegeben. Voraussetzung hierfür ist eine möglichst präzise Bestimmung des aktuellen Gestationsalters, da ab der 33. SSW in den meisten Fällen eine Lungenreife zu erwarten ist. So konnten wir in einer retrospektiven Untersuchung von 1400 Spätamniocentesen im Abschnitt von 33. bis 34. vollendeter SSW eine Lungenreife bestimmt über den Lecithingehalt bzw. das Lecithin/Sphingomyelin-Verhältnis im Fruchtwasser in knapp 80% der Fälle nachweisen (Abb. 6). Bei Vorliegen eines vorzeitigen Blasensprunges richtet sich das geburtshilfliche Management in Abhängigkeit von der zu erwartenden bzw. der tatsächlich bestimmten fetalen Lungenreife. Vor der 32. SSW kann eine Latenzzeit bis zu 24 h nach Blasensprung das Risiko eines Atemnotsyndromes mindern (4). Allerdings muß die Entscheidung zum Zuwarten in Abwägung mit den möglichen maternalen und fetalen Risiken wie Infektion oder Nabelschnurkomplikationen getroffen werden (48). Aufgrund der nunmehr vorliegenden mehrjährigen Erfahrungen mit der modernen Neu- bzw. Frühgeborenen-Intensivmedizin lassen sich für Frühgeborene der 25. bis 30. SSW eindeutig verbesserte Überlebenschancen in der Neonatalperiode nachweisen (32). Selbst bei Vorliegen eines vorzeitigen Blasensprunges vor der 30. SSW – auch über eine längere Zeitdauer – kann ein konservatives Management unter Berücksichtigung aller o. g. diagnostischen und therapeutischen Erwägungen zu erstaunlich günstigen Resultaten

Therapieversuche bei der drohenden Frühgeburt

- Bettruhe
- Behandlung der Wehentätigkeit: β- Mimetika, Magnesium
- Antibiotikatherapie bei nachgewiesener Infektion oder Infektionsverdacht
- Induktion der fetalen Lungenreife
- Transport "in utero" in perinatol. Zentrum

Abb. 5. Therapieversuche bei der drohenden Frühgeburt

Ergebnisse der Spätamniozentesen: Lecithin-Bestimmung

SSW	< 31.	31.-32.	33.-34.	35.-36.	> 36.
L/S-Ratio bzw. Lecithin					
reif bzw. grenzwertig	31 %	51 %	79 %	90 %	97 %
unreif	69 %	49 %	21 %	10 %	3 %
(n = 1392)					

Abb. 6. Ergebnisse von 1400 Spätamniozentesen zur Bestimmung der fetalen Lungenreife in Abhängigkeit vom Schwangerschaftsalter

der neonatalen Mortalität und Morbidität führen, wobei die maternale Morbidität insbesondere durch eine Häufung infektionsbedingter Komplikationen ansteigt. Die Langzeitmorbidität der Mütter ist unbedeutend, hingegen bei diesen extremen Frühgeborenen mit 70% erschreckend hoch (6). Ohne Abhängigkeit vom gewählten Entbindungsmodus sind dafür neben der pulmonalen (auch Langzeit-)Probleme vor allem die intrakraniellen Blutungen verantwortlich zu machen. Zur Zeit scheint die Grenze des potentiellen Überlebens bei der 25. vollendeten SSW zu liegen, unabhängig davon, was damit an Langzeitproblemen erkauft wird (6).

Vorzeitige Wehentätigkeit und nachfolgende Frühgeburt können Ausdruck einer Störung der nutritiven Leistung der fetoplazentaren Einheit sein und im Zusammenhang mit einer fetalen Wachstumsretardierung (IUGR) gehäuft auftreten. Nach einer Auswertung der Perinatalerhebung Westfalen-Lippe 1984 wird der Verdacht auf eine fetale Wachstumsretardierung bei einer Frühgeburt in der 34. SSW 2,6fach häufiger geäußert als bei Geburt in der 37. SSW (47). In einer Untersuchung an Neugeborenen konnten Klingmüller-Ahting et al. (22) bei Frühgeborenen mit 17% einen deutlich erhöhten Anteil an hypotrophen Kindern gegenüber den Reifgeborenen mit 3,3% feststellen. Einen ähnlich hohen Prozentsatz fanden Ruckhäberle et al. (38). Wachstumsretardierte Kinder wurden bei Frühgeburten nach vorzeitigem Blasensprung fast doppelt so häufig gefunden als bei Frühgeburten nach vorzeitiger Wehentätigkeit (52). Das geburtshilfliche Vorgehen bei gleichzeitiger fetaler Wachstumsretardierung und drohender Frühgeburt muß sich auf die Vermeidung der intrauterinen chronischen Hypoxie konzentrieren, welche mit den Risiken postpartaler v. a. pulmonaler Komplikationen des Frühgeborenen abgewogen werden sollte. Die tokolytische Behandlung sollte in diesen Fällen die Zeit zur Induktion der Lungenreife geben, wegen zusätzlicher perfusionsmindernder Wirkung der β-Sympathomimetika am vorgeschädigten plazentaren Gefäßsystem jedoch nur limitiert eingesetzt werden (27).

Die Diagnose des hypotrophen Kindes erfolgt an für das jeweilige regionale Normalkollektiv definierter Percentilkurven, die in Abhängigkeit von Schwangerschaftsalter und Geschlecht das Geburtsgewicht nach Percentilen einordnen (Abb. 7). Gewöhnlicherweise gelten Neugeborene <10. Percentile als hypotroph, wobei der Bereich der 5.–10. Percentile die sogenannten Borderline-Fälle und die Gruppe <5. Percentile, insbesondere <3. Percentile, die schweren Wachstumsretardierungen charakterisieren. Aufgrund der o. g. speziellen ätiologischen Besonderheiten der Frühgeburtlichkeit entsprechen die auch für Frühgeborene <37. SSW bestimmten Normtabellen (z. B. nach Thomson et al., 50) nicht der tatsächlichen normalen Gewichtsverteilung zum jeweiligen Zeitpunkt der Schwangerschaft. Vergleiche mit der auf sonographischer Basis vorgenommenen fetalen Gewichtschätzung zeigen bei Frühgeborenen deutlich geringere geschätzte sowie tatsächliche Geburtsgewichte gegenüber den bis zum Termin ausgetragenen Feten. Diese Differenz wird zum Termin hin zunehmend geringer (44).

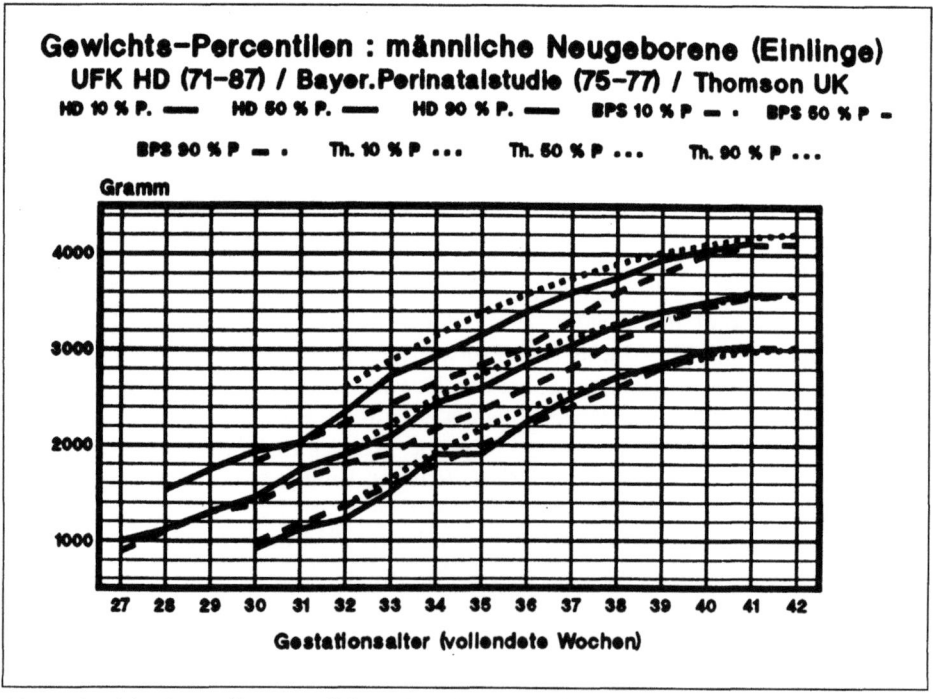

Abb. 7. Gewichts-Percentilen männlicher Neugeborener zwischen 27. und 42. vollendeter SSW. Hauseigene Ergebnisse auf Grundlage von 25135 Geburten mit 25589 Kindern (Geburtsgew. >500 g), (aus 14)

Die fetale Wachstumsretardierung kann ihre Ursache auf verschiedenen Ebenen des fetoplazentaren sowie maternalen Versorgungssystems besitzen. Nach Dawes führen insbesondere Gefäßerkrankungen der Mutter, aber auch chromosomale und kongenitale Anomalien zur Einschränkung des fetalen Wachstumspotentials, daneben spielen biologische Varianten des normalen Wachstums ohne Plazentainsuffizienz eine eher nachgeordnete Rolle (24). Bis zu einem Drittel der Fälle bleibt die Ursache der Wachstumsretardierung unbekannt. Anhand der Körperproportionen lassen sich bei wachstumsretardierten Kindern zwei Formen unterscheiden: bei der *symmetrischen* Retardierung sind Körpergewicht und Kindslänge und/oder Kopfumfang in gleicher Weise vermindert. Demgegenüber sind bei der *asymmetrischen* Wachstumsretardierung die fetalen Organe von der Mangelentwicklung unterschiedlich betroffen, bei normaler Wachstumsrate für Kopfumfang und Körperlänge kommt es infolge einer eher spät einsetzenden intrauterinen Malnutrition zur Reduktion von Fett- und Muskelmasse. So beobachten wir die symmetrische IUGR schon vor der 28. SSW gehäuft bei chromosomalen und anderen kongenitalen Anomalien, nach frühen Virusinfekten, bei der Alkoholembryopathie wie auch bei der chronischen Fehl- und Mangelernährung. Die asymmetrische IUGR setzt infolge einer chronischen Plazentarinsuffizenz bei z. B. der EPH-Gestose oft erst nach der 28. SSW ein (34).

Voraussetzung der Diagnose, der Beurteilung des Wachstumsverlaufes, des fetalen Zustandes anhand verschiedener Untersuchungstechniken und des weiteren geburtshilflichen Handelns ist eine möglichst exakte Bestimmung des aktuellen Gestationsalters (31). Dies gelingt am ehesten auf Grundlage einer sonographischen Messung bestimmter Körpermaße vor der 20. SSW, z. B. der Messung der Scheitelsteißlänge ($+/-3{,}7$ Tage, 1 SD) oder des biparietalen Kopfdurchmessers (4,3 Tage). Messungen in der zweiten Schwangerschaftshälfte ergeben mit Hilfe des mittleren Umfangs als bestem zur Verfügung stehenden Parameter eine signifikant schlechtere Genauigkeit mit $+/-11$ Tagen (16).

Davon ausgehend kann mit Hilfe der verschiedenen Ultraschall-Techniken (erweiterte fetale Biometrie, Bestimmung der Fruchtwassermenge, Doppler-Flow-Untersuchung, differenzierte Analyse des fetalen Bewegungsverhaltens) und der Kardiotokographie der Zustand des fetalen wachstumsretardierten Kindes diagnostiziert und beurteilt werden. Die verschiedenen Untersuchungsmethoden zur Diagnose der IUGR unterscheiden sich deutlich in ihrer Treffsicherheit. Sie ist bei der erweiterten Ultraschallbiometrie (42) mit 90% am höchsten, bei allerdings relativ hoher falsch positiver Zahl von 23% (Abb. 8). Eine vergleichbar ähnlich hohe Sensitivität gelingt durch die qualitative Analyse der Doppler-Flow-Untersuchung einer A. umbilicalis, der fetalen Aorta decendens und einer maternalen A. arcuata, wobei die Rate falsch positiver Diagnosen mit 6% erheblich reduziert werden konnte, (Abb. 9). Die anderen genannten Untersuchungen finden die Schwerpunkte ihrer Anwendung in anderen Fragestellungen.

Das weitere Management der diagnostizierten IUGR richtet sich nach dem Vergleich der zum Diagnosezeitpunkt zu erwartenden neonatalen (Asphyxierate, Mortalität) und intrauterinen Komplikationen (Wachstumsstillstand, chronische Hypoxie) (7). Neben verschiedenen Möglichkeiten, die intrauterine Malnutrition zu therapieren (Abb. 10), spielt vor allem das Monitoring des fetalen Wachstums und seines Zustandes zur Vermeidung von Hypoxien sowie die Lungenreifediagnostik bzw. deren

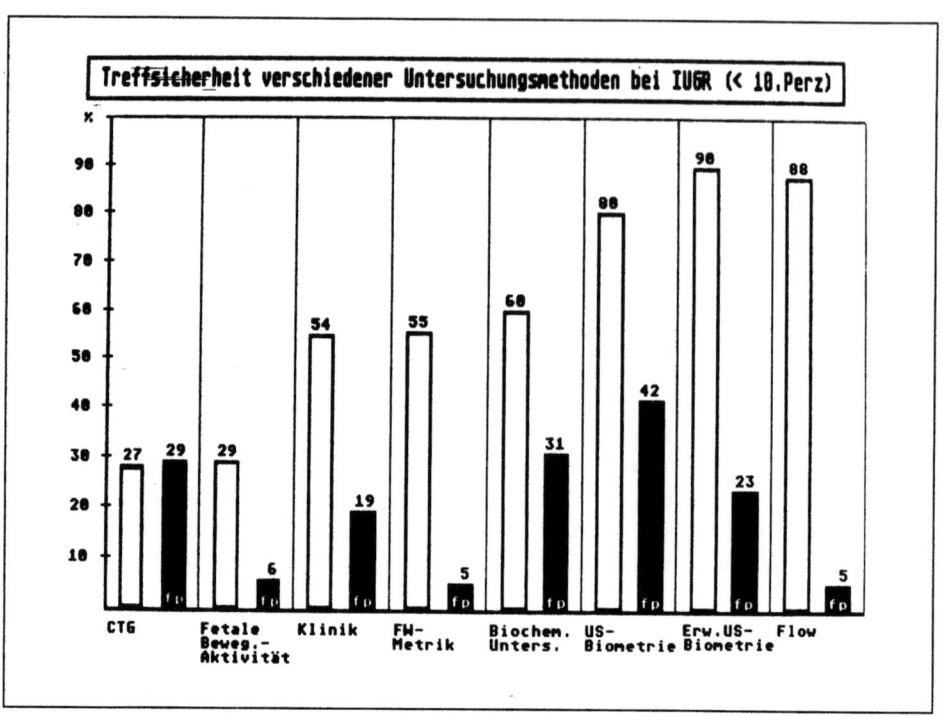

Abb. 8. Treffsicherheit verschiedener Untersuchungsmethoden bei der IUGR (< 10. Perc.). Zusammenstellung der Ergebnisse verschiedener eigener Untersuchungen

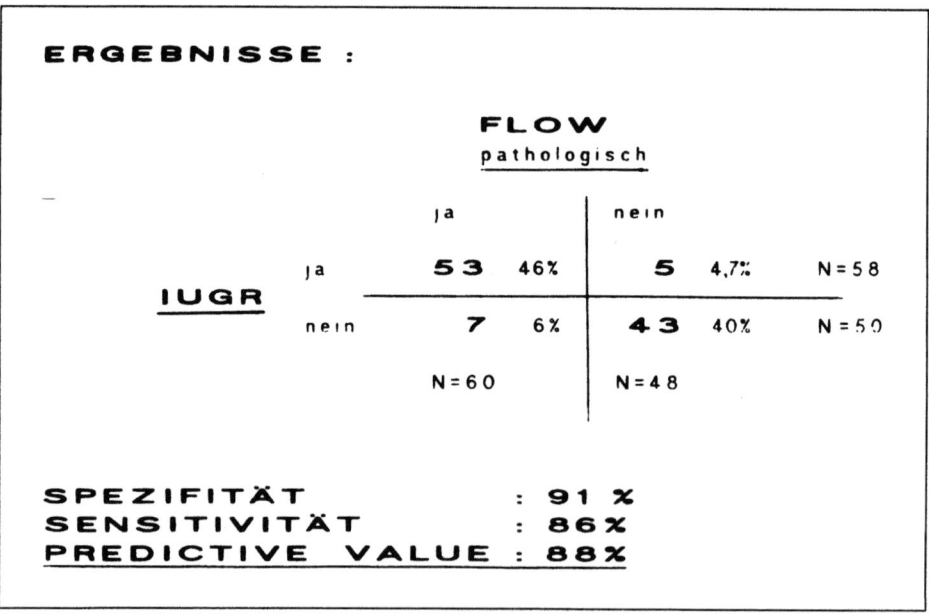

Abb. 9. Ergebnisse der Doppler-Flow-Untersuchung bei der Diagnose der fetalen Wachstumsretardierung (IUGR) auf Grundlage der qualitativen Analyse der Flow-Velocity-Kurve von art. Nabelschnurgefäß, fetaler Aorta descend. und einer maternalen A. arcuata

Therapieversuche der intrauterinen Mangelernährung

- Bettruhe
- Gerinnungshemmende Substanzen
- Abdominale Dekompression
- Niedrig dosierte ß-Mimetika
- Magnesium
- Mütterl. Hyperalimentation mit Kohlenhydraten/Eiweiß
- Aminosäureninfusionen in die Amnionhöhle
- Fetale intraperitoneale Aminosäurenapplikation
- Mütterliche Oxygenierung

Abb. 10. Übersicht über in der Literatur genannte Versuche zur Therapie einer fetalen Mangelentwicklung

Induktion eine wesentliche Rolle. Hilfreich dabei sind neben der Ultraschallbiometrie, die Doppler-Flow-Untersuchungen und das antepartale CTG. Die Erfolge, fetale Wachstumsstörungen zu therapieren, gelangen bisher gesichert nur in bescheidenem Ausmaß. Bettruhe der Mutter bewirkt eine Verminderung der Katecholaminausschüttung, eine Verringerung der Kontraktilität des Uterus und steigert den uteroplazentaren Durchfluß (34). Medikamentöse Therapien sind bislang für die Praxis irrelevant. Substitutionsversuche über eine mütterliche Hyperalimentation oder die Aminosäureninfusion in die Amnionhöhle bzw. intraperitoneal in das fetale Abdomen (40) sind in ihrer fördernden Wirkung noch nicht endgültig untersucht bzw. erprobt.

Die Prognose der fetalen Wachstumsretardierung ist abhängig vom Schweregrad, dem Beginn der Malnutrition und der Dauer der chronischen Hypoxie sowie dem perinatologischen Management. Im Zeitraum von 1972 bis 1986 beobachteten wir an der Universitäts-Frauenklinik Heidelberg bei 21 582 Geburten mit 21 952 Neugeborenen eine schwere Mangelversorgung (<5. Perc.) in 656 Fällen (3,0%). 39 Kinder dieses (ungereinigten) Kollektivs verstarben perinatal (0,18%). Diese Ergebnisse sind mit den Angaben von Bolte et al. (7) vergleichbar, die bei einem ebenfalls ungereinigten Kollektiv mit schwerster Wachstumsretardierung (<3. Perc.) eine perinatale Mortalität von 0,12% ermittelten.

Neben der Mortalität steht jedoch als Kenngröße der Problematik des frühgeborenen und/oder mangelentwickelten Kindes die Morbidität zunehmend mehr im Vordergrund des Interesses. Langzeit-follow-up-Studien zeigten, daß physische oder neurologische Behinderungen bei Kindern nach Mangel- bzw. Frühgeburt häufiger zu finden sind, insbesondere dann, wenn die Kinder als wachstumsretardierte Frühgeborene zur Welt kamen (9). In einer neueren Zusammenstellung über Kinder mit einem gesicherten Gestationsalter zwischen 20. und 28. SSW konnten Walker und Patel (51) eine perinatale Mortalität von 81% feststellen. 33% der lebendgeborenen Kinder, die nach 18 Monaten noch lebten, hatten bedeutsame Behinderungen. Mentzel (32) fand eine deutliche Besserung der Überlebensrate in Abhängigkeit vom Schwangerschaftsalter von beginnend 45% in der 24.–25. SSW bis 98% in der 32. SSW. Eine psychomotorische Behinderung wiesen in einer Nachuntersuchung 25% aller überlebenden Frühgeborenen <1500 g Geburtsgewicht auf (15). Erste Ergebnisse einer Follow-up-Untersuchung im korrigierten Lebensalter von 20 Monaten aller an unserem perinatologischen Zentrum geborenen Kinder unter 2500 g Geburtsgewicht, die im ersten Halbjahr nach Einrichten einer Neugeborenen-Intensiveinheit unmittelbar neben dem Kreißsaal dort betreut wurden, liegen nun vor (49): 13% der Kinder dieses ungereinigten Kollektivs verstarben, davon 40% der Kinder unter 1000 g Geburtsgewicht. Eine definitive neurologische Störung, v. a. grobmotorischer Art, fand sich in 4%, wobei dies ausschließlich Kinder < 1000 g Geburtsgewicht waren. Teilleistungsstörungen wie Auffälligkeiten in Feinmotorik oder Verzögerungen der Sprachentwicklung wurden bei 25% der untersuchten Kinder registriert. Auch diese Veränderungen waren abhängig vom Geburtsgewicht und betrafen überwiegend hypotrophe Kinder. Vor allem diese Beobachtung wurde in Untersuchungen von Bolte et al. (8) ebenfalls getroffen.

Diese Zahlen bestätigen neben der Frage des Geburtsmodus der Hochrisikoschwangerschaft die Notwendigkeit der postpartalen Intensivversorgung des Neugeborenen. Die Ergebnisse bezüglich Mortalität und bleibender Behinderung sind deutlich schlechter, wenn Hochrisikokinder nach der Geburt transportiert werden müssen, und deutlich besser, wenn in der Hochrisikoschwangerschaft bereits die Mutter in ein echtes perinatales Zentrum gebracht worden ist (Transport in utero), (25).

Zusammenfassend läßt sich daher feststellen, daß Frühgeburt und intrauterine Wachstumsretardierung zu den häufigsten Ursachen perinataler Komplikationen zu zählen sind. Eine Prävention dieser Komplikationen gelingt durch das rechtzeitige Erkennen der Gefahrensituation und die adäquate Reaktion darauf. In Fällen mit zu erwartender Unreife bzw. deutlicher Untergewichtigkeit empfiehlt sich der „In-utero-Transport" in spezialisierte perinatologische Zentren. Die Koordination des geburtshilflichen Vorgehens zwischen Geburtshelfer und Neonatologen verhindert dann organisatorische Pannen und damit Nachteile für das gefährdete Neugeborene.

Literatur

1. Amon E, Lewis S V, Sibai B M, Villar M A, Arheart K L (1988) Ampicillin prophylaxis in preterm premature rupture of the membranes: a prospective randomized study. Am J Obstet Gynecol 159: 539–53
2. Bennett M J, Berry J V J (1979) Clinical note. Preterm labour and congenital malformations of the uterus. Ultrasound in Med & Biol 5: 83–85
3. Berg D (1987) Wert und Unwert der Cerclage. In: Dudenhausen J W (Hrsg). Das Kind im Bereich der Geburts- und Perinatalmedizin. Walter de Gruyter, Berlin S 85–92
4. Berkowitz R L, Bonta B W, Warshaw Y E (1976) The relationship between premature rupture and the respiratory distress syndrome. Am J Obstet Gynecol 124: 712–719
5. Berkowitz G S, Holford Th R, Berkowitz R L (1982) Effects of cigarette smoking, alcohol, coffee and tea consumption on preterm delivery. Early Hum Develop 7: 239–250
6. Beydoun S N, Yasin S Y (1986) Premature rupture of the membranes before 28 weeks: conservative management. Am J Obstet Gynecol 155: 471–479
7. Bolte A, Fuhrmann U, Hamm W, Kusche M, Schlensker K-H, Stenzel B (1987) Geburtshilfliches Management bei schwerer fetaler Wachstumsretardierung. Geburtsh u Frauenheilk 47: 518–524
8. Bolte A, Eibach H W, Gladtke E, Günther H, Hamm W, Mand-Kramer S, Schauseil-Zipf U, Schlensker K-H, Stenzel B (1987) Die kindliche Entwicklung nach schwerer intrauteriner Wachstumsretardierung – Ergebnisse von Follow-up-Studien. Geburtsh u Frauenheilk 47: 525–532
9. Comney J O, Fitzhardinge P M (1979) Handicap in the pre-term small-for-gestational age infant. J Pediatr 94: 779–784
10. Fischbach F, Kolben M, Thurmayr B, Hafter R, Sedlaczek E, Zieglmeier M, Preisl G, Weindler J, Graeff H (1988) Genitale Infektionen und Schwangerschaftsverlauf: Eine prospektive Studie. Geburtsh u Frauenheilk 48: 469–478
11. Gravett M G (1984) Causes of Preterm Delivery. Semin Perinatol 8: 246–257

12. Grischke E M, Dietz H P, Schmidt W (1988) Die Zervixlänge im II. und III. Trimenon: Vaginale Untersuchung vs. Messung mit Perineal-Scan – verbesserte Indikationsstellung zur Cerclage? Geburtsh u Frauenheilk 48: 364–368
13. Gordon M, Weingold A B (1974) Treatment of patients with premature rupture of the fetal membranes: a) prior to 32 weeks, b) after 32 weeks. In: Reid D E, Christian D (eds) Controversies in obstetrics and gynecology II. W. B. Saunders, Philadelphia, pp 39–68
14. Grothe W (1988) Geburtshilfliche Statistik 1971–1987. Universitätsfrauenklinik Heidelberg
15. Haas G, aus der Schmitten I (1988) Decreasing Incidence of Neurological Morbidity and Changes of Perinatal Care Strategies in Very Low Birthweight Infants. In: Kubli F, Patel N, Schmidt W, Linderkamp O (eds) Perinatal Events and Brain Damage in Surviving Children. Springer, Berlin Heidelberg New York Paris Tokyo, pp 282–285
16. Hendrik H J (1988) Sonographische Untersuchungen – Erweiterte fetale Biometrie und semiquantitative Bestimmung der Fruchtwassermenge. Inaug Diss Heidelberg
17. Huszar G, Naftolin F (1984) The myometrium and uterine cervix in normal and preterm labor. N Engl J Med 311: 571–581
18. Jung H (1975) Die Frühgeburt. Gynäkologe 8: 176–185
19. Jung H (1981) Die Frühgeburt. In: Käser O, Friedberg V (Hrsg) Gynäkologie und Geburtshilfe. Bd. II/2: Schwangerschaft und Geburt, 2. Aufl. Thieme, Stuttgart, 9.12–26
20. Katz M, Newman R B, Gill P J (1986) Assessment of uterine activity in ambulatory patients at high risk of preterm labor and delivery. Am J Obstet Gynecol 154: 44–47
21. Keirse M J N C, Rush R W, Anderson A B M (1978) Risk of pre-term delivery in patients with previous pre-term delivery and/or abortion. Br J Obstet Gynaecol 85: 81–85
22. Klingmüller-Ahting U, Saling E, Giffei J (1975) Frühgeburt und intrauterine Mangelentwicklung. Gefahren – Vermeidung – Ergebnisse. Gynäkologe 8: 186–197
23. Knitza R, Wisser J, Fateh-Moghadam A, Hepp H (1988) Laborparameter in der Diagnostik des Amnion-Infektions-Syndroms. Münch med Wschr 130: 615–617
24. Kubli F, Wernicke K (1981) Placentainsuffizienz. In: Becker V, Schiebler Th, Kubli F (Hrsg) Die Placenta des Menschen. Thieme, Stuttgart, S 395–477
25. Kubli F (1986) Zur Versorgung der Neugeborenen in der Bundesrepublik. Geburtsh u Frauenheilk 46: 404–405
26. Kunz S (1988) Qualitätssicherung im Krankenhaus: Erfahrungen aus der Perinatalerhebung in Baden-Württemberg. Ärzteblatt Baden-Württemberg 5: 285–287
27. Link G, Künzel W (1987) Die Behandlung und Überwachung von Patienten mit Frühgeburtszeichen bis zur 32. Woche der Schwangerschaft. Gynäkologe 20: 20–31
28. Mau G (1977) Frühgeburtsrisiko bei rezidivierenden Schwangerschaftsblutungen. Z Geburtsh u Perinat 181: 17–19
29. MacDonald P C, Schultz F M, Duenhoelter J H (1974) Initiation of human parturition. I. Mechanism of action of arachidonic acid. Obstet Gynecol 44: 629–636
30. McGregor J A, French J I, Reller L B, Todd J K, Makowski E L (1986) Adjunctive erythromycin treatment for idiopathic preterm labor: Results of a randomized, double-blinded, placebo-controlled trial. Am J Obstet Gynecol 154: 98–103
31. Main D M, Hadley D B (1988) The role of ultrasound in the management of preterm labor. Clin Obstet Gynecol 31: 53–60
32. Mentzel H (1987) Das sehr unreife Frühgeborene. Gynäkologe 20: 48–51
33. Miller J M, Pastorek J G (1986) The microbiology of premature rupture of membranes. Clin Obstet Gynecol 29: 739–757
34. Niswander K R (1988) Management of growth retardation with a view to preventing neuromotor dysfunction and mental handicap. In: Kubli F, Patel N, Schmidt W, Linderkamp O (eds) Perinatal Events and Brain Damage in Surviving Children. Springer, Berlin Heidelberg New York Paris Tokyo, pp 108–116
35. Olson D M, Smieja Z (1988) Arachidonic acid incorporation into lipids of term human amnion. Am J Obstet Gynecol 159: 995–1001
36. Papiernik E, Bouyer J, Collin D, Winisdoerffer G, Dreyfus J (1986) Precociuos cervical ripening and preterm labor. Obstet Gynecol 67: 238–242
37. Riegel K (1988) Zur Prognose bayerischer Neugeborener. BPE-Nachrichten Bayerische Landesärztekammer, Nr 9 (Juli 1988) 3
38. Ruckhäberle K-E, Bilek K, Vogtmann Ch, Viehweg B, Schlegel L (1981) Frühgeburtlichkeit und Placentainsuffizienz. Zbl Gynäkol 103: 1057–1069

39. Saling E (1981) Der frühe totale Muttermundverschluß zur Vermeidung habitueller Aborte und Frühgeburten. Z Geburtsh u Perinat 185: 259–261
40. Saling E (1987) Versuch einer neuen kompensatorischen Versorgung des hypotrophen Feten. Geburtsh u Frauenheilk 47: 90–92
41. Schmidt R, Rabe D, Leucht W, Schmidt W (1988) Amniocentese nach vorzeitigem Blasensprung bzw. Verdacht auf vorzeitigen Blasensprung in der Spätschwangerschaft. Geburtsh u Frauenheilk 48: 29–31
42. Schmidt W, Hendrik H J, Gauwerky J, Junkermann H, Leucht W, Kubli F (1982) Diagnose der intrauterinen Wachstumsretardierung durch die erweiterte Ultraschallbiometrie. Geburtsh u Frauenheilk 42: 543–548
43. Schmidt W, Boos R, Hendrik H J, Schmidt R (1986) Pathologischer Placentasitz nach der 20. Schwangerschaftswoche – Bedeutung für den Schwangerschafts- und Geburtsverlauf. Geburtsh u Frauenheilk 46: 206–212
44. Secher N J, Hansen P K, Thomsen B L, Keiding N (1987) Growth retardation in preterm infants. Br J Obstet Gynaecol 94: 115–120
45. Selbmann, H K, Thieme Ch (1988) Die bayerische Perinatalerhebung im Jahre 1987. Bayerisches Ärzteblatt, 297–301
46. Shiono P H, Klebanoff M A, Rhoads G G (1988) Smoking and Drinking During Pregnancy. Their Effects on Preterm Birth. JAMA 256: 82–84
47. Spätling L (1987) Die Frühgeburt vor der 34. Schwangerschaftswoche: Häufigkeit, Ursachen und Früherkennung. Gynäkologe 20: 4–13
48. Spinnato J A, Shaver D C, Bray E M, Lipshitz J (1987) Preterm premature rupture of the membranes with fetal pulmonary maturity present: a prospective study. Obstet Gynecol 69: 196–201
49. Sontheimer D, Stenzel K (1988) Psychomotorische Entwicklung von ehemaligen Frühgeborenen, die im Perinatalzentrum Heidelberg betreut wurden. Vortrag, Universitäts-Kinderklinik Heidelberg, 6. 12. 1988
50. Thomson A M, Billewicz J W, Hytten F E (1968) The assessment of fetal growth. J Obstet Gynaecol Br Cwlth 75: 903–916
51. Walker E M, Patel N B (1987) Mortality and morbidity in infants born between 20 and 28 weeks gestation. Br J Obstet Gynaecol 94 (1987) 670–674
52. White D R, Hall M H, Campbell D M (1986) The aetiology of preterm labour. Br J Obstet Gynaecol 93: 733–742

Gestationsdiabetes

P. A. M. Weiss, H. M. H. Hofmann

Universitäts-Frauenklinik Graz (Vorstand: Prof. Dr. E. Burghardt)

Der Gestationsdiabetes ist eine Zuckerstoffwechselstörung, die in der Schwangerschaft beginnt und mit ihr endet. Nur in seltenen Fällen handelt es sich um die späte Erstmanifestation eines Typ-I-Diabetes oder um die frühe Erstmanifestation eines Typ-II-Diabetes durch die Belastung der Schwangerschaft. In diesen Fällen bleibt die Zuckerkrankheit auch nach der Schwangerschaft bestehen.

Die Schwangerschaft an sich ist eine Belastung des mütterlichen Stoffwechsels. Auch gesunde Schwangere haben eine herabgesetzte Glukosetoleranz. Beim Gestationsdiabetes herrscht trotz normaler oder sogar erhöhter Insulinproduktion ein relativer Insulinmangel (9, 13). Dieser ist durch einer periphere Insulinresistenz, wahrscheinlich aufgrund eines Postrezeptordefektes, bedingt. Darüber hinaus erfolgt die maximale Insulinproduktion und Abgabe an die Blutbahn nach Mahlzeiten in typischer Weise um rund eine Stunde verspätet und verpaßt somit den nahrungsbedingten Blutzuckeranstieg (9). Auch werden im Verlauf der Schwangerschaft immer mehr antiinsulinäre Hormone produziert. Die Addition dieser pathophysiologischen Veränderungen bewirkt eine Dekompensation des Glukosestoffwechsels meist in der zweiten Hälfte der Schwangerschaft.

Der Gestationsdiabetes ist eine typische Erkrankung der Überflußgesellschaft und war im Deutschland und Österreich der Nachkriegszeit praktisch unbekannt. Im deutschen Sprachraum muß heute damit gerechnet werden, daß rund 1–2% aller Schwangeren einen insulinbedürftigen Schwangerschaftsdiabetes haben. Bei 6–8% der Schwangeren ist eine Stoffwechselstörung nachweisbar, die eine Diätbehandlung erfordert oder ratsam erscheinen läßt (24).

Ein besonderes Risiko zum Gestationsdiabetes haben übergewichtige Schwangere, Frauen jenseits des 35. Lebensjahres sowie Schwangere mit besonderen geburtsanamnestischen Hinweisen wie etwa Kinder über 4000 g, Totgeburten, Frühgeburten, Toxikosen, Harnwegsinfekten etc. (24).

Der Gestationsdiabetes birgt mütterliche, fetale und kindliche Risiken in sich. Die mütterlichen und kindlichen Risiken können wiederum in aktuelle und prospektive unterteilt werden.

Die aktuellen mütterlichen Risiken liegen in einer 4fachen Häufung von Harnwegsinfekten, einer 8fachen Häufung der EPH-Gestose und der Adipositas sowie in einer 2,5fachen Häufung von Kaiserschnittentbindungen. Das prospektive mütterliche Risiko beim Gestationsdiabetes ist das Auftreten eines manifesten Diabetes nach Jahren oder Jahrzehnten (11, 12). Bei insulinbedürftigem Gestationsdiabetes muß nach 5 Jahren in 15%, nach 10 Jahren in 30% und nach 15 Jahren in 50% mit einem manifesten Diabetes gerechnet werden. Dazu kommen die Diabetes-assoziierten Komplikationen wie Hypertension, Obesitas, zerebraler Insult, Herzinfarkt und Nierenversagen, die bei Frauen mit vorangegangenem Gestationsdiabetes signifikant häufiger nachweisbar sind als bei der übrigen Population (11).

Das fetale Risiko wirkt sich in erster Linie als unerwarteter intrauteriner Fruchttod aus. Sein Ausmaß läßt sich daran ermessen, daß Mehrgebärende mit insulinbedürftigem Gestationsdiabetes in 20–30% einen bis dato ungeklärten perinatalen Verlust hatten (6, 16, 21).

Bei 309 Schwangeren mit intrauterinem Fruchttod, die in den Jahren 1978–1987 der Grazer Frauenklinik zugewiesen wurden, waren in 12% der Fälle Plazentareifungsstörungen und ein pathologischer oGTT im Wochenbett nachzuweisen. Der Gestationsdiabetes stand somit an dritter Stelle der bekannten mutmaßlichen Todesursachen (Tabelle 1).

Es ist jedoch erwiesen, daß durch den Sturz der antiinsulinären Hormone der oGTT im Wochenbett häufig falsch negativ ist. Man muß daher annehmen, daß sich eine weitere Anzahl von Gestationsdiabetikerinnen in den Gruppen EPH-Gestose, Mißbildung, unbekannte Ursache und Retardierung verbirgt.

Bei einer Studie von Salzberger und Liban (17) an 1000 intrauterin verstorbenen Feten wiesen histologische Befunde bei 28% auf eine Zuckerstoffwechselstörung als wahrscheinliche Todesursache hin. Der Gestationsdiabetes als Ursache eines intrauterinen Fruchttodes wird häufig auch deshalb nicht erkannt, weil 32% dieser Kinder retardiert sind, während nur bei 21% eine Makrosomie die Erkrankung vermuten läßt (Abb. 1). Ein weiteres fetales Risiko des GD ist die erhöhte Mißbildungsrate von mehr als 5%.

Der fetale Hyperinsulinismus, der an einem erhöhten Fruchtwasserinsulingehalt erkennbar ist, bewirkt die aktuellen kindlichen Risiken, die unter dem Begriff diabetogene Fetopathie zusammengefaßt werden (Tabelle 2). Es sind dies, der Häufigkeit nach geordnet, die neonatale Hypoglykämie (79%), der Cushingoide Status (71%), die Hyperbilirubinämie (57%), das Geburtsgewicht über der 90%ile (57%), die Frühgeburtlichkeit (50%), das Atemnotsyndrom (50%), die Hypokalzämie (36%), das Geburtsgewicht über der 97%ile (36%), das Hyperviskositätssyndrom (14%) und die neonatale Mortalität (14%) (23, 24).

Tabelle 1. 309 Totgeburten (1980–1986)

Mutmaßliche Ursache[1]	Fallzahl	%
1. EPH-Gestose[2]	58	18,8
2. Mißbildung	49	15,9
3. Gestationsdiabetes	36	11,6
4. Nabelschnurkomplikation	33	10,7
5. Retardierung	32	10,3
6. Plazentalösung	22	7,1
7. Infektion[3]	13	4,2
8. Varia[4]	7	2,3
9. Rh-Inkompatibilität	6	1,9
10. Uterusruptur	5	1,6

[1] 48 Fälle (15,5%) ohne erkennbare Ursache
[2] 7 Fälle (2,3%) Eklampsie
[3] 4 Fälle AIS, 3 Fälle Zytomegalie, 3 Fälle Lues, je ein Fall Listeriose, Röteln und Grippe
[4] Hepatose, verschleppte QL, 2 Verkehrsunfälle (Bauchtrauma, Schädel-Hirntrauma), 2 Fälle von Koma (Fruchtwasserembolie, Pulmonalembolie), Insertio-Velamentosablutung

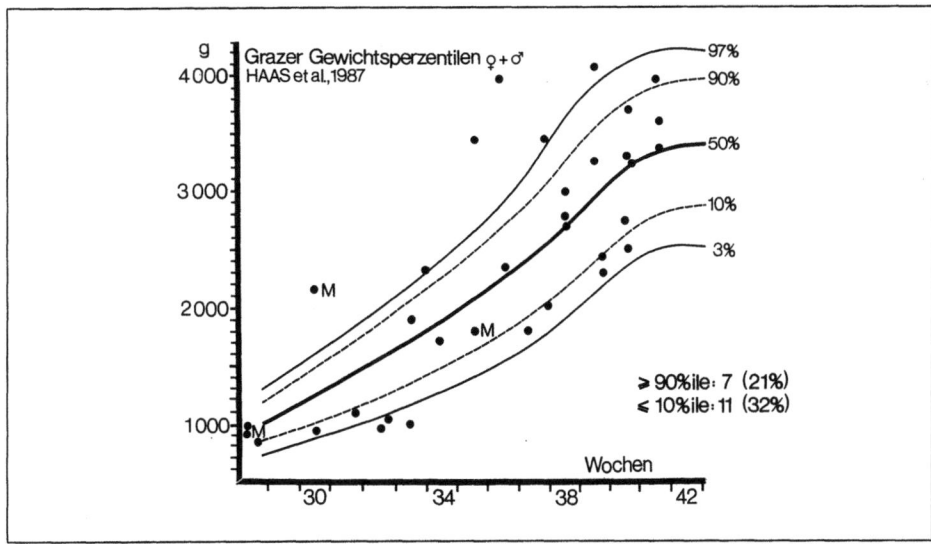

Abb. 1. Pränataler Fruchttod mit Gestationsdiabetes als mutmaßliche Ursache. Die Auswertung des Geburtsgewichts erfolgte an hauseigenen Gewichtsperzentilen (4). Bei den 34 auswertbaren Fällen (gesicherte Gestationszeit) befanden sich 3 (8,8%) Mißbildungen (M)

Tabelle 2. Fetal outcome bei Gestationsdiabetes mit erhöhtem Fruchtwasserinsulinspiegel

	Diät (n = 14)	Insulinbehandlung (n = 19)
Neonataler Hyperinsulinismus (Insulin im Nabelschnurblut > 20 μE/ml)	14 (100%)	2 (11%)***
Hypoglykämie (< 30 mg/dl)	11 (79%)	1 (5%)***
Cushingoides Aussehen	10 (71%)	1 (5%)***
Hyperbilirubinämie (> 12 mg/dl)	8 (57%)	4 (21%)*
Geburtsgewicht > 90%ile	8 (57%)	1 (5%)***
Frühgeburt (< 37. Woche)	7 (50%)	1 (5%)***
Atemnotsyndrom	7 (50%)	0 ***
Hypokalzämie (< 6 mg/dl)	5 (36%)	0 **
Geburtsgewicht > 97%ile	5 (36%)	1 (5%)*
Polyzytämie (Hkt > 70%)	2 (14%)	0 NS
Perinatale Mortalität	2 (14%)	0 NS

p: * < 0,05; ** < 0,01; *** < 0,001; NS: nicht signifikant

Die prospektiven kindlichen Risiken sind Spätschäden aus primären Risiken: die Beamtungslunge oder der Hydrozephalus etwa nach einer Langzeitbeatmung sowie minimal brain damage nach Hypoglykämien. An vorderster Stelle der prospektiven kindlichen Risiken steht jedoch eine nicht genetisch bedingte Vererbung einer Diabetesdisposition, die von der Gruppe um Freinkel als „fuel mediated Teratogenesis" bezeichnet wird (3, 10). Es handelt sich um eine intrauterine Schädigung und Fehlkonditionierung des fetalen Inselapparates durch den fetalen Hyperinsulinismus. Dabei wird unter anderem auch die Replikationsfähigkeit der fetalen Betazellen herabgesetzt. Diese Kinder neigen zur Fettsucht im Schulalter (14, 15, 18), haben zu 25% eine erhöhte Insulinresponse auf Glukosereize, wie es charakteristisch ist für das Stadium vor der Manifestation eines Typ-II-Diabetes, und haben zu 18% bereits eine herabgesetzte Glukosetoleranz (1, 8). Alle fetalen und kindlichen Risiken sind in hohem Maße davon abhängig, ob ein Gestationsdiabetes erkannt wird oder unerkannt bleibt. Während die perinatale Mortalität bei erkanntem GD kaum erhöht ist, beträgt sie bei unerkannten Fällen um 20%. Die perinatale Morbidität beträgt erfahrungsgemäß das 3fache der Mortalität. Aus den Ergebnissen unserer Untersuchungen und aus den Angaben in der Literatur kann hochgerechnet werden, daß die allgemeine perinatale Mortalität mit 1–2‰ durch einen meist nicht erkannten Gestationsdiabetes belastet ist. Diese perinatalen Verluste sind jedoch maskiert und ereignen sich vorwiegend als Frühgeburten mit fatalem Ausgang oder als intrauteriner Fruchttod unbekannter Genese.

In Anbetracht aller dieser Risiken, insbesondere jedoch wegen des hohen Diabetesrisikos bei Kindern nicht erkannter oder unzureichend behandelter Gestationsdiabetikerinnen, das sich in der mütterlichen Linie fortsetzt, ist eine aggressive Diagnose und Therapie sowohl aus ethischen als auch forensischen Gründen angebracht. Zur Entwicklung eines effektiven diagnostischen und therapeutischen Vorgehens wurden in den 70er Jahren 3 Pilotstudien durchgeführt, bei denen folgende Beobachtungen gemacht wurden:

I. Bei Glukosetoleranzstörungen tritt trotz ditätischer Therapie in rund 1/4 bis 1/5 der Fälle eine diabetogene Fetopathie des Neugeborenen auf (21, 23, 24). Diese wird mit zunehmender Ausprägung der Toleranzstörung wahrscheinlicher. Bei Blutzuckergipfeln zwischen 160 und 200 mg% nach Glukosebelastung muß in 11% der Fälle, bei Belastungswerten über 200 mg% bereits in 36% der Fälle mit einer Fetopathie gerechnet werden (24). Es erhebt sich nun die Frage, wie diejenigen individuellen Fälle erkannt werden können, bei denen die Ungeborenen eine Fetopathie entwickeln. Aus den Werten des oGTT ist die Diagnose für den Einzelfall nicht möglich, da sich die Kohorten der Blutzuckerwerte bei Gestationsdiabetes mit und ohne Fetopathie stark überlappen (22, 24).

II. Aber auch andere mütterliche Parameter wie Nüchternblutzuckerwerte, die mittlere Blutglukose von Blutzuckerprofilen oder das Glykohämoglobin geben keine sicheren Hinweise auf eine Fetopathie (24).

Ein sicherer Hinweis auf eine Fetopathie ist hingegen über dem Fruchtwasserinsulingehalt gegeben, der einen hochsignifikanten Unterschied zeigt und bei dem auch keine Überlappung der individuellen Werte beobachtet wurden (19–25; Tabelle 3). Bei Gestationsdiabetes mit normalem Fruchtwasserinsulingehalt wurden nach Diätbehandlung gesunde Kinder geboren.

III. War hingegen der Fruchtwasserinsulingehalt erhöht, hatten die Neugeborenen trotz Diätbehandlung eine Fetopathie (25; vgl. Tabelle 2).

Die Ergebnisse der Pilotstudien zeigen, daß fetale Risiken insbesondere bei jener Untergruppe der Gestationsdiabetikerinnen zu finden sind, die einen erhöhten Fruchtwasserinsulingehalt haben. Man kann damit einen *internistischen Gestationsdiabetes*, bei dem nur die mütterlichen Blutglukosewerte auffällig sind, von einem *obstetrischen* oder *geburtshilflichen Gestationsdiabetes*, bei dem auch der Fetus beteiligt ist, unterscheiden.

Die Unterschiede sind durch einen unterschiedlichen Glukosetransport der Plazen-

Tabelle 3. Mütterliche und fetale Daten bei Gestationsdiabetes (Mittelwerte)

	ohne Fetopathie	mit Fetopathie	P
Fallzahl	69	19	
Nüchternblutzucker	93,0 mg/dl	91,8 mg/dl	NS
Mittlere Blutglukose	87,0 mg/dl	93,0 mg/dl	NS
HbA1	5,8%	6,2%	NS
Fruchtwasserinsulin	7,1 µU/ml	20,7 µU/ml	<0,001

ten und eine unterschiedliche Glukoseempfindlichkeit der Feten bedingt. So kann ein Fetus etwa bei Plazentainsuffizienz trotz Hyperglykämie der Schwangeren unter Glukosemangel leiden oder bei Zwillingen aufgrund der unterschiedlichen Glukosesensibilität ein Fetus eine Fetopathie entwickeln, während der andere gesund bleibt (2). Eine Insulinbehandlung der Schwangeren vermag jedoch auch bei Fällen mit erhöhtem Fruchtwasserinsulingehalt eine Fetopathie zu verhindern. Tabelle 2 zeigt, daß alle Einzelsymptome der Fetopathie unterdrückt werden können. Die Indikation zur Insulinbehandlung bei Gestationsdiabetes ergibt sich somit aus einem erhöhten Fruchtwasserinsulingehalt.

Diese Erkenntnisse aus Pilotstudien der 70er Jahre führten in den 80er Jahren zu einem diagnostischen und therapeutischen Vorgehen, wie es in Tabelle 4 schematisch dargestellt ist. Zwischen der 24. und 30. Schwangerschaftswoche wird ein oraler Glukosetoleranztest durchgeführt. Werden dabei Blutzuckerspiegel von 160 mg% überschritten, wird eine Diätbehandlung mit weiterer Beobachtung dieser Frauen eingeleitet. Wöchentlich werden Nüchternblutzuckerwerte und, sind diese erhöht, Tagesprofile erhoben. Zwischen der 28. und der 32. Woche erfolgt eine Fruchtwasserinsulinbestimmung.

Eine Insulinbehandlung ist dann indiziert, wenn der Nüchternblutzucker an mehreren Tagen 110 mg% übersteigt oder wenn die mittlere Blutglukose eines Tagesprofils über 130 mg% beträgt. Die häufigere Indikation zur Insulintherapie ist jedoch ein erhöhter Fruchtwasserinsulinspiegel. Es ergibt sich daraus eine Unterteilung des Gestationsdiabetes in die Gruppen A, AB und Bo (Tabelle 5).

Die Gruppe A bezeichnet den internistischen Gestationsdiabetes, d. h. Schwangere mit gestörter Glukosetoleranz und normalem Fruchtwasserinsulingehalt. Dies sind 84% aller Gestationsdiabetikerinnen, bei denen eine Diättherapie ausreichend ist.

Die Gruppe AB beinhaltet den obstetrischen Gestationsdiabetes, d. h. Schwangere mit gestörter Glukosetoleranz und erhöhtem Fruchtwasserinsulingehalt. Darunter fallen 11% der Gestationsdiabetikerinnen oder 0,95% aller Schwangeren. Eine Insulinbehandlung ist hier aus rein kindlicher Indikation erforderlich.

Die Gruppe Bo enthält Frauen mit Erstmanifestation eines Diabetes mellitus in der Schwangerschaft oder bereits bekannte Diabetikerinnen, die vor der Schwangerschaft keines Insulins bedurften. Es sind dies 5% der Gestationsdiabetikerinnen oder 0,5% aller Schwangeren, bei denen eine Insulinbehandlung dann aus mütterlicher und kindlicher Indikation erfolgt. Die Gruppe Bo wird allgemein dem White-B-Diabetes zugeordnet. Diese Gruppe wurde von uns deshalb hervorgehoben und von der White-B-Klasse getrennt, weil sie mit einem besonders hohen Risiko behaftet ist. Bei der Gruppe Bo wird der Insulinbedarf häufig erst spät oder überhaupt nicht erkannt;

Tabelle 4. Vorgehen beim Screening nach Gestationsdiabetes

1. oGTT (24.–30. Woche)	
⩾ 160 mg% (Gipfel)	Diätbehandlung
2. Nüchternblutzucker bei jeder Kontrolle.	
Mehrmals ⩾ 110 mg%	
oder mittlere Blutglukose	
eines Profils ⩾ 130 mg%	Insulinbehandlung
3. Fruchtwasserinsulinbestimmung (28.–32. Woche)	
a) normal: Diätbehandlung	
b) erhöht: Insulinbehandlung	

Tabelle 5. Grazer Klassifikation des Gestationsdiabetes (n = 359)

Klasse	Definition	Behandlung	Anteil
A	Gestörte Glukosetoleranz, normaler Fruchtwasserinsulingehalt	Diät	84%
AB	Gestörte Glukosetoleranz, erhöhter Fruchtwasserinsulingehalt	Diät + Insulin	11%
Bo	Erstmanifestation eines insulinbedürftigen Diabetes mellitus in der Schwangerschaft	Diät + Insulin	5%

2 solche Fälle wurden uns ohne Kenntnis eines Diabetes mellitus mit einer schweren Ketoazidose zugewiesen.

Die Diätbehandlung bei Gestationsdiabetes ist im wesentlichen gleich wie bei insulinpflichtigem Diabetes. Im Vordergrund steht die Kalorienbilanzierung mit 30–35 Kcal/kg Idealgewicht (Broca – 10%). Die Diät soll kohlenhydrat- und eiweißreich sein, reichlich Ballaststoffe enthalten und Fett möglichst hintanhalten.

In einer Reihe von Publikationen wird die Insulintherapie bei Gestationsdiabetes als wenig erfolgreich hingestellt (7). Allen diesen Untersuchungen ist gemeinsam, daß homöopathische Dosen (10–20 E/24 h) von Insulin zumeist als Einzelgabe eines Depotinsulins am Morgen verabreicht wurden. Gestationsdiabetikerinnen haben jedoch wegen der peripheren Insulinresistenz einen äußerst hohen Insulinbedarf von rund 1 Einheit/kg Körpergewicht in 24 Stunden (5). Der mittlere Insulinbedarf beträgt 65–90 E/24 h. In nicht seltenen Fällen werden jedoch Insulindosen bis zu 200 E toleriert, wie am künstlichen Pankreas beobachtet werden konnte. Unter dieser Behandlung sinkt der mittlere Blutzuckerspiegel um durchschnittlich 10 mg%. Diese Tatsache erfordert eine Revision des herkömmlichen ärztlichen Denkens, da es auf den ersten Blick nicht einleuchtend erscheint, einer normoglykämischen Schwangeren hohe Dosen von Insulin zu verabreichen. Die Behandlung erfolgt jedoch ausschließlich im Interesse des Fetus. Unter exogener Insulinzufuhr wird zunächst die Insulineigenproduktion um etwa 30 E/24 h vermindert, was am Abfall des C-Peptidspiegels auf etwa die Hälfte des Ausgangswertes erkennbar ist. Es ist daher evident, daß ein therapeutischer Effekt erst ab einer Insulindosis von 30 E zu erwarten ist. Bei niedrigem Insulinbedarf besteht der Verdacht der Erstmanifestation eines Typ-I-Diabetes.

Da bei Gestationsdiabetes eine verzögerte Insulinsekretion nach Nahrungsaufnahme pathognomonisch ist, müssen Gaben eines kurzwirkenden Insulins zu den

Mahlzeiten die postprandiale Hyperglykämie verhindern. Mit einer Basis-Bolustherapie, d. h. 3 Dosen kurzwirksamen Insulins zu den Hauptmahlzeiten und der Gabe eines Depotinsulins um 22 Uhr wird das physiologische Insulinresektionsmuster gesunder Schwangerer imitiert (Tabelle 6). Unter adäquater Therapie kommt es zum Absinken des Fruchtwasserinsulingehaltes und zur Geburt gesunder, normalgewichtiger Neugeborener mit normalem Nabelschnurinsulingehalt. Bei Schwangeren, die die Insulintherapie ablehnen oder aus eigenem Entschluß absetzen, bleibt der Fruchtwasserinsulinspiegel hoch, die Neugeborenen sind schwer krank, und der Insulingehalt im Nabelschnurblut ist hoch als Zeichen der fetalen Stoffwechselimbalance (24).

Die Betreuung von Diabetikerinnen bedarf einer ständigen Qualitätskontrolle am Zustand des Neugeborenen. Während eine Makrosomie, Hyerbilirubinämie, Hypoglykämie etc. zwar häufig mit Diabetes assoziiert sind, sind sie dennoch nicht diabetesspezifisch. Der einzige harte und für den Diabetes spezifische Parameter ist ein erhöhter Insulinspiegel im Nabelschnurblut (24). Es sollte daher stets der Insulinspiegel bestimmt werden, um die Qualität der Therapie zu überprüfen. Zwischen 1978 und 1988 wurden an der Grazer Frauenklinik 559 Gestationsdiabetikerinnen nach dem beschriebenen Konzept betreut. Die Neugeborenen zeigten keinen Unterschied hinsichtlich der Gestationszeit des Geburtsgewichts, der Makrosomie, des Nabelschnurinsulingehaltes und der Mortalität (Tabelle 7).

Tabelle 6. Basis-Bolus-Therapie. Verteilung des Insulins über den Tag

	kurzwirksames Insulin*			Depot-insulin**	Gesamt-bedarf/24 h
	~6.00	~12.00	~18.00	~22.00	
Klasse AB					
Mittlerer Insulinbedarf (%)	30,8%	19,2%	20,2%	29,8%	100%
Mittlerer Insulinbedarf (E)	19,8 (5,7)	12,4 (4,7)	13,0 (4,9)	19,2 (5,3)	64,3
Bereich (E)	8–36	4–24	6–24	10–32	18–106
Klasse Bo					
Mittlerer Insulinbedarf (%)	32,8%	20,0%	19,1%	28,1%	100%
Mittlerer Insulinbedarf (E)	24,8 (12,4)	15,1 (7,7)	14,4 (7,3)	21,2 (7,3)	75,3
Bereich (E)	8–48	4–38	4–32	10–48	28–156

* Actrapid HM; ** Ultratard HM; E = Einheiten, (Standardabweichung)

Tabelle 7. Gestationsdiabetes UFK-Graz 1978–1988 (SD)

	Gesamtgeburten	Gestationsdiabetes
Anzahl	46811	559
Gestationszeit	39,7 (2,1)	39,6 (1,9)
Geburtsgewicht	3390 (520)	3336 (543)
>90.%ile	9,8%	9,5%
Nabelschnurinsulin	6,9 (5,0)	10,5 (7,1)
perinatale Mortalität	1,0%	0,7%

Literatur

1. Amendt P, Michaelis D, Hildmann W (1976) Clinical and metabolic studies in children of diabetic mothers. Endocrinology 67: 351–361
2. Burke BJ, Sheriff RJ, Savage PE, Dixon HG (1979) Diabetic twin pregnancy: An unequal result. Lancet 1: 1372–1373
3. Freinkel N, Metzger BE, Phelps, RL, Dooley SL, Ogata ES, Radvany RM (1985) Heterogeneity of Maternal Age, Weight, Insulin Secretion, HLA Antigens, and Islet Cell Antibodies and the Impact of Maternal Metabolism on Pancreatic B-Cell and Somatic Development in the Offspring. Diabetes 34 (suppl 2): 1–7
4. Haas J, Rosegger H, Haim M (1987) Intrauterines Wachstum – Normkurven zum Gestationsalter. Z Geburtshilfe Perinatol 191: 91–95
5. Hofmann HMH, Weiss PAM, Kainer P (1988) Insulin treatment of gestational diabetes. The basal bolus concept. In Weiss PAM, Coustan DR (eds) Gestational Diabetes. Springer, Wien New York, pp 142–149
6. Jackson WPU, Woolf N (1958) Maternal prediabetes as a cause of the unexplained stillbirth. Diabetes 7: 446–451
7. Kalkhoff RK (1985) Therapeutic Results of Insulin Therapy in Gestational Diabetes Mellitus. Diabetes 34 (suppl 2): 97–100
8. Kohlhoff R, Roth P (1986) Untersuchungen der Glukosetoleranz (1,75g/kg – oGTT) bei Nachkommen diabetischer Mütter im 1.–3. Lebensjahr. Kinderärztl Prax 54: 613–620
9. Kühl C, Hornnes PJ, Anderson O (1985) Etiology and pathophysiology of gestational diabetes mellitus. Diabetes 34 (suppl 2): 66–70
10. Martin AO, Simpson JL, Ober C, Freinkel N (1985) Frequency of diabetes mellitus in mothers of probands with gestational diabetes: Possible maternal influence on the predisposition to gestational diabetes. Am J Obstet Gynecol 151: 471–476
11. Mestman JH (1988) On the further fate of women who had gestational diabetes. In: Weiss PAM, Coustan DR (eds) Gestational Diabetes. Springer, Wien New York, pp 191–198
12. Oats JN, Beischer NA, Grant PT (1988) The emergence of diabetes and impaired glucose tolerance in women who had gestational diabetes. In: Weiss PAM, Coustan DR (eds) Gestational Diabetes. Springer, Wien New York, pp 199–207
13. Persson B, Lunell NO (1975) Metabolic control in diabetic pregnancy. Variations in plasma concentrations of glucose, free fatty acids, glycerol, ketone bodies, insulin and human chorionic sommatomammotropin during the last trimester. Am J Obstet Gynecol 122: 737–745
14. Pettit DJ, Baird HR, Aleck KA, Bennett PH, Knowler WC (1983) Excessive obesity in offspring of Pima Indian women. N Engl J Med 308: 242–245
15. Pettit DJ, Bennett PH, Knowler WC et al (1985) Gestational diabetes mellitus and impaired glucose tolerance during pregnancy. Long term effects on obesity and glucose tolerance in the offspring. Diabetes 34 (suppl 2): 119–122
16. Roversi GD, Gargiulo M, Nicolini U, Pedretti E, Marini A, Barbarani V, Peneff P (1979) A new approach to the treatment of diabetic pregnant women. Report of 479 cases seen from 1963 to 1975. Am J Obstet Gynecol 135: 567–576
17. Salzberger M, Liban E (1975) Diabetes and antenatal fetal death. Isr J Med Sci 11: 623–628
18. Vohr BR, Lipsitt LP, Oh W (1980) Somatic growth of children of diabetic mothers with references to birth size. J Pediatr 97: 196–199
19. Weiss PAM, Winter R, Pürstner P (1978) Insulin levels in amniotic fluid. Management of pregnancy in diabetes. Obstet Gynecol 51: 393–398
20. Weiss PAM (1979) Die Überwachung des Ungeborenen bei Diabetes mellitus an Hand von Fruchtwasserinsulinwerten. Wien Klin Wochenschr 91: 293–304
21. Weiss PAM, Hofmann H, Winter R, Pürstner P, Lichtenegger W (1984) Gestational diabetes and screening during pregnancy. Obstet Gynecol 63: 776–780
22. Weiss PAM, Hofmann HMH, Winter R, Lichtenegger W, Pürstner P, Haas J (1986) Diagnosis and Treatment of Gestational Diabetes According to Amniotic Fluid Insulin Levels. Arch Gynecol 239: 81–91
23. Weiss PAM, Hofmann HMH (1987) Indikation zur Insulintherapie bei Gestationsdiabetes. In: Weiss PAM (Hrsg) Probleme der perinatalen Medizin 15. Kohlenhydratstoffwechselstörung und Schwangerschaft. Maudrich, Wien München Bern, S 95–99

24. Weiss PAM (1988) Gestational diabetes: A survey and the Graz approach to diagnosis and therapy. In: Weiss PAM, Coustan DR (eds) Gestational Diabetes. Springer, Wien New York, pp 1–55
25. Weiss PAM, Hofmann HMH, Kainer F, Haas JG (1988) Fetal outcome in gestational diabetes with elevated amniotic fluid insulin levels. Dietary versus insulin treatment. Diabetes Research and Clinical Practice 5: 1–7

Grundprinzipien der Diagnostik und Therapie und Stand der Prophylaxe bei der hämolytischen fetalen Erkrankung

J. Schneider

Universitäts-Frauenklinik
Krankenhaus Oststadt, Hannover

Abbildung 1 zeigt die Grundzüge der blutgruppenserologischen Betreuung der schwangeren Frau. Das Schema hat sich seit vielen Jahren nicht verändert. Stellt sich bei der Erstuntersuchung heraus, daß die Patientin Rh-positiv ist, so kann man, wenn durch zweimalige Blutgruppenbestimmung gesichert ist, daß man keinem Irrtum unterlegen ist, bis zur Entbindung abwarten. Ist die Patientin Rh-negativ, so muß zweimal während der Schwangerschaft auf Rh-Antikörper untersucht werden. Wir führen diese Tests heute im allgemeinen schon vor der 28. Schwangerschaftswoche durch. Bleiben die Antikörper negativ, so ist mit einer hämolytischen Erkrankung im Grunde nicht zu rechnen. Aus diesem Diagramm ergeben sich in der Klinik verschiedene Fragen:

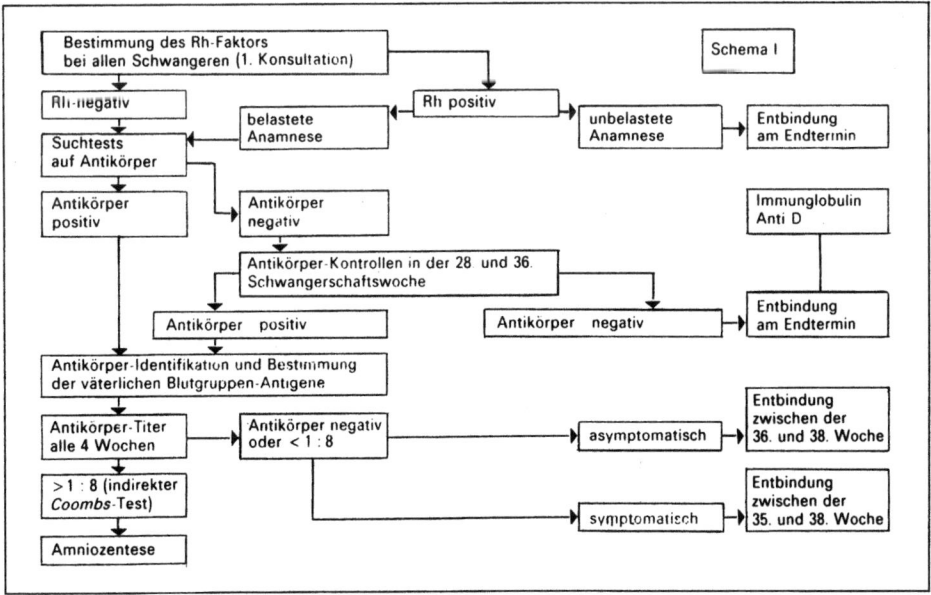

Abb. 1. Schwangerschaftsführung bei Rh-negativen Müttern

Abortus imminens

Tritt eine Blutung in den ersten 12 Wochen der Schwangerschaft auf, so muß, wenn der Gynäkologe eindeutig klären kann, daß die Blutung aus dem Zervikalkanal des Uterus kommt, davon ausgegangen werden, daß die Haftstelle zwischen Embryonalanlage und Mutter in irgendeiner Weise verletzt ist und im allgemeinen mütterliches Blut abfließt. Es ist schwierig, aus dem meist schon etwas autolytisch veränderten Sekret sogenannte HbF-Zellen zu bestimmen. Es ist möglich, daß bei Verletzung von Chorionzotten embryonales Blut in kleinen Mengen in den mütterlichen Kreislauf übergeht. Die fetalen Erythrozyten tragen bereits ab der 6. bis 8. Schwangerschaftswoche das Rh-Antigen. Für den Geburtshelfer ergibt sich die Empfehlung, an die Mutter Anti-D in einer Dosis von 100 µg zu verabreichen; wir würden dieses Vorgehen aber nicht als obligat betrachten. Es liegen auch keine Untersuchungen vor, aus denen man schließen könnte, daß das Sensibilisierungsrisiko und die Kosten-Nutzen-Analyse in dieser Situation eine zwingende Begründung für die Prophylaxe darstellen.

Partus praematurus imminens mit und ohne Blutung nach der 12. Schwangerschaftswoche

Die Grundüberlegungen für das Vorgehen sind hier die gleichen wie beim Abortus imminens vor der 12. Woche, jedoch wird man bei der Suche nach fetalen Erythrozyten im mütterlichen Blut die wöchentlich unternommen werden sollte, relativ häufig fetale Zellen finden. Bei positivem Nachweis (1 ‰ und mehr) empfehlen wir Anti-D, zumindest in einer Dosis von 100 µg; ohne den Embryo zu gefährden ist jedoch auch eine Standarddosis von 250 bis 300 µg möglich. Aus Gründen, die im folgenden noch erklärt werden, muß, wenn die Schwangerschaft bis zum errechneten Termin ausgetragen wird, etwa nach 12 Wochen die Anti-D-Gabe wiederholt werden.

Blutung im letzten Trimenon bei vorzeitiger Lösung oder Plazenta praevia

Hier ist eine Standarddosis Anti-D zum Zeitpunkt des Ereignisses zu geben. Auch diese Anti-D-Gabe sollte nach 12 Wochen, falls bis dahin die Schwangerschaft nicht zu Ende ist, wiederholt werden.

Nicht selten wird der Kliniker mit dem Krankheitsbild der Gestose konfrontiert. In mehreren Untersuchungen wurde nachgewiesen, daß vermutlich aufgrund von Veränderungen in der Plazenta die Einschwemmung von fetalen Erythrozyten in den mütterlichen Kreislauf bei Gestosen häufig vermehrt ist. Es ist hier schwierig, das Risiko für die Mutter festzulegen und danach eine Empfehlung für die Durchführung der Prophylaxe während der Schwangerschaft zu geben. Wir schlagen vor, eine Standarddosis Anti-D zu geben, wenn die Gestose so schwer ist, daß die Patientin hospitalisationswürdig ist.

Chirurgische Eingriffe oder Traumen

Nicht selten sind die Geburtshelfer gezwungen, sich im Zusammenhang mit chirurgischen Eingriffen oder Traumen zu überlegen, ob Anti-D gegeben werden soll. Dies gilt z. B. für die Chorionbiopsie zwischen der 8. und 11. Schwangerschaftswoche. Wir empfehlen eine Anti-D-Gabe beim Eingriff (mindestens 100 µg), danach eine Standarddosis Anti-D alle 12 Wochen sowie postpartal, also z. B. nach der 10., nach der 22. und nach der 34. Woche sowie sofort nach Geburt des Kindes, wenn dieses Rh-positiv ist.

Den wiederholten Gaben während der Schwangerschaft liegt die folgende Überlegung zugrunde: Etwa 12 Wochen nach Gabe von Anti-D während der Schwangerschaft sind abbaubedingt noch etwa 20 µg Anti-D im mütterlichen Kreislauf vorhanden. Über die Plazenta ist ein Teil des gespritzten Anti-D von kindlichen Rh-positiven Erythrozyten zusätzlich abgefangen worden. Es gibt nun aber einen Grenzbereich von Vorhandensein des Antigens und unterschwelligem Vorhandensein von Antikörpern, in welchem die vorhandenen Antikörper kein Schutz mehr sind, sondern ein erhöhtes Sensibilisierungsrisiko darstellen. Man spricht von Augmentation.

Den Versuchspersonen wurde immer dieselbe Menge Rh-Antigen injiziert; die Mengen Anti-D waren verschieden (Tabelle 1). Der protektive Effekt der Antikörper beginnt erst bei einer gewissen Mindestdosis nach einer Augmentation. Diese Versuche wurden vor Jahren in USA an Freiwilligen durchgeführt. Es gibt aber auch aus anderen Antigen-Antikörper-Systemen reichlich Erfahrungen über einen ähnlichen Effekt. Bei Kaninchen (Tabelle 2), bei denen ein dem Rh-Blutgruppensystem ähnliches System gefunden werden konnte, wurde experimentell genau derselbe Effekt nachgewiesen. Nochmals sei betont, daß die Verabreichung von Anti-D an die Mutter in Dosen von bis zu 300 µg, auch wenn sie mehrmals wiederholt wird, den Embryo zu keiner Zeit seines Entwicklungsstadiums gefährdet, wobei nur daran erinnert werden soll, daß bei klinisch feststellbaren Titern von 1:4 bis 1:8 bereits Anti-D-Mengen von mindestens 2000 bis 3000 µg im mütterlichen Serum zirkulieren.

Tabelle 1. Dosierung

	Dosis Immunglobulin G-Anti-D				
	0	1 µg	10 µg	20 µg	40 µg
Sensibilis. Personen	1/6	4/13	8/11	3/12	2/10
% sensibilis. Personen	16,7	30,8	72,7	25,0	20,0

Tabelle 2. Dosierung bei Kaninchen

	Dosis Hg^A-IgG-Immunglobulin							
	Kontrollen	0,5 µg	1 µg	5 µg	10 µg	20 µg	30 µg	40 µg
Sensibilisierte Tiere	11/21	9/20	10/22	19/24	17/24	2/20	1/18	0/25
% Immunantwort	52 ± 11	45 ± 11	46 ± 11	79 ± 8	71 ± 9	10 ± 7	6 ± 5	0

Ähnliche Überlegungen gelten selbstverständlich für die genetisch veranlaßte Amniozentese in der 17. Schwangerschaftswoche und für alle Amniozentesen in der fortgeschritteneren Schwangerschaft. Wäre die erste Anti-D-Injektion in der 16. Woche gegeben worden, so sollte nun die nächste in der 28. und eine dritte in der 40. Woche verabreicht werden. Wurde unmittelbar vor der Geburt Anti-D gegeben, so kann, wenn das Kind Rh-positiv ist, auf eine zusätzliche postpartale Anti-D-Gabe verzichtet werden. Hier sei noch angefügt, daß eine Anti-D-Gabe nach Amniozentese, wenn die Patientin bereits sensibilisiert ist, entgegen früheren Überlegungen als sinnlos zu betrachten ist und nicht durchgeführt werden sollte.

Zu den Eingriffen während der Schwangerschaft gehört natürlich auch die Ausräumung einer Schwangerschaft bei Abortcurettage oder beim Schwangerschaftsabbruch, eine Extrauteringravidität mit und ohne konservative chirurgische Intervention und die Ausräumung bei Blasenmole. Da in diesen Fällen die Schwangerschaft mit dem Eingriff endet, ergibt sich lediglich die Überlegung, daß vor der 12. Schwangerschaftswoche nur 100 µg Anti-D verabreicht werden sollten, nach der 12. Schwangerschaftswoche 250–300 µg.

Führt man gegen Ende der Schwangerschaft eine äußere Wendung des Kindes durch oder wird eine Patientin mit einem Bauchtrauma eingeliefert, so sollte man sofort eine HbF-Zell-Zählung veranlassen. Bei einem Ergebnis von etwa 1‰ genügt die Applikation einer Standarddosis Anti-D, man sollte aber nach drei Tagen die HbF-Zell-Zählung wiederholen.

Normale Geburt

Bei einer normalen Geburt am Endtermin oder auch als Frühgeburt sollte Anti-D-Immunglobulin innerhalb von 72 h post partum gegeben werden. In der Ablösungsphase der Plazenta kann zweifellos ein größerer Schub fetaler Erythrozyten in den mütterlichen Kreislauf gelangen. Sollte die Verabreichung innerhalb der 72-h-Grenze unterblieben sein, so ist diese innerhalb von 14 Tagen post partum sinnvoll nachzuholen. Es empfiehlt sich jedoch dann, die dreifache Standarddosis zu verabreichen. In einer Untersuchungsreihe in England konnte gezeigt werden, daß die frühe Information des Immunsystems bis etwa zu diesem Zeitpunkt noch durch die Anti-D-Gabe gestört werden kann. Ob Anti-D besser intravenös oder intramuskulär gegeben wird, ist – nach jahrelangem Streit – immer noch nicht endgültig geklärt. Auf beiden Applikationswegen wirkt das Präparat sehr gut. Man kann davon ausgehen, daß 200 µg Anti-D i.v. etwa 250 µg Anti-D i.m. entspricht und daß diese Dosis zur Inaktivierung von etwa 25 ml Rh-positivem Blut ausreicht.

Nachkontrolle einer feto-maternalen Makrotransfusion

Eine feto-maternale Makrotransfusion kann routinemäßig nur erfaßt werden, wenn drei Tage nach Anti-D-Gabe, also drei Tage nach der Geburt eine HbF-Zell-Zählung mittels der Kleihauer-Technik erfolgt oder serologisch ein einfacher Rosettentest durchgeführt wird. In zahlreichen Untersuchungen konnte gezeigt werden, daß ein direkter Zusammenhang zwischen der Menge fetaler Erythrozyten im mütterlichen

Blut und der Wahrscheinlichkeit der Rh-Sensibilisierung besteht. Sind am 3. Tag postpartal erhöhte HbF-Zell-Einschwemmungen nachgewiesen, so ist eine Verabreichung von bis zu 3 Standarddosen Anti-D (ca. 1000 µg) sinnvoll. Finden sich dennoch weiterhin HbF-Zellen im mütterlichen Blut, so muß man davon ausgehen, daß diese Zellen das Rh-Antigen nicht tragen und wahrscheinlich von der Mutter gebildet sind. Hier ist eine Untersuchung auf Thalassämie angezeigt. Eine weitere Prophylaxe ist dann nicht nötig.

Die zweite Form der Nachkontrolle, mit indirektem Coombs-Test bzw. Enzym-Test die noch freien injizierten Rh-Antikörper in der mütterlichen Zirkulation zu erfassen, ist wohl nicht so zuverlässig wie die HbF-Zell-Zählung. Es können trotz positivem Nachweis freier Antikörper durchaus noch fetale Rh-positive Erythrozyten zirkulieren. Freie Rh-Antikörper, die angespritzt sind, sind kein sicherer Hinweis für die Inaktivierung des Rh-Antigens.

Spezialsituationen

Es gibt um den Geburtstermin herum noch einige Spezialsituationen, welche kurz erwähnt werden müssen. Soll man bei Sterilisation der Mutter Anti-D geben, oder ist dies unnötig? Hier ist an die Möglichkeit einer später verlangten Refertilisierung zu denken oder an eventuelle Notfallsituationen bei Unfällen, wenn kein Rh-negatives Blut zur Verfügung steht. Die Patientin sollte dann in solchen Situationen nicht durch eine frühere ärztliche Unterlassung sensibilisiert sein.

Tritt der Rh-Faktor D^u beim Kind auf und die Mutter ist Rh-negativ, so sollte man, auch wenn eine Sensibilisierung der Mutter in dieser Situation selten ist, aus klinischen Überlegungen die Anti-D-Prophylaxe durchführen. Ist das Kind selbst Rh-positiv und die Mutter D^u, so spricht ebenfalls vieles für die Anti-D-Prophylaxe, auch wenn das Sensibilisierungsrisiko für die Mutter noch geringer ist.

Findet sich bei der Mutter post partum ein nicht genau definierbarer Antikörper oder ein sehr niedriger Titer von 1:2 bis 1:4, so sollte aus Sicherheitsgründen ebenfalls Anti-D verabreicht werden. Kann der Facharzt für Serologie sicher angeben, daß Anti-D-Antikörper bei der Mutter vorliegen, so ist allerdings die Prophylaxe auch bei sehr geringem Titer sinnlos. Eine Sondersituation ist die Fehltransfusion großer Mengen Rh-positiven Blutes im Operationssaal bei großen Operationen (Tabelle 3).

Tabelle 3. Fehltransfusion Rh-positiven Blutes

Dosis (µg)	Fehlerquote auf 1000 Personen
0	680
100	536
200	422
300	333
1000	63
1500	19
2000	6
2700	1
3000	0,5

Soweit die Patientin nicht mit einem Blutaustausch behandelt werden kann, genügen 3000 µg IgG-Anti-D, um in solchen Fällen eine Prophylaxe durchzuführen. Offensichtlich handelt es sich hier weniger um einen Effekt der Inaktivierung der Antigene auf den Erythrozyten, von denen bei großen Transfusionen nur ganz wenige Antigen-Punkte mit dem IgG-Anti-D reagieren können, als vielmehr um eine Blockade in der Milz des Empfängers, in der die primäre immunologische Informationsübertragung stattfindet (Tabelle 4).

Zusätzliche Prophylaxe in der 28. Schwangerschaftswoche bei ungestörter Schwangerschaft (Tabelle 5)

Bowman in Kanada fand als erster heraus, daß Frauen, welche am Tag der Geburt noch keine Antikörper in ihrem Serum aufwiesen und welche nicht mit Anti-D behandelt wurden, am 3. und 4. Tag post partum plötzlich Antikörper im Serum hatten. Diese Befunde, die zunächst unglaubhaft schienen, wurden auf der ganzen Welt geprüft und sind gesichert. Das heißt, ein Teil der geringen Versagerquote der postpartalen Anti-D-Prophylaxe tritt dadurch ein, daß das Anti-D zu spät verabreicht wird. Im letzten Trimenon der Schwangerschaft wird die Plazenta etwas durchlässiger für fetale Erythrozyten, die in kleinen Mengen in den mütterlichen Kreislauf eintreten und den Sensibilisierungsvorgang in Gang setzen können. Der Sensibilisierungsvor-

Tabelle 4. Prozentsatz der in der Milz abgebundenen Rh-Antigen-Stellen bei verschiedenen Mengen von Rhesus-Antikörpern und unterschiedlichen Erythrozytenvolumina

	Volumina Rh-positiver Erythrozyten (ml)	Antikörper-dosis (µg)	Rh-Antigen-Stellen – abgebunden (%)	Rh-Anti-körper – abgebunden (%)
Suppressive Antikörperdosen	1	20	17,34	83,22
	10	200	20,41	97,95
	15	300	20,55	98,62
„Augmentationsdosis"	2,5	10	3,9	93,51

Tabelle 5. Erster positiver Antikörperbefund bei 62 Frauen (Bowman et al. 1978)

Zeitpunkt Schwangerschaftswochen	Erstschwangere	Mehrgebärende	Gesamt
0–13	1	0	1
14–20	0	0	0
21–28	2	2	4
29–34	3	7	10
35–40	15	5	20
Unmittelbar nach Geburt	14	3	17
Drei Tage nach Geburt	10	0	10
Gesamt	45	17	62

gang dauert auch bei Injektion einer größeren Menge des Antigens in Testpersonen mindestens 12–16 Wochen. Hat er aber begonnen, folgt ein zweiter Schub des Antigens, so können die Antikörper sehr schnell in der Peripherie erscheinen. Daraus wurde die Folgerung gezogen, nachdem man erkannt hatte, daß Anti-D, während der intakten Schwangerschaft gegeben, das Kind nicht schädigt, daß man die Prophylaxe auch bereits in die Schwangerschaft vorziehen könnte (Tabellen 6, 7). Auch in anderen Untersuchungsreihen (Tabelle 7) wurde inzwischen nachgewiesen, daß eine solche vorgezogene Prophylaxe effektiv ist.

Nicht ganz so klar ist, wie die Kosten-Nutzen-Analyse für diesen Teil der Prophylaxe zu berechnen ist. Man kann davon ausgehen, daß mindestens doppelt so viel Anti-D verbraucht werden wird, wenn um die 28. Schwangerschaftswoche routinemäßig eine Ampulle Anti-D zusätzlich verabreicht wird; ein großer Teil der Patientinnen wird außerdem völlig umsonst prophylaktisch behandelt, da das Kind Rh-negativ ist. Berechnet man die Kosten für eine Ampulle IgG-Anti-D heute mit 130,– DM, so müssen bei 100 Geburten 12 Frauen behandelt werden, dies sind 1560,– DM. Dies ist bei 600 000 Geburten eine Summe von 9 360 000 DM, wenn wir nur postpartal behandeln.

Behandelt man prophylaktisch zusätzlich in der 28. Woche mit IgG-Anti-D, so müssen 18 Injektionen in der 28. Woche und 12 Injektionen postpartal gegeben werden, d. h. es kommen auf 100 Geburten 30 zusätzliche Injektionen. Bei 600 000 Geburten ist dies eine Summe von 23 400 000 DM.

Die Kostenträger sollten wohl bereit sein, diesen Mehraufwand zu finanzieren, wenn wir weitere Gesichtspunkte der Kosten-Nutzen-Analyse klarstellen könnten (Abb. 3).

Tabelle 6. McMaster-Konferenz 1977 (Auszüge): Rh-Immunisierung während Erstschwangerschaft

11 Studien	Frauen mit 1. Schwangersch. 30 155	AK-Bildung während 1. Schwangersch. 263	% sensibilisiert 0,87

Tabelle 7. Antenatale Rh-Prophylaxe in Kanada (Bowman et al. 1985)

	Sensibilisierungsrate
Postpartale Prophylaxe (1967–1974)	62/3533 (1,8%)
Ante + postpartale Prophylaxe (1968–1981)	5/6296 (0,08%)

Tabelle 8. Autenatale Prophylaxe in Schweden (Hermann et al. 1984)

	Sensibilisierungsrate
Anti-D post partum	10/645 (1,6%)
Anti-D antepartal (32.–34. SSW) und post partum	2/529 (0,37%)

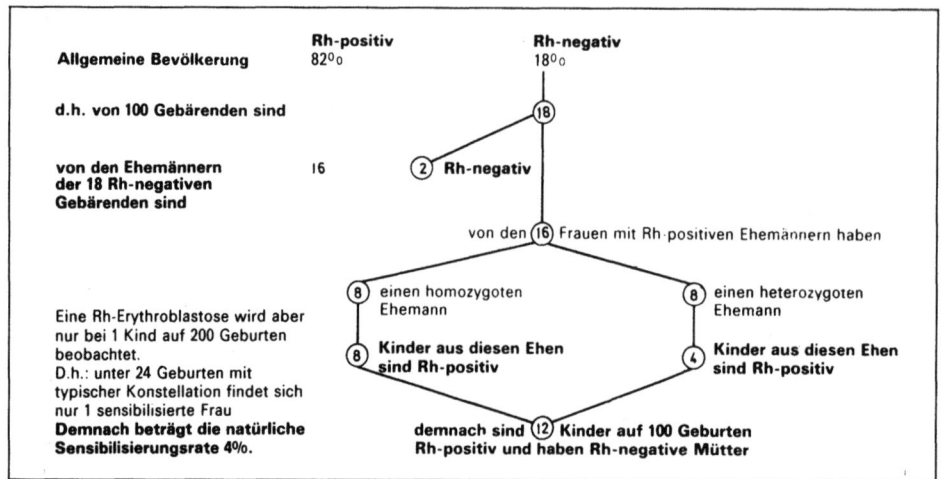

Abb. 2. Statistische Beispielsrechnung über die Häufigkeit der Rhesus-Konstellation in der Geburtshilfe

Gehen wir davon aus, daß das natürliche Sensibilisierungsrisiko bei typischer Konstellation zwischen Mutter und Kind 4% ist, so senkt die postpartale Prophylaxe allein dieses Risiko auf 0,4%. Dies sind bei 600 000 Entbindungen und 72 000 typischen Konstellationen 288 Frauen Restrisiko. – Diese Zahl entspricht durchaus der geschätzten Zahl der Beobachtungen derzeit in der Bundesrepublik. Bei zusätzlicher Verabreichung von Anti-D in der 28. Schwangerschaftswoche könnte die Sensibilisierungsrate wohl noch um eine Zehnerpotenz gesenkt werden, d. h. es würden nur noch etwa 30 kindliche Behandlungsfälle pro Jahr anstehen.

Was kostet ein leicht behindertes Kind an Pflege und Rehabilitationsmaßnahmen bis zum 7. Lebensjahr? Was kostet ein behindertes Kind die „Gemeinschaft der Versicherten" bis zum 21. Lebensjahr oder darüber hinaus?

Zur Klinik der Schwangerschaftshypertonie und der Präeklampsie (Gestose)

H. Kaulhausen

Frauenklinik der Krankenanstalten der Stadt Remscheid

Die sehr unterschiedlichen Angaben zur Häufigkeit der hypertensiven Schwangerschaftskomplikationen sind hauptsächlich durch verschiedene Definitionen und durch eine differente Erfassung bzw. Beurteilung der Hauptsymptome bedingt, weniger durch geographische, rassische, sozioökonomische oder andere epidemiologische Unterschiede (3, 10, 24). So schwankten die Häufigkeitsangaben zur Gestose/Präeklampsie aus der Münchener und Hannoveraner Perinatalstudie zwischen 5,1 (Hannover 1981) und 6,6% (München 1975–1977); genauere Analysen an der Universitätsfrauenklinik Bonn ergaben im Gesamtkollektiv 1972–1977 eine Häufigkeit der schwangerschaftsbedingten Hypertonie und Gestose/Präeklampsie von 8,9% und in einer prospektiven Untersuchung bei Erstgebärenden eine solche von fast 15% (10). Bei retrospektiven Untersuchungen, die häufig auf Eintragungen in Geburtenbüchern basieren, wird eine schwangerschaftsbedingte Hypertonie oder leichte Gestose leicht übersehen. Auch werden Erstgebärende und Mehrgebärende oft nicht gesondert betrachtet.

Hypertensive Schwangerschaftskomplikationen sind von ursächlicher Bedeutung nicht nur für perinatale Mortalität und Morbidität, sondern auch für die Müttersterblichkeit.

Daran wird sich so lange nichts ändern, wie diese schwangerschaftsspezifische Erkrankung mangels Kenntnis der Pathogenese oft nicht früh genug erkannt oder ihre Komplikationen, z. B. das HELLP-Syndrom und die manifeste Eklampsie nicht kompetent behandelt werden.

Die frühe Erkennung von Risikogruppen kann durch eine exakte Beurteilung der zwischen der 16. und 28. Schwangerschaftswoche gemessenen und im Mutterpaß niedergelegten Blutdruckwerte grob erfolgen, wenn auch mit einem hohen Prozentsatz an falschpositiven Resultaten. Beträgt der MAD-II-Wert (Summe von diastolischem Druck plus 1/3 der Blutdruckamplitude des Mittelwerts der im II. Trimenon gemessenen Blutdruckwerte) jedoch weniger als 90 mmHg, so ist eine hypertensive Komplikation nur noch mit einer Wahrscheinlichkeit von 2% zu erwarten (11, 12). Die einzige ausreichend treffsichere Methode zur Erkennung einer schwangerschaftsbedingten Hypertonie bzw. Gestose vor dem Auftreten erster klinischer Symptome, der Angiotensin-Belastungstest, ist wegen der invasiven Technik (intravenöse Injektionen bzw. Infusion) sowie wegen des großen personellen und zeitlichen Aufwands für die Anwendung in der Schwangerenvorsorge nicht geeignet. Deshalb muß auch heute noch alles daran gesetzt werden, den eventuellen Blutdruckanstieg in der Spätschwangerschaft frühzeitig zu bemerken, richtig einzuordnen und Konsequenzen daraus zu ziehen. Hierzu gehören – mit etlichen Einschränkungen – neben der häufigen Blutdruck- und Urinkontrolle auch biochemische Untersuchungen, welche entweder die Verdachtsdiagnose erhärten, den Schweregrad beurteilen oder die mütterliche bzw. auch kindliche Prognose abschätzen lassen. So sind hohe Hämoglobinkonzentrationen über 14 g/dl und/oder ein Hämatokrit über 38% bei Frauen mit Präeklampsie Hinweise auf ein erhöhtes Risiko einer Plazentainsuffizienz, einer intrauterinen Mangelentwicklung oder gar perinataler Mortalität (6, 18). Auch die bei 12% aller Frauen mit Schwangerschaftshochdruck oder Präeklampsie festgestellten erhöhten Aktivitäten der Aminotransferasen GPT und GOT deuten auf ein größeres kindliches Risiko hin (perinatale Mortalität, Mangelentwicklung, niedrige 5 min-Apgar-Indices); insbesondere die Konstellation Präeklampsie, SGA und erhöhte Aminotransferase-Aktivitäten weist auf eine Gefährdung des Kindes hin. Die Aussagekraft einer Proteinurie, deren Vorliegen ja allein schon auf ein erhöhtes perinatales Risiko hinweist, kann durch Bestimmung von GOT und Antithrombin III (AT III) noch gesteigert werden (23). Eine Thrombopenie unter 100 000/µl tritt als Folge eines intravasalen Verbrauchs oder einer Hämolyse gelegentlich kombiniert mit einer Leberfunktionsstörung sowie einer Hämolyse auf, dem sog. HELLP-Syndrom (Literatur bei 8).

Die Bedeutung der Harnsäurekonzentration im Serum für die perinatale Medizin ist in vielerlei Hinsicht überprüft worden. Zur Früherkennung von Schwangeren mit einem hohen Präeklampsierisiko ist sie kaum brauchbar, hauptsächlich wegen der großen Zahl falschpositiver Testergebnisse; die Voraussagekraft negativer Resultate war mit 91 bzw. 95% hingegen relativ hoch (9, 20). Mehrere Autoren beschrieben einen Anstieg der Harnsäurekonzentration im Serum auf Werte über 3,6–4,0 mg/dl in der 28. bis 32. SSW und damit schon einige Wochen vor dem Auftreten der klinischen Symptome einer Präeklampsie (5, 16, 17). Andere Autoren konnten dies nicht bestätigen (2, 4). Auch über die Brauchbarkeit der Harnsäure in der Differentialdiagnose der vorbestehenden bzw. schwangerschaftsbedingten Hypertonie besteht keine Einigkeit (7, 15). Aussagekraft über eine ungünstige kindliche Prognose wurde der erhöhten Harnsäurekonzentration im Serum ebenfalls zugesprochen (5, 7, 15, 19, 22), von anderen Autoren jedoch nicht festgestellt (13, 21). Auf die einzelnen Arbeiten, in denen ein Zusammenhang zwischen Harnsäurekonzentration im Serum und Schweregrad der Präeklampsie beschrieben wurde, kann hier nicht näher eingegangen werden; die diesbezügl. Literaturangaben wurden an anderer Stelle zusammengefaßt (7).

Die häufig noch in der Geburtshilfe bestimmten Konzentrationen plazentarer bzw. fetoplazentarer Hormone sind bei der Überwachung von Patientinnen mit Präeklampsie von geringer Bedeutung, sofern die biophysikalischen Methoden Kardiotokographie und Sonographie optimal genutzt werden (1, 14). Es wurde gezeigt, daß bei Präeklampsie die Hämoglobinkonzentration bezüglich kindlicher Mortalität eine erheblich höhere Aussagekraft hatte als die Estriolkonzentration (19).

Folgende Laboruntersuchungen sollten zweimal pro Woche bei Frauen mit schwangerschaftsbedingter Hypertonie oder Präeklampsie durchgeführt werden: Blutbild, Thrombozytenzahl, GOT und GPT, Kreatinin, Harnsäure und Gesamteiweiß. Bei Schwangeren mit Thrombopenie und/oder einer Leberfunktionsstörung sollten darüber hinaus LDH, Bilirubin, Retikulozytenzahl, Serum-Eisen und Haptoglobin bestimmt sowie ein Differentialblutbild ausgewertet werden (Fragmentozyten vermehrt vorhanden?).

Werden unter stationärer Beobachtung Blutdruckwerte über 180/110 mmHg gemessen, so ist eine medikamentöse Blutdrucksenkung aus mütterlicher und kindlicher Indikation gegeben, z. B. mit Dihydralazin im Perfusor (50 mg Dihydralazin/ 50 ml 0,9%-Kochsalzlösung). Bei stark erhöhtem Blutdruck ist zunächst eine intravenöse Bolusinjektion von 5 ml dieser Lösung sinnvoll (entsprechend 5 mg Dihydralazin). Der diastolische Blutdruck sollte auf Werte zwischen 80 und 95 mmHg gesenkt werden. Bei einer sogenannten hypertensiven Krise kommen außer der intravenösen Injektion von ein- bis zweimal 5 mg Dihydralazin auch kleine intravenöse Dosen von Diazoxid in Betracht (jeweils 30–60 mg im Abstand von 1–2 min unter zwischenzeitlicher Blutdruck-Verlaufskontrolle). Auch durch orale Verabreichung von 5–10 mg Nifedipin kann in der zweiten Schwangerschaftshälfe innerhalb von 20 min ebenfalls häufig ein zunächst ausreichender Blutdruckabfall erzielt werden, bis die intravenöse Therapie mit Dihydralazin begonnen werden kann. Sog. kardioselektive Betarezeptorenblocker wie Metoprolol sind bei der schwangerschaftsbedingten Hypertonie und Präeklampsie nur als Zusatztherapie zur Dihydralazin-Behandlung von Bedeutung, und zwar um deren Nebenwirkungen zu vermindern. Bei Schwangeren mit dem Vollbild einer Präeklampsie/Gestose (also Hypertonie plus Proteinurie) ist eine stationäre Durchuntersuchung und bei Bestätigung der Diagnose auch eine stationäre Überwachung angezeigt. Bei einem reinen Schwangerschaftshochdruck gilt dies ebenso, wenn zusätzliche Risikofaktoren vorliegen: vorbestehende mütterliche Erkrankungen, Mehrlingsschwangerschaft, intrauterine Mangelentwicklung, Zustand nach einer Präeklampsie in einer früheren Schwangerschaft, frühes Gestationsalter (26.–34. SSW) oder auch mangelnde Kooperation der Schwangeren.

Der klinisch tätige Geburtshelfer hingegen wird sich bei Nachweis einer schweren Präeklampsie täglich die Frage stellen müssen, ob eine Fortsetzung der medikamentösen Therapie für Mutter und Kind sinnvoller als eine vorzeitige Entbindung ist. Letztere ist bei akuter Gefährdung des Kindes (pathologisches Kardiotokogramm oder Wachstumsstillstand trotz stationärer Behandlung) oder bei zunehmender Gefährdung der Mutter indiziert: bei Auftreten von zentralen Symptomen mit auffälligem Reflexverhalten, bei zunehmender Nierenfunktionsstörung, bei deutlicher Leberfunktionsstörung oder bei einer Thrombopenie bzw. Gerinnungsstörung. Hierbei sind prinzipiell das Gestationsalter und die spezielle Situation der Schwangeren zwar zu berücksichtigen; es muß aber davon ausgegangen werden, daß bei schwerer Präeklampsie das Aufschieben der Geburt um mehrere Tage eher Nachteile als Vorteile (Lungenreifung) mit sich bringt. Eine Verlegung solcher Hochrisikoschwangeren in geburtshilfliche Kliniken, die eine optimale Intensivtherapie beim Neugeborenen gewährleisten können, ist anzustreben.

Literatur

1. Bellmann O (1983) Biochemische Überwachungsmethoden bei Gestose. In: Kaulhausen H, Schneider J (Hrsg) Schwangerschaftsbedingte Hypertonie. Thieme, Stuttgart, New York S 180–185
2. Brockerhoff P, Petri E, Friedberg V, Rathgen GH (1983) Klinisch-chemische Parameter in der Diagnose und Differentialdiagnose der Gestose. In: Kaulhausen H, Schneider J (Hrsg) Schwangerschaftsbedingte Hypertonie. Thieme, Stuttgart, New York S 163–166
3. Chesley LC (1978) Hypertensive disorders in pregnancy. Appleton-Century-Crofts New York, S 35–55

4. Fay RA, Bromham DR, Brooks JA, Gebski VJ (1985) Platelets and uric acid in the prediction of preeclampsia. Am J Obstet Gynecol 153: 1038–1039
5. Grünberger W, Reinold E (1979) Hyperurikämie – ein Parameter bei der Schwangerschaftstoxikose. Z Geburtsh u. Perinat 183: 249–253
6. Huber JC, Gerstner G, Reinold E (1982) Der prognostische Wert des Hämatocrits bei schweren Gestosen. Zbl Gynäkol 104: 193–199
7. Müller U, Link M, Bellée H, Mühlbach F (1983) Die Harnsäure im Serum als prognostischer Parameter bei der präpartalen Überwachung der Gestosen. Zbl Gynäkol 105: 629–634
8. Niesert S, Dribusch E, Bellmann O, Kaulhausen H (1988) Leberfunktionsstörung, Thrombopenie und Hämolyse bei einer besonderen Verlaufsform der Schwangerschaftshypertonie (sog. HELLP-Syndrom). Geburtsh u. Frauenheilk 48: 637–640
9. Öney T, Kaulhausen H, Schlebusch H (1982) Die Aussagekraft einer einmaligen Bestimmung der Harnsäurekonzentration im Serum zur Früherkennung der hypertensiven Schwangerschaftskomplikationen. Geburtsh u. Frauenheilk 42: 440–443
10. Öney T (1983) Zur Epidemiologie der hypertensiven Schwangerschaftskomplikationen. In: Kaulhausen H, Schneider J (Hrsg) Schwangerschaftsbedingte Hypertonie. Thieme, Stuttgart, New York S 17–21
11. Öney T, Kaulhausen H (1983) Früherkennung und Prävention von hypertensiven Komplikationen in der Schwangerschaft. Springer, Berlin, Heidelberg, New York, Tokyo S 62–69
12. Öney T, Kaulhausen H (1983) Risiko- und Früherkennung hypertensiver Schwangerschaftskomplikationen. In: Kaulhausen H, Schneider J (Hrsg) Schwangerschaftsbedingte Hypertonie. Thieme, Stuttgart, New York S 138–148
13. Pritchard JA, Stone SR (1967) Clinical and laboratory observations on eclampsia. Am J Obstet Gynecol 99: 754–762
14. Quaas L (1983) Überwachungsmethoden. In: Kaulhausen H, Schneider J (Hrsg) Schwangerschaftsbedingte Hypertonie. Thieme, Stuttgart, New York S 167–174
15. Redman CWG, Beilin L, Bonnar J, Wilkinson RH (1976) Plasma urate measurements in predicting fetal death in hypertensive pregnancy. Lancet I: 1370–1373
16. Redman CWG, Williams GF, Jones DD, Wilkinson RH (1977) Plasma urate and serum doxycytidylate deaminase measurements for the early diagnosis of pre-eclampsia. Br J Obstet Gynecol 84: 904–908
17. Riedel H, Eisenbach GM, Henkel E, Witzel B, Haeckel R (1978) Klinische Bedeutung der Hyperurikämie zur Prognose bei EPH-Gestose. Fortschr Med 96: 58–62
18. Sagen N, Koller O, Haram K (1982) Hemoconcentration in severe preeclampsia. Br J Obstet Gynecol 89: 802–805
19. Sagen N, Haram K, Nilsen ST (1984) Serum urate as a predictor of fetal outcome in severe preeclampsia. Acta Obstet Gynecol Scand 63: 71–75
20. Schwarz R, Göretzlehner G, Wolf E, Haude W (1984) Zur Bedeutung der Serum-Harnsäurebestimmung für die Früherkennung einer hypertensiven Schwangerschaftskomplikation bei Primigravidae. Zbl Gynäkol 106: 1077–1083
21. Sibai BM, Anderson GD, McCubbin JH (1982) Eclampsia II. Clinical significance of laboratory findings. Obstet Gynecol 59: 153–157
22. Varma TR (1982) Serum uric acid levels as an index of fetal prognosis in pregnancies complicated by preexisting hypertension and pre-eclampsia of pregnancy. Int J Gynaecol Obstet 20: 401–408
23. Weenink GH, Treffers PE, Vijn P, Smorenberg-Schoorl ME, ten Cate JW (1984) Antithrombin III levels in preeclampsia correlate with maternal and fetal morbidity. Am J Obstet Gynecol 148 (1984) 1092–1097
24. Weitzel H, Hinrichs S (1983) Epidemiologische Aspekte hypertensiver Schwangerschaftskomplikationen. In: Kaulhausen H, Schneider J (Hrsg) Schwangerschaftsbedingte Hypertonie. Thieme, Stuttgart, New York S 22–25

Die ultraschallgestützte Entnahme von Fetalblut

F. Daffos, F. Forestier

Zentrum für pränatale Diagnostik und Fetologie Hopital Notre Dame de Bon Secours, Paris, France

Einleitung

Seit 1972 ist es möglich, während der Schwangerschaft fetale Blutproben zu entnehmen. Bis 1982 wurde die Blutentnahme mit Hilfe der Fetoskopie, einem schwierigen, invasiven Verfahren durchgeführt, das mit einem erheblichen Risiko für den Feten verbunden war. Diese Technik war daher auf sehr wenige spezialisierte Zentren in der Welt begrenzt und wurde nur zur pränatalen Diagnostik bestimmter Erbkrankheiten (Hämoglobinopathien, Hämophilie) angewandt.

Die Möglichkeit, rein fetales Blut unter Ultraschallkontrolle zu entnehmen, hat die Situation vollkommen verändert und den Weg zu einem wirklichen Fortschritt in der fetalen Medizin eröffnet.

Seit dem Zeitpunkt unserer ersten Publikation 1983 (6) fand die Technik der Fetalblutentnahme (FBS = fetal blood sampling) unter Ultraschallkontrolle eine weitreichende Verbreitung. Sie wurde von einer großen Zahl von Arbeitsgruppen in der ganzen Welt eingesetzt (1, 4, 13, 14, 15).

Verfahren

Zahlreiche Abwandlungen der ursprünglich beschriebenen Technik wurden veröffentlicht, doch ist das Grundprinzip das gleiche geblieben (Abb. 1):

Vorbereitung der Patientin

FBS wird ambulant und ohne Medikation vor oder nach dem Eingriff durchgeführt. Nach unserer Erfahrung werden sehr selten Uteruskontraktionen hervorgerufen, die sich aber rasch mit Betasympathomimetika supprimieren lassen.

Auffinden der Nabelschnur-Insertionsstelle

Dies ist der wichtigste Moment und entscheidet über die Einfachheit der Durchführung und den Erfolg des Vorgangs. Zu Beginn unserer Erfahrungen setzten wir einen Real-Time-Sector-Scanner ein; heute benutzen wir einen Curvilinear-Transducer,

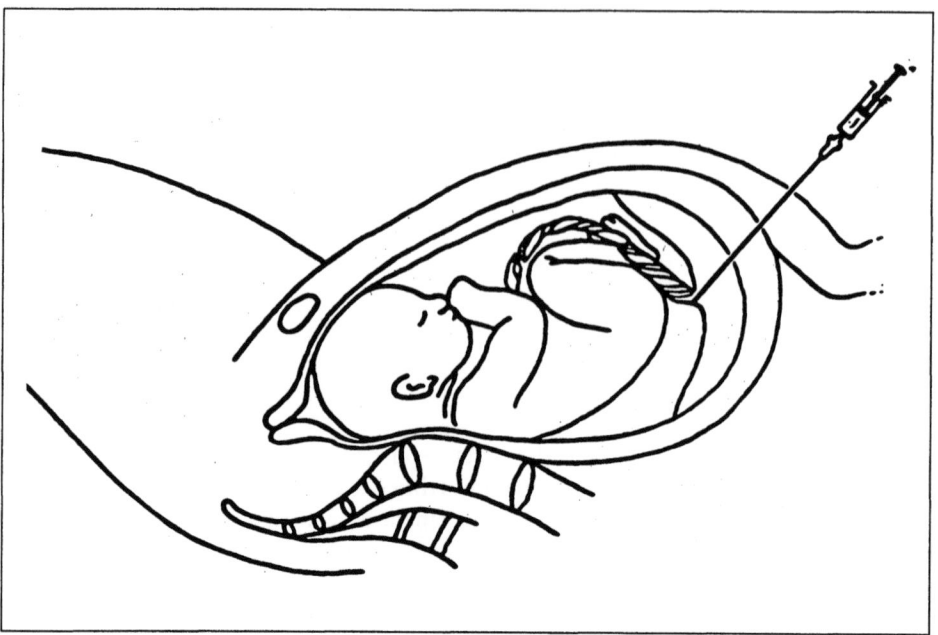

Abb. 1

obwohl andere Gruppen eine Linear-Array-Ausrüstung verwenden. Die Nabelschnur-Insertionsstelle an der Plazenta muß deutlich und ohne Interposition des Feten dargestellt werden. Manchmal kann es notwendig werden, die Blase zu entleeren, zu füllen oder durch externe Manipulation die Lage des Feten zu verändern, wenn dieser den Zugang zur Nabelschnur erschwert.

Die Insertionsstelle der Nabelschnur an der Plazenta ist der Anteil des Funiculus umbilicalis, der am besten fixiert ist, und dort läßt sie sich punktieren. Ohne Fixierung würde die Nabelschnur vor der Kanüle zurückweichen. Wenn die Insertionsstelle nicht aufgefunden wird, kann man möglicherweise – eine schwierigere Variante – die abdominale fetale Insertionsstelle punktieren oder auch die FBS an einer Nabelschnurschlinge mit Anlehnung an die Uteruswand durchführen. Gelegentlich kann die FBS durchaus eher einer akrobatischen Übung ähneln.

Einführen der Kanüle

Wir benutzen aus zwei Gründen an der abdominalen Punktionsstelle ein Lokalanästhetikum (LA). Der Einstichwinkel der LA-Kanüle kann ein Indikator für den nachfolgenden Einstich der Punktionskanüle sein; manchmal ist es notwendig, den Vorgang bei schwieriger und verlängerter Prozedur für die Patientin angenehmer zu gestalten.

Nach Lokalisierung der Nabelschnur-Insertionsstelle bleibt der Ultraschallkopf vollkommen unbeweglich und unter aseptischen Bedingungen wird eine 9 cm lange 20-Gauge-Spinalkanüle in einem Sichtfeld eingeführt, das mehrere Zentimeter von dem Schallkopf entfernt liegt. Das weitere Vorschieben zur Nabelschnur-Insertion

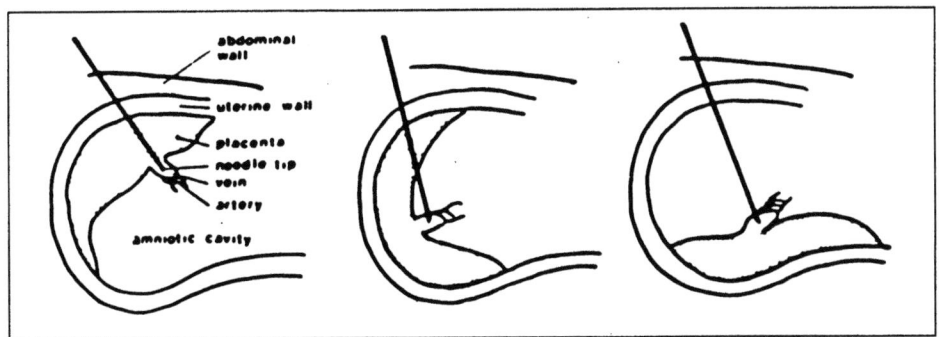

Abb. 2

wird fortlaufend auf dem Monitor verfolgt. Die Nabelschnur wird etwa 1 cm von der Insertionsstelle entfernt punktiert.

Einige Abteilungen benutzen 25 G-Nadeln, doch die Mehrzahl der Untersucher verwenden entweder 20 G- oder 22 G-Nadeln. Die Stärke der Kanüle ist ein sehr wichtiger Faktor für ein leichtes Einführen, ohne daß man die Nadel mehrmals durch die Abdominalwand der Mutter einstechen sollte.

Lage der Plazenta

Abhängig davon, ob die Plazenta an der Vorder-, Seiten- oder Hinterwand liegt, kann man die Nabelschnur-Insertionsstelle direkt transplazentar, ohne die Amnionhöhle zu durchstechen, oder transplazentar und danach transamniotisch oder einfach transamniotisch erreichen (Abb. 2).

Ergebnisse

Wir haben diese Technik bisher in über 1800 Fällen eingesetzt. Das FBS kann ab der 18. Schwangerschaftswoche bis zum Termin, sogar intra partum vorgenommen werden. Im Verlauf der Schwangerschaft kann sie mehrfach wiederholt werden. Wir hatten die Gelegenheit, in ein und derselben Schwangerschaft 9mal eine FBS durchzuführen. Die Veränderungen des Hämoglobinspiegels bei jenen Feten, die mehrfach untersucht wurden, bestätigte uns, daß die Entnahmetechnik keine fetale Anämie hervorruft; die Blutmenge, die bei jedem Vorgang entnommen wird, ist minimal (1,5–4 ml, in Abhängigkeit vom Schwangerschaftsalter). Die Analyse von 1320 vollständig dokumentierten Schwangerschaften (Tabelle 1) ergab einen Prozentsatz von Frühgeburten (vor der abgeschlossenen 37. Woche) von 3,8%, die der allgemeinen Rate vergleichbar ist. Der Prozentsatz der intrauterinen Mangelentwicklung (IUGR = intra-uterine growth retardation), definiert als unter der 10. Gewichtsperzentile für die entsprechende Schwangerschaftswoche liegend, lag bei 8,5%, obwohl die IUGR in vielen Fällen die Indikation für die FBS darstellte. Die Gesamtrate des fetalen Fruchttods lag bei 1,6%.

Die Gründe für die fetalen Todesfälle müssen im Zusammenhang mit den Indika-

Tabelle 1. Fetal Blood Sampling (FBS) – Aufschlüsselung des Verlaufs

Entbindung am Termin normales Gewicht		85,7%
Frühgeburt vor der 37. Woche		3,8%
Intrauterine Wachstumsstörung unterhalb der 10. Perzentile		8,5%
Fruchttod gesamt 21 Fälle		1,6%
Tod „anomaler" Feten = 15 Fälle	1,1%	
Schwere IUGR	3	
Anomaler Karyotyp	1	
Mißbildung	5	
Schwere Rhesusunverträglichkeit	3	
Nichtimmununologisch bedingter Hydrops	1	
gesicherte Infektion	2	
Tod „normaler" Feten = 6 Fälle	0,5%	
Persistierende Bradykardia	4	
Verbluten (Glanzmann-Thrombasthenie)	1	
Infektion	1	

tionen zur Blutentnahme gesehen werden: In den meisten unserer Fälle gab es keinen Zusammenhang zwischen Fruchttod und FBS: in den meisten Fällen sprach das Zeitintervall zwischen dem Eingriff und dem intrauterinen Tod gegen eine Kausalität, oder es lagen mechanische Probleme an der Nabelschnur, schwere fetale Mißbildungen oder schwere intrauterine Wachstsumsretardierungen vor, so daß wir uns nicht zu einem aktiven geburtshilflichen Vorgehen entschlossen, sondern den intrauterinen Fruchttod in Kauf nahmen. In 6 Fällen folgte der Fruchttod weniger als 2 Wochen nach der FBS; hier schien ein direkter Zusammenhang zu bestehen. In 4 Fällen (FBS zwischen der 18. und 20. Schwangerschaftswoche) zeigten die Feten eine schwere persistierende Bradykardie, die sich nicht zurückbildete, und verstarben einige Stunden nach der FBS. Ein Fetus mit einer gesicherten Diagnose einer Glanzmann-Thrombasthenie verblutete aus der Einstichstelle der Kanüle in der Nabelschnur. Eine FBS wurde durch eine Chorioanmnionitis kompliziert, die einige Tage später einen Abort verursachte. Die veröffentlichten Studien in der Literatur zeigen ein fetales Risiko zwischen 1 und 2% (8). Beim letzten Meeting des Internationalen Fetoskopie-Arbeitskreises ergab die multizentrische Untersuchungsserie von 1600 FBS ein fetale Todesrate von 3,6%, doch schließen diese Zahlen Ereignisse ein, die nach intrauterinen Transfusionen bei schwerer Anämie aufgrund von Rhesusunverträglichkeit eintraten und außerdem den intrauterine Fruchttod bei FBS zur raschen Karyotypbestimmung in Risikoschwangerschaften (multiple Mißbildungen und schwere IUGR). Wahrscheinlich liegt das verfahrensimmanente Risiko im Bereich von 0,5–1%.

Probleme und Schwierigkeiten

In unserer Abteilung benötigt man für das Verfahren in 70% der Fälle weniger als 5 min, in 90% der Fälle weniger als 10 min. In 97% der Fälle gelang es, rein fetales Blut beim ersten Versuch zu gewinnen. In 3% der Fälle war eine zweite Entnahme erforderlich, weil das gewonnene Blut mit mütterlichem Blut oder Fruchtwasser vermischt war.

Grundsätzliche Schwierigkeiten
Fettsucht der Mutter: Erschwert die klare Wiedergabe des Ultraschallbildes und erfordert gelegentlich längere Kanülen, was die Manipulation unter Ultraschallkontrolle erschwert.

Fetale Bewegungen: Manchmal können diese sehr störend sein, wenn man sich bemüht, die Kanüle im Umbilikalgefäß zu halten. Grundsätzlich ist das spontane Ende der Bewegungen abzuwarten.

Ultraschallgerät: Die Qualität des Geräts ist von entscheidender Bedeutung für die Vereinfachung des Verfahrens.

Ängste der Mutter: Für ein erfolgreiches Vorgehen ist die vollständige Unbeweglichkeit der Mutter notwendig. In seltenen Fällen stellte die Erregung der Mutter ein Problem dar. Dies konnte durch Einsatz eines Sedativums überwunden werden.

Andere Schwierigkeiten
Oligohydramnion: Es verschlechtert die Qualität des Ultraschallbildes und beeinträchtigt häufig die Darstellung der Nabelschnur Insertionsstelle, besonders wenn eine Hinterwandplazenta vorliegt. In solchen Fällen kann man die FBS ohne Schwierigkeit an einer Nabelschnurschlinge durchführen, da sie nicht vor der Kanüle zurückweichen kann.

Polyhydramnion: Hier kann die Drainage einer größeren Fruchtwassermenge notwendig werden, bevor man in der Lage ist, die Nabelschnur zu erreichen. Die Interposition fetaler Teile, insbesondere bei einer Vorderwandplazenta, kann in diesen Fällen zum Problem werden.

Fetale Lage: Wenn der Zugang zur Nabelschnur durch den Feten blockiert wird, ist es gewöhnlich möglich, ihn durch sanfte externe Manipulation in eine andere Lage zu bringen oder via Ultraschall einen anderen Zugang zu finden.

Indikationen für eine FBS

Eine FBS muß nicht auf die pränatale Diagnostik seltener kongenitaler Erkrankungen (Hämophilie, Hämobloginopathien) beschränkt werden. Die Einfachheit der FBS unter Ultraschallkontrolle erlaubt die Diagnose erworbener fetaler Erkrankungen (Infektionen, Immunopathien) sowie die Untersuchung biologischer Parameter und der fetalen Physiologie während der Schwangerschaft, die Untersuchung des fetalen Zustandes sowie pharmakologische Bestimmungen.

Die Reinheit des fetalen Blutes

Unabhängig von der Indikation kann die Untersuchung des fetalen Blutes nur durchgeführt werden, nachdem man die Reinheit der fetalen Blutprobe sichergestellt hat. Die Kontamination mit Fruchtwasser führt in vielerlei Hinsicht zu einem nicht interpretierbaren biologischen Resultat und ist bei allen Untersuchungen zur fetalen Blutgerinnung nicht zulässig. Die Vermischung mit mütterlichem Blut birgt das Risiko falsch positiver Diagnosen hinsichtlich einer fetalen Infektion durch Vorhandensein von mütterlichem IgM. Die verschiedenen Kontrolluntersuchungen zur Reinheit der Blutproben, die wir routinemäßig vor allen diagnostischen Studien am Feten durchführen, sind in Tabelle 2 zusammengefaßt.

Tabelle 2. Reinheit der fetalen Blutproben

Natriumzitrat-Lösung:	Hämatokrit
	andere hämatologischen Größen
	Gerinnungsfaktoren
Kontamination durch maternales Blut:	Kleihauer-Test
	Beta-HCG
	Agglutionation anti-I/anti-i
	Verteilungskurven der roten und weißen Blutzellen
Kontamination durch Fruchtwasser:	Hämatokrit
	Blutausstriche
	Gerinnungsfaktoren

Tabelle 3. Indikationen zur fetalen Blutprobe

Indikationen	Prozent (%)
Infektionen	
Toxoplasmose	67
Röteln	5,8
andere virale Infektionen	1,5
Karyotypbestimmung	
fetale Mißbildungen	7,4
Mosaikbildung in der Amniozentese	
Gerinnungsstörungen	
Hämophilie	6,8
Faktormangel	0,5
v. Willebrand-Krankheit	
Plättchenveränderungen	2,3
Alloimmunisierung	
ITP, Glanzmann	
andere	
Rhesusunverträglichkeit	1,9
Hämoglobinopathien	1,4
Thalassämie	
Sichelzellenanämie	
Feststellung des fetalen Zustands	1,7
IUGR	
Verschiedenes	3,0
Total	100

Pränatale Diagnostik

Die Indikationen der von uns durchgeführten pränatalen Diagnostik sind in Tabelle 3 zusammengefaßt.

Infektionen: Toxoplasmosen während der Schwangerschaft werden in Frankreich routinemäßig erfaßt und stellen unsere wichtigste Indikation dar (11). Es ist ebenfalls möglich, andere fetale Infektionen wie durch Röteln oder andere Viren verursacht, zu diagnostizieren.

Hämobloginopathien: Trotz der Entwicklung vielfacher genetischer Tests gibt es bestimmte Fälle, in denen FBS indiziert ist. Die Beta-Thalassämie weist eine zu große Zahl von Mutationen auf für eine Diagnostik durch DNA-Tests an Chorionzottengewebe. Die Sichelzellenanämie kann leicht mit einem DNA-Test diagnostiziert werden, bleibt aber auch eine Indikation für FBS, wenn sich die Patientinnen zu spät für eine Chorionzottenuntersuchung vorstellen. Die Untersuchung des fetalen Hb bietet ein rascheres Ergebnis, als dies durch die Genuntersuchung möglich wäre.

Schnelle Karyotypbestimmung: Die zytogenetische Analyse des fetalen Lymphozyten ermöglicht eine rasche Karyotypbestimmung. Diese ist in ernsten Situationen indiziert, nämlich bei:
– fetalen Mißbildungen, die mit chromosomaler Fehlbildung einhergehen können,
– schwerer, ungeklärter IUGR,
– bei Vorhandensein eines Chromosomenmosaiks bei der Amniozentese,
– bei Versagern der Zellkultur nach Amniozentese,
– bei Diagnose eines Fragile-X-Syndroms.

Koagulopathien: Diese können ererbt (Anomalien der Gerinnungsfaktoren) oder im Verlauf des fetalen Lebens erworben sein (Alloimmunisierung, ITP = idiopathische thrombozytopenische Purpura).

Angeborene Stoffwechselstörungen: Sie sind sehr zahlreich. Wenn sie im fetalen Blut nachgewiesen werden können, ist ihre Diagnose einfach. Voraussetzung ist die Festlegung von fetalen Normwerten dieser Variablen in Abhängigkeit vom Tragzeitalter.

Fetale Biologie

Die Entwicklung der fetalen biologischen Parameter im zweiten und dritten Trimester ist nicht genau bekannt. Mehrere dieser Parameter sind nur im Abortmaterial untersucht worden, und der Vergleich in der Methodik ist sehr schwierig. Wir haben von der pränatalen Diagnose der kongenitalen Toxoplasmose profitiert, bei der 95% der Feten nicht infiziert sind, und waren in der Lage, retrospektiv normale fetale Werte festzusetzen. Die hämatologischen, biochemischen, hämostaseologischen, endokrinologischen, immunologischen und Säure-Basen-Parameter, die wir aufstellen konnten, sind in Tabelle 3 aufgeführt (9).

Zwei grundsätzliche Überlegungen müssen bei der Untersuchung der normalen fetalen Biologie in Betracht gezogen werden.

1. Die Entwicklung der Parameter im Verlauf der Schwangerschaft: Abbildung 3 zeigt ein Beispiel für die Veränderung bestimmter hämatologischer Parameter in

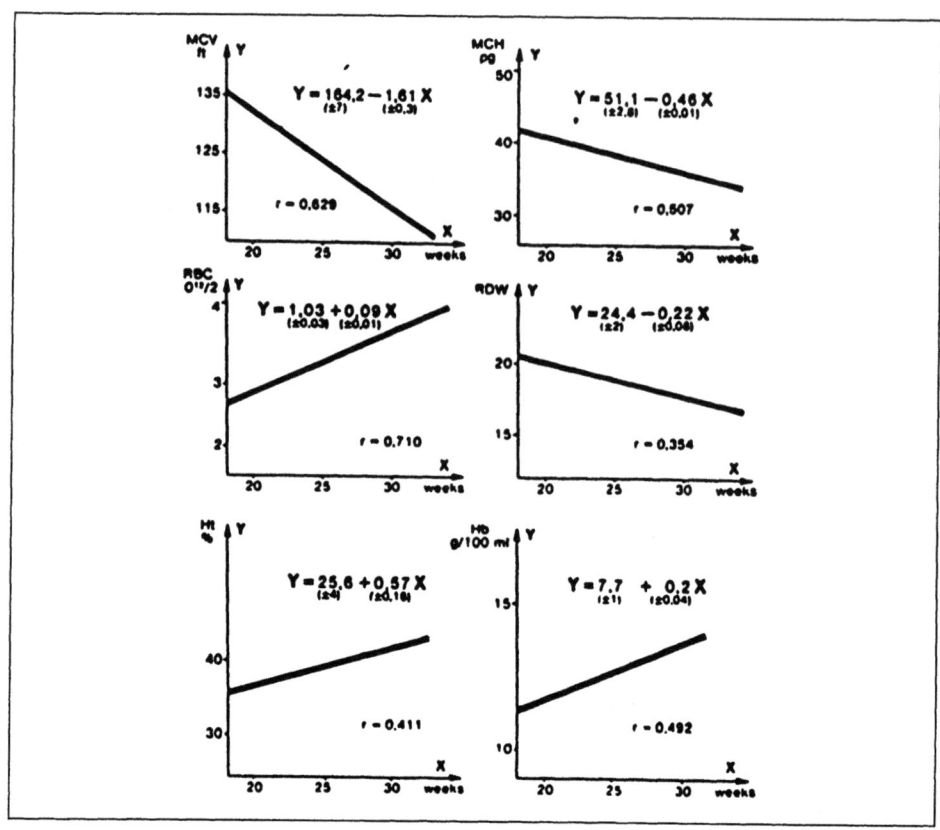

Abb. 3

Beziehung zum Schwangerschaftsalter. Diese Veränderung muß bekannt sein, um beispielsweise die Ergebnisse der fetalen Anämie genau interpretieren zu können.

2. Der plazentare Übertritt bestimmter Moleküle: Die Korrelation (z. B. Spearman-Koeffizient) zwischen maternalen und fetalen Serumwerten verschiedener biologischer Parameter muß untersucht werden, bevor man in der Lage ist, zu sagen, daß die Analyse des fetalen Blutes von diagnostischem Interesse ist.

Die Abb. 4 zeigt, daß Kreatinin leicht die Plazentarschranke passiert und daher nicht als Indikator der fetalen Nierenfunktion herangezogen werden kann. Im Gegensatz hierzu passiert LDH nicht die Plazenta und kann daher als ein objektiver Parameter des fetalen Status gelten.

Feststellung des fetalen Zustandes

Die Kenntnis der normalen fetalen Biologie erlaubt uns, bestimmte während der Schwangerschaft erworbene Erkrankungen zu analysieren.

Fetale Infektion: Ebenso wie spezifische Infektionszeichen, die im fetalen Gefäßkompartment gefunden werden (Vorhandensein von Parasiten, Viren oder spezifischer IgM), konnten wir zeigen, daß das Syndrom der fetalen Infektion mit hämato-

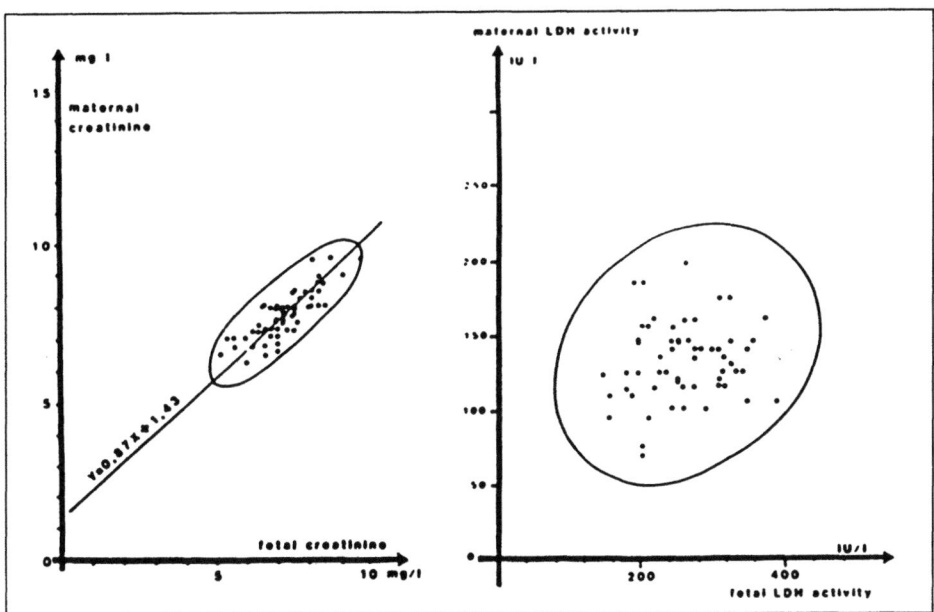

Abb. 4

logischen, biochemischen und immunologischen Befunden einhergeht. Durch diese verschiedenen Parameter läßt sich der Verlauf der Infektion und die Effizienz der Behandlung verfolgen. Zum Beispiel ist es möglich, die Wirkung der maternalen Therapie mit Pyrimethamin auf den Feten im Falle der fetalen Hepatitis bei der Toxoplasmose in utero zu verfolgen.

Erworbene fetale Thrombozytopenie: Die Untersuchung zur Anamnese der fetalen Thrombozytopenien durch Alloimmunisierung (7) und der ITP ist im einzelnen im Kapitel „Pränatale Behandlung des Feten mit Thrombozytopenie-Risiko" beschrieben.

Chronic fetal distress: Dieses Syndrom geht oft mit IUGR einher. Den Grad der chronischen fetalen Anoxie kann man in Fällen schwerer isolierter IUGR untersuchen (16). Zwei Aspekte sind bei der FBS zur Untersuchung der IUGR von Interesse: Es ist möglich, biologisch den Chronic distress, durch Erythroblastose, Anstieg des mittleren korpuskulären Volumens der Erythrozyten, Dyserythropoese, Thrombozytopenie, Anstieg von Gamma-GT und LDH und biologische Zeichen der akuten Kompensation nachzuweisen: Abfall der pO_2, Anstieg von pCO_2 und Azidose. Um die Verläßlichkeit dieser Tests zu gewährleisten, sind weitere Studien anderer Variablen erforderlich. Sie müssen ebenfalls mit solchen „klassischen" Tests wie der Kardiotokographie und dem biophysikalischen Profil nach Manning korreliert werden.

Intravenöse fetale Therapie

Die grundlegende Indikation der fetalen intravenösen Therapie ist die Transfusion von Erythrozytenkonzentraten in utero bei hämolytischer Anämie durch Rhesusunverträglichkeit (2, 3, 5, 12, 17). In der Mehrzahl der Arbeitsgruppen, die eine große Erfahrung auf dem Gebiet dieser Erkrankung aufweisen können verdrängt die FBS immer mehr die intraperitoneale Transfusion.

Die intravenöse Injektion von Plättchenkonzentraten bei fetaler Thrombozytopenie als Folge einer Alloimmunisierung ist die Therapie der Wahl zur Verhinderung intrapartaler hämorrhagischer Zwischenfälle.

FBS ermöglicht die direkte Injektion von zahlreichen Medikamenten in die fetalen Nabelgefäße, z. B. Digoxin bei fetalen kardialen Veränderungen oder Curare zur Immobilisation des Feten vor einer Transfusion oder vor einer Kernspintomographie (10).

Fetale Pharmakologie

Die Möglichkeit, über einen leichten Zugang fetales Blut zu gewinnen, erlaubte die Untersuchung der Plazentapassage von Medikamenten in drei Situationen:
1. Im Verlauf einer Therapie;
2. Wirkungen häufig eingesetzter Medikamente: Wir konnten die vollständige Hemmung der fetalen Plättchenaggregation durch kleine mütterliche Aspirin-Dosen nachweisen;
3. Im Falle neuer oder potentiell gefährlicher Medikamente ist das ethische Problem komplizierter. In mehreren Fällen war es möglich, vor Beendigung der Schwangerschaft die Plazentapassage von niedermolekularem Heparin zu untersuchen. Das Wissen über die fehlende Plazentapassage erlaubt uns, die problematische mütterliche Thrombose in der Schwangerschaft wirksamer zu bekämpfen.

Schlußfolgerung

Die Öffnung des fetalen vaskulären Kompartments für Diagnose und Therapie wird sicherlich die Praxis der Geburtshilfe in den kommenden Jahren verändern. Geburtshelfern gelang es anfangs, das Problem der maternalen Mortalität während der Entbindung zu lösen, danach konnte die Neugeborenenmortalität herabgesetzt werden. In den kommenden Jahren wird das Problem der fetalen Morbidität im neuen speziellen Fach der „Perinatologie" zu lösen sein, in dem die Entbindung nur noch eine kleine Veränderung im sich fortentwickelnden Leben darstellt.

Literatur

1. Benacerraf BR, Barss VA, Saltzmann DH, Greene MF, Penso CA, Frigoletto FD (1987) Acute fetal distress associated with percutabeous umbilical blood sampling. Am J Obstet Gynecol 156: 1218–1220
2. Berkowitz RL, Chitkara U, Goldberg JD (1986) Intravascular transfusion in utero: the percutaneous approach. Am J Obstet Gynecol 154: 622
3. Berkowitz RL, Chitkara U, Wilkins I, Lynch L, Mehalek KE (1987) Technical aspects of intravascular intrauterine transfusions: Lessons learned from thirtythree procedures. Am J Obstet Gynecol 157: 4–9
4. Copel JA, Sciosia A, Grannum PA (1986) Percutaneous umbilical blood sampling in the management of Kell isoimmunization. Obstet Gynecol 67: 288

5. Ch de Crespigny L, Robinson HP, Quinn M (1985) Ultrasound-guided fetal blood transfusion for severe rhesus isoimmunization. Obstet Gynecol 66: 529
6. Daffos F, Capella-Pavlovsky M, Forestier F (1983) Fetal Blood Sampling via the umbilical cord using a needle guided by ultrasound: a report of 66 cases. Prenat Diagn 3: 271
7. Daffos F, Capella-Pavlovsky M, Forestier F (1984) Prenatal treatment of alloimmune thrombocytopenia. Lancet II: 632
8. Daffos F, Capella-Pavlovsky M, Forestier F (1985) Fetal blood sampling during pregnancy with use of a needle guided by ultrasound: a study of 606 consecutive cases. Am J Obstet Gynecol 153: 655
9. Daffos F, Forestier F (1987) Medecine et Biologie du Foetus Humain. Maloine, Paris, 485 p
10. Daffos F, Forestier F, MacAleese J, Mandelbrot L, Cabanis EA, Iba-Zizen MT, Alfonso JM, Tamraz J (1988) Fetal curarisation for Prenatal Magnetic Resonance. Prenatal Diagnosis (in press)
11. Desmonts G, Daffos F, Forestier F, Capella-Pavlovsky M, Thuillez Ph, Chartier M (1985) Prenatal diagnosis of Congenital Toxoplasmosis. Lancet I: 500–503
12. Grannum PA, Copel JA, Plaxe SC, Sciosia AL, Hobbins JC (1986) In utero exchange transfusion by direct intravascular injection in severe erythroblastosis fetalis. N Eng J Med 314: 1431
13. Hobbins JC, Grannum PA, Romero R, Reece EA, Mahoney MJ (1985) Percutaneous umbilical blood sampling. Am J Obstet Gynecol 152: 1–6
14. Hsieh F-J, Chang F-M, Ko T-M, Chen H-Y (1987) Percutaneous ultrasound-guided fetal blood sampling in the management of nonimmune hydrops. Am J Obstet Gynecol 157: 49
15. Nicolaides KH, Rodeck CH, Gosden CM, Rapid karyotyping in non-lethal malformations. Lancet I: 283
16. Nicolaides KH, Soothill PW, Rodeck CH, Campbell S (1986) Ultrasound-guided sampling of umbilical cord and placental blood to assess fetal well-being. Lancet I: 1065
17. Seeds JW, Bowes WA (1986) Ultrasound-guided fetal intravascular transfusion in severe rhesus isoimmunization. Am J Obstet Gynecol 154: 1105

Schwangerschaftsüberwachung bei fetaler Wachstumsretardierung unter besonderer Berücksichtigung der hormonellen Überwachungsverfahren

J. W. Dudenhausen

Klinik und Poliklinik für Geburtshilfe
Departement für Frauenheilkunde
Universitätsspital Zürich

Die fetale Wachstumsretardierung ist eine zahlenmäßig bedeutende Ursache perinataler Mortalität und Morbidität (7, 18). Bolte und seine Mitarbeiter haben in Follow-up-Studien erst kürzlich wieder auf die schwerwiegende Beeinträchtigung zentralnervöser Leistungen im späteren Kindesalter nach intrauteriner Wachstumsretardierung hingewiesen (3, 4, 5, 6). Beachtenswert an diesen Untersuchungen ist auch, daß der Vergleich der Perioden 1970–75 und 1976–82 trotz der perinatologischen Fortschritte keine grundlegend gebesserten Ergebnisse zeigt. Hieraus werden die Anstrengungen verständlich, die diesem Befund in der modernen Geburtshilfe gewidmet werden.

Die Wachstumsretardierung ist das Symptom verschiedener Krankheitsbilder (Tabelle 1). Da es sich nicht um eine nosologische Entität handelt, ist die Schwierigkeit, befriedigende Diagnose- und Überwachungs- oder gar Therapierichtlinien zusammenzustellen, nicht verwunderlich.

Einer der Ursachenkomplexe der Wachstumsretardierung ist eine ungenügende Plazentafunktion. Hierbei kommt es – allerdings auch wieder aufgrund sehr verschiedener Ursachen – zu einem chronischen Mißverhältnis zwischen fetalem Bedarf und mütterlichem Angebot. Die daraus resultierende Wachstumsretardierung und/oder perinatale Hypoxie können ein Korrelat in morphologischen Veränderungen der Plazenta finden. So wurden bei Plazenten von wachstumsretardierten Kindern im Vergleich zu denen eutropher Kinder signifikant häufiger chronische Plazentarinfarkte festgestellt (21). Zusätzlich bestanden vermehrt Gitterinfarkte und subchronische Pseudoinfarkte. Diese Befunde sind ein Indiz für herdförmige Unterbrechungen des mütterlichen Blutzustromes; die Gitterinfarkte und Pseudoinfarkte sind zudem Hinweis auf eine diffuse Blutstromverlangsamung und konsekutive Fibrinabscheidung im intervillösen Spaltraum. Die morphologisch nachweisbare Minderung der utero-

Tabelle 1. Ursachen der fetalen Wachstumsretardierung

Chromosomale Aberrationen
Intrauterine Infektionen
Mehrlingsschwangerschaft
Mütterliche Erkrankung oder Fehlernährung
Medikamenten- bzw. Drogenabusus der Mutter
Reduzierte Plazentaperfusion
Plazentafunktionsstörung

plazentaren Durchblutung ist in diesen Fällen die Grundlage der fortschreitenden chronischen Plazentafunktionseinschränkung. Deren Ausprägung ist außer dem Quantitäts- auch ein Zeitproblem (13). Zuerst kann es zu einer Mangelversorgung des Feten mit Nahrungsstoffen und später zu einer Mangelversorgung mit Sauerstoff kommen. Während die erste Phase der Minderversorgung mit Nahrungsstoffen über einige Schwangerschaftswochen hinweg beobachtet werden kann, wird das Auftreten einer Hypoxie zu rascheren klinischen Konsequenzen führen müssen.

Kuss hat sehr eindrücklich darauf hingewiesen, daß die plazentaren Transferraten nicht immer durch morphologisch faßbare Faktoren limitiert sind, sondern daß häufig morphologisch nicht faßbare Flußraten und Konzentrationen sowie eventuell auch Enzymaktivitäten in der Plazenta limitierend wirken (16). Klinisch und mit den Überwachungsverfahren erkennbar wird die ungenügende Plazentafunktion, wenn die Kompensationsmöglichkeiten der funktionell oder morphologisch nicht geschädigten Plazentateile unzureichend sind. Es konnte gezeigt werden, daß gerade Plazenten wachstumsretardierter Feten besonders häufig Zeichen einer verfrühten Ausreifung im Sinne eines Kompensationsmechanismus aufweisen.

Der Diagnose und Überwachung des intrauterin wachstumsretardierten Feten kommt eine große Bedeutung zu, denn kausale therapeutische Bemühungen haben sich bis heute als nahezu fruchtlos erwiesen. Uns steht ausschließlich die Schwangerschaftsbeendigung zur Verfügung; dabei muß die intrauterine Gefährdung des Feten mit dem extrauterinen Risiko für das Kind abgewogen werden. Die Möglichkeiten zur Diagnose der intrauterinen Wachstumsretardierung bestehen vor allem in der klinischen Methode der Symphysen-Fundus-Messung und – besonders wichtig – der ultrasonographischen Fetometrie. Nach der Diagnose eines Wachstumsrückstandes des Feten stehen die Objektivierung seines aktuellen Zustandes und die Abschätzung der Progredienz der zugrundeliegenden plazentaren Funktionsstörung für die Konsequenzen bei der Schwangerenbetreuung im Vordergrund. Für das Schicksal des Kindes ist zudem die Diagnostik der Beeinträchtigung des fetalen Gasaustausches bei fortgeschrittener Plazentafunktionsstörung von größter Bedeutung.

Für die genannten Aufgaben stehen die Ultraschalldiagnostik mit Fetometrie und biophysikalischem Profil (19, 26), die Bestimmung des humanen plazentaren Laktogens und des Östriols im Serum oder auch Urin, die Amnioskopie, die Kardiotokographie und die Blutflußmessung zur Verfügung. In Tabelle 2 wurde versucht, diese Methoden in ihrer Bedeutung für die Diagnostik der Wachstumsretardierung und ihrem Wert für die Abschätzung der Progredienz bzw. für die aktuelle Zustandsdiagnostik zusammenzufassen. Der Einsatz dieser Methoden folgt im wesentlichen empirisch aufgestellten Regeln. Der Wert der einzelnen Methoden – so z. B. der Ultraschalldiagnostik, der Kardiotokographie oder der Blutflußmessung – ist den Klinikern meist unzweifelhaft, seitens der Epidemiologen wird jedoch häufig darauf hingewiesen, daß der Wert der einzelnen Methoden nicht ausreichend gesichert sei (25).

Besonders umstritten in ihrer Wertigkeit für die Diagnose und Überwachung in der Spätschwangerschaft sind die hormonellen Verfahren. In den letzten Jahren hat sich hier mehrheitlich die Meinung durchgesetzt, daß es sich dabei um adjuvante Methoden zur Überwachung von Risikoschwangerschaften handelt, deren Stellenwert nur mittelgradig einzustufen sei. Zweifellos hat sich durch die weitere Verbreitung der biophysikalischen Methoden und die neue Einführung der Blutflußmessung die klini-

Tabelle 2. Überwachungsmethoden bei fetaler Wachstumsretardierung

		Objektivierung der WR	Abschätzung der Progredienz	aktuelle Zustandsdiagnostik
Ultraschall-diagnostik	Fetometrie	**	**	—
	biophysikal. Profil	—	*	*
HPL-Bestimmung		(*)	(*)	—
Östriol-Bestimmung		(*)	(*)	(*)
Amnioskopie		—	*	*
Kardiotokographie		—	*	**
Blutflußmessung		*	*	**

sche Bedeutung der Hormonanalysen im Vergleich zur Mitte der 70er Jahre verringert. Respiratorische Störungen der Plazentafunktion lassen sich mit der Kardiotokographie, der Amnioskopie oder auch dem biophysikalischen Profil sicherlich rascher, mit größerer Sicherheit und ökonomisch sinnvoller erkennen.

Ganz im Vordergrund der hier zu besprechenden Hormonanalysen stehen die Östriolbestimmung und die HPL-Bestimmung im Serum oder Plasma. Belastungstests, die aus endokrinologisch-physiologischer Sicht sinnvoll wären, haben sich wegen mangelnder Aussagekraft nicht durchgesetzt. Überwiegend haben sich für beide Bestimmungen die Radioimmunoassays behauptet, zumal die im Handel erhältlichen Bestecke deren Verbreitung sehr gefördert haben.

In der Tat ist mit den Hormonbestimmungen meist nur eine indirekte Beurteilung des fetalen Zustands durch die Messung vor allem synthetischer Leistungen der Plazenta möglich. So ist die HPL-Konzentration im mütterlichen Blut eine Reflexion des endokrin aktiven Synzytiotrophoblasten. Daher sollte die nutritive Plazentafunktion sich biochemisch eher feststellen lassen als die sich ultrasonographisch manifestierenden Folgen. Dieser Arbeitsansatz muß insofern eingeschränkt werden, als die Interpretation biochemischer Werte von ihrem zielgerichteten Einsatz abhängig ist und gerade bei den hormonellen Überwachungsverfahren Einzelwerte infolge der Kurzzeitschwankungen und individuellen Streuungen nur begrenzte Aussagen erlauben.

An dieser Stelle sei nun auf den umstrittenen Wert der Hormonanalysen in der Spätschwangerschaft zur Diagnostik der Wachstumsretardierung hingewiesen. Das HPL ist in den 70er Jahren als der beste Paramter für die nutritive Plazentafunktion dargestellt worden. In der Folgezeit haben sich kritische Stimmen gemeldet, die vor allem wegen der vielfach falschen pathologischen Ergebnisse Zweifel am Einsatz der HPL-Bestimmung laut werden ließen (10, 17). HPL-Verlaufskurven wurden von anderen Autoren als eventuell geeignet angesehen zur Überwachung und Prognosestellung bei intrauteriner Wachstumsretardierung, da HPL-Werte geringe Tagesschwankungen haben, durch mütterliche Einflußfaktoren kaum verändert werden und plazentare HPL-Synthesestörungen sehr selten sind (2, 24). Neben den Verlaufskurven vorgeschlagene Gefahrenbereiche wie unter 5 mg/l jenseits der 30. Schwangerschaftswoche oder ein Screening in der 33. oder 34. Schwangerschaftswoche haben sich nicht durchsetzen können (23).

In den 70er Jahren wiesen verschiedene Autoren darauf hin, daß in der statistischen Analyse die HPL-Werte bei wachstumsretardierten Feten niedriger lägen als bei normal wachsenden Feten (Abb. 1; 9). Es wurde aber auch schon auf den sich breit überlagernden Bereich der HPL-Werte von eutrophen als auch von wachstumsretardierten Kindern aufmerksam gemacht. Wir konnten nach umfangreichen statistischen Analysen lediglich vorschlagen, aus einem HPL-Wert nur das Risiko einer Wachstumsretardierung abzuleiten: Jenseits der abgeschlossenen 32 Wochen sprechen Werte über 8 mg/l mit 95% Wahrscheinlichkeit gegen, Werte unter 3 mg/l für eine intrauterine Wachstumsretardierung. Wir haben in Zusammenarbeit mit Klingmüller und Vogel den pathomorphologischen Hintergrund für die diagnostische Unsicherheit zeigen können (12). Diese Einschränkungen führen dazu, daß nach der Meinung in der Literatur die Sensitivität der verminderten HPL-Konzentration im Blut der Schwangeren zur Diagnostik der Wachstumsretardierung nicht sehr hoch ist. Kuss gibt einen Wert von 20–30% an (16), ich habe 56% gefunden (9). Klopper hat mit biochemischen Methoden Erkennungsraten der intrauterinen Wachstumretardierung von bis zu 90% mitgeteilt (14). Schon diese Gegenüberstellung, die noch beträchtlich erweitert werden könnte, weist auf die unterschiedliche klinische Wertigkeit hin, die die Hormonanalysen auszeichnet.

Unter den Östrogenbestimmungen hat sich nach längerer Diskussion die Messung des unkonjugierten Östriols im Serum durchgesetzt, vor allem weil die unkonjugierte Form dem geringsten Einfluß durch mütterliche Funktionen wie Leber, Darm oder

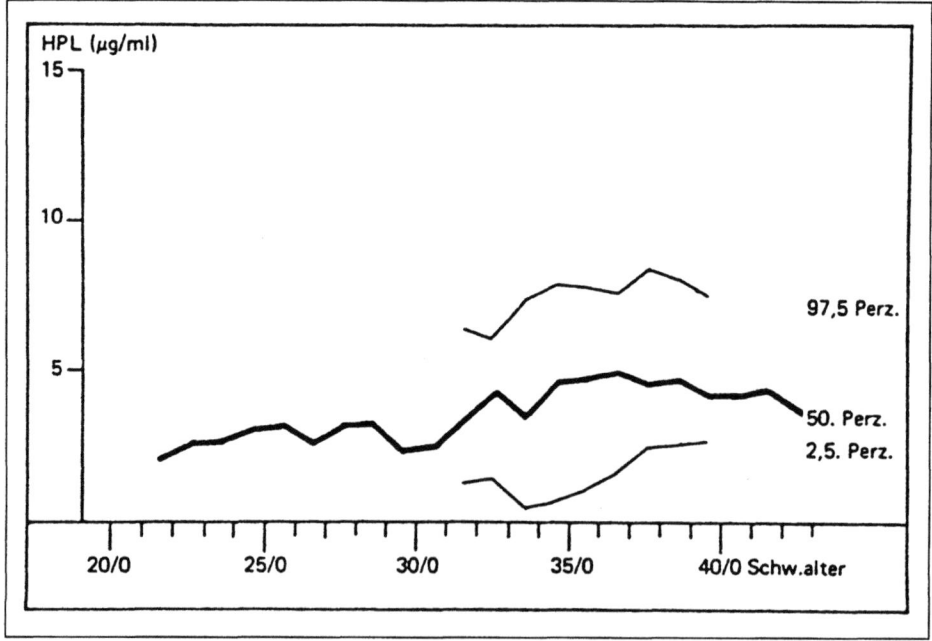

Abb. 1. 95%-Bereich und Mediane der HPL-Werte von Müttern intrauterin wachstumsretardierter Kinder (< 10. Perzentile nach Lubchenco; 9)

Nieren ausgesetzt ist. Wichtig beispielsweise ist der Zeitpunkt der Blutabnahme für die Östriolbestimmung, eine Folge der Tagesrhythmik (20). Ohne Zweifel stellen Serumbestimmungen Momentaufnahmen dar, während die Bestimmungen im 24-Stunden-Urin einen Tagesdurchschnitt ermitteln. Es ist allerdings fraglich, ob die Unterschiede zwischen den verschiedenen Östrogenbestimmungen in ihrer diagnostischen oder prognostischen Validität wesentlich sind (1). Es ist jedoch entscheidend, die methodischen Hintergründe der klinisch benutzten Hormonwerte zu kennen und zu berücksichtigen. Zahlreiche Arbeitsgruppen haben sich mit der klinischen Bedeutung der Östriolbestimmung auseinandergesetzt (Abb. 2). Distler et al. haben den Wert der Serumöstriolbestimmung zur fetalen Risikoerkennung kritisch analysiert. Dabei haben sie die „enorme Ineffektivität der hormonalen Überwachungsmethoden" hervorgehoben (8). Knapstein u. Mitarbeiter haben in einer prospektiven Studie eine signifikante Korrelation zwischen niedrigen Östriolwerten im Serum zum Geburtsgewicht der Kinder gefunden, aber keine Korrelation zum Zustand der Kinder unmittelbar nach der Geburt oder zur perinatalen Mortalität (15). Kuss hat gerade den Wert der Östriolbestimmung in der Unabhängigkeit der Östriolproduktionsrate von der plazentaren Aktivität betont, die diese Größe zum Indikator des fetalen Wohlbefindens macht (16). Er hat eine Sensitivität erniedrigter Östriolwerte in bezug auf eine fetale Beeinträchtigung von etwa 50% angegeben. Schmidt u. Mitarbeiter geben für die Gesamtöstrogenbestimmung aus dem 24-Stunden-Urin eine Sensitivität von rund 60% an (22).

Diese Angaben sollen einen kleinen Eindruck der verwirrenden Zahlen – auch widersprüchlichen Mitteilungen – in der Literatur über den Voraussagewert der Hor-

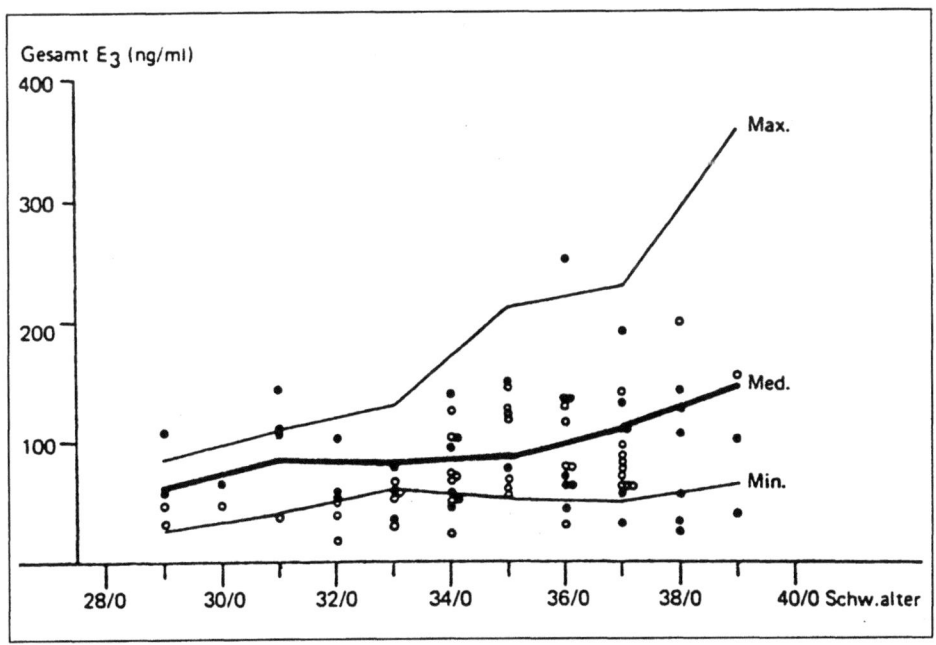

Abb. 2. Gesamtöstriolwerte im Plasma von Schwangeren mit intrauterin wachstumsretardiertem Kind; offene Kreise bei leichter Retardation, geschlossene Kreise bei schwerer Retardation; Minimum-, Median- und Maximumwerte des Normalbereichs (9)

monwerte in bezug auf die Wachstumsretardierung des Feten vermitteln. Dabei ist der Voraussagewert natürlich von der Art der Interpretation abhängig; Keller hat auf die verschiedenen Verlaufskurven zur Interpretation hormoneller Überwachungsverfahren hingewiesen (Abb. 3; 11). Niedrige, stetig ansteigende Werte sind meist nicht als kritisch anzusehen, da sie aus statistischen Gründen unterhalb der 10. Perzentile oder auch bei einem genetisch kleinen, aber gesunden Kind auftreten können. Kritischer ist die Lage, wenn tiefe Werte immer mehr vom Normbereich abweichen. Ähnlich müssen auch Werte aufgenommen werden, die aus dem Normbereich ausbrechen und in den pathologischen Bereich absinken. Nur in dieser dynamischen Betrachtungsweise können die Hormonanalysen in Einzelfällen wenn auch keine klinisch entscheidenden, so doch immerhin interessante Aufschlüsse über die Progredienz einer Plazentafunktionsstörung liefern.

Untersuchungen zur Korrelation von Ergebnissen antepartaler Überwachungsmethoden zum „fetal outcome" sind erschwert durch den Einfluß des Geburtsgesche-

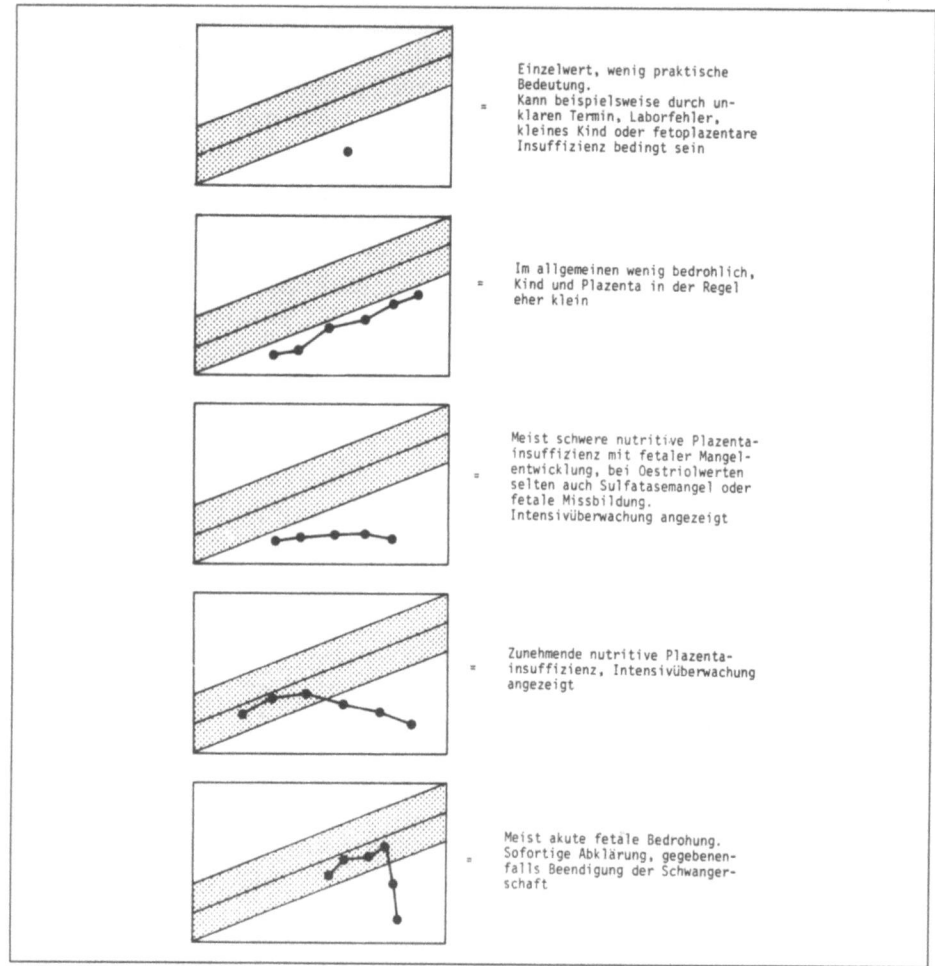

Abb. 3. Interpretation verschiedener Verlaufskurven hormonaler Überwachungsmethoden (11)

hens. Daher wurde eine Auswertung erstellt, die diesen Gesichtspunkt eliminiert: Ich habe aus den Jahren 1986 und 1987 die Krankengeschichten der Patientinnen der Klinik für Geburtshilfe des Universitätsspitals Zürich zusammengestellt, bei denen Hormonuntersuchungen in der Spätschwangerschaft vorgenommen und eine abdominale Schnittentbindung ohne eröffnete Blase und ohne zervixwirksame Wehen durchgeführt wurden. Fälle mit fetalen Mißbildungen, kongenitalen Infektionen oder Chromosomenaberrationen wurden ausgeschlossen. Bei 28 Frauen trafen diese Bedingungen der retrospektiven Auswertung zu. Die Geburtsgewichte der in den SSW 30+2 bis 41+1 geborenen Kinder betrugen zwischen 890 und 3600 g. Die Indikationen zur abdominalen Schnittentbindung, die in 17 Fällen in Vollnarkose und in 11 Fällen in Periduralanästhesie durchgeführt wurde, sind in Tabelle 3 aufgeführt. Bei den 124 Hormonbestimmungen wurden – dem Vorschlag Kellers folgend – sowohl der Verlauf als auch der Absolutwert vor dem Hintergrund des Normalbereichs bewertet.

Die Verteilung der normalen bzw. suspekten unkonjugierten Östriolwerte in Abhängigkeit vom Geburtsgewicht bei den 28 untersuchten Fällen zeigt Tabelle 4. Bemerkenswert ist, daß bei allen eutrophen Kindern die Östriolwerte normal waren. Tabelle 5 zeigt dieselbe Darstellung für die HPL-Werte. Dabei ist ebenfalls bedeutsam, daß die HPL-Werte bei allen eutrophen Kindern normal waren und bei neun von zwölf Frauen mit intrauterin wachstumsretardierten Feten suspekte HPL-Werte gefunden wurden.

Tabelle 3. (Haupt-)Indikationen zur abdominalen Schnittentbindung bei den 1986 bis 1987 untersuchten 28 Fällen im Universitätsspital Zürich, Klinik für Geburtshilfe

Placenta praevia	8
Vorzeitige Plazentalösung	2
BEL	4
QL	2
Mißverhältnis	2
Präeklampsie	2
intrauteriner Sauerstoffmangel	2
intrauterine Wachstumsretardierung	6

Tabelle 4. Unkonjugierte Östriolwerte in Abhängigkeit vom Geburtsgewicht bei den untersuchten 28 Fällen

Geb. gew.	unkonj. Östriol	normal	suspekt	
>10. Perz.		16	–	16
≤10. Perz.		4	8	12
		20	8	28

Sensitivität 8/12
Spezifität 16/16
Eintrittswahrscheinlichkeit 8/8
Ausschlußwahrscheinlichkeit 16/20

Tabelle 5. HPL-Werte in Abhängigkeit vom Geburtsgewicht bei den untersuchten 28 Fällen

Geb. gew.	HPL normal	suspekt	
> 10. Perz.	16	–	16
≤ 10. Perz.	3	9	12
	19	9	28

Sensitivität 9/12
Spezifität 16/16
Eintrittswahrscheinlichkeit 9/9
Ausschlußwahrscheinlichkeit 16/19

Betrachtet man den Zustand der Kinder unmittelbar nach der Geburt, so traten vier leichte Azidosen mit pH-Werten im Nabelschnurarterienblut von 7,15 bis 7,19 auf, zwei in dem Kollektiv mit pathologischen HPL- und Östriol-Werten und zwei in dem mit normalen Hormonwerten.

Zusammenfassend läßt sich aus der Einzelanalyse der hier untersuchten Fälle folgern, daß der Verlauf der Hormonwerte Aussagen über die Änderung der Plazentafunktion in einigen Fällen zuläßt. Deutlich wird aber, daß das klinische Management von anderen Parametern bestimmt wird, im wesentlichen von der ultrasonographischen Fetometrie und der Kardiotokographie. Kein einziges Mal wurde die Beendigung der Schwangerschaft aufgrund der Hormonwerte allein vorgenommen.

Die geburtshilfliche Entscheidung über das Abwarten oder die Beendigung der Schwangerschaft bei ultrasonographisch gesicherter Wachstumsretardierung wird heute im wesentlichen vom antepartalen Kardiotokogramm abhängig gemacht. Daher sind regelmäßige kardiotokographische Kontrollen angezeigt, um das Auftreten hypoxiesuspekter Herzfrequenzmuster frühzeitig zu erkennen. Darüber hinaus gibt es Ärzte, die bei zunehmendem Wachstumsstillstand auch ohne hypoxiesuspekte Herzfrequenzmuster die Schwangerschaft beenden. Der Geburtsmodus wird in Abhängigkeit von der Zervixreife, der Parität, der Lage und Einstellung des Kindes getroffen.

Als Konsequenz aus den Darlegungen muß gefolgert werden: 1. Die Basisdiagnostik und Überwachung bei der intrauterinen Wachstumsretardierung ist heute die ultrasonographische Fetometrie und die Kardiotokographie. Als Zusatzmethoden kommen die Amnioskopie und das biophysikalische Profil in Betracht.

2. Die Hormonanalysen erlauben nur in Einzelfällen im Rahmen der Überwachung bei Wachstumsretardierung klinisch verwertbare Aussagen. Ihr genereller Einsatz kann heute keineswegs empfohlen werden.

Literatur

1. Bacigalupo G, Saling E, Gesche J (1982) Paired measurements of total and unconjugated estriol in maternal plasma during the 2nd and 3rd trimester of pregnancy – their relationship to intrauterine growth retardation. J Perinat Med 10: 73
2. Barbieri F, Botticelli R, Consarino R, Genazzani AR, Volpe A (1986) Failure of placenta to produce hPL in an otherwise uneventful pregnancy: a case report. Biol Res Pregnancy Perinatol 7: 131
3. Bolte A, Hiller HJ, Nebel N, Schlensker K-H (1976) Die kindliche Entwicklung nach Plazentadysfunktion. Arch Gynek 220: 227
4. Bolte A, Schlensker K-H, Breuker KH, Wolff F (1983) Geburtshilfe bei schwerer fetaler Wachstumsretardierung. Geburtshilfe Frauenheilkde 43: 93
5. Bolte A, Fuhrmann U, Hamm W, Kusche M, Schlensker K-H, Stenzel B (1987) Geburtshilfliches Management bei schwerer fetaler Wachstumsretardierung. Geburtshilfe Frauenheilkde 47: 518
6. Bolte A, Eibach HW, Gladtke E, Günther H, Hamm W, Mendl-Kramer S, Schauseil-Zipf U, Schlensker K-H, Stenzel B (1987) Die kindliche Entwicklung nach schwerer intrauteriner Wachstumsretardierung – Ergebnisse von Follow-up-Studien. Geburtshilfe Frauenheilkde 47: 525
7. Chiswick ML (1985) Intrauterine growth retardation. Br Med J 291: 845
8. Distler W, Kiwit JCW (1983) Kritische Analyse der fetalen Risikoerkennung durch Serum-Östriol-Bestimmungen. Z Geburtshilfe Perinatol 187: 168
9. Dudenhausen JW (1978) Humanes plazentares Laktogen – Bedeutung in der zweiten Schwangerschaftshälfte. Thieme, Stuttgart
10. Hassan MM, Bottoms SF, Mariona FG, Syner FN, Simkowski KM, Sokol RJ (1987) The use of clinical, biochemical and ultrasoundparameters for the diagnosis of intrauterine growth retardation. Am J Perinatol 4: 191
11. Keller PJ (1986) Biochemische Diagnostik und Überwachung. In: Künzel W, Wulf K-H (Hrsg) Klinik für Frauenheilkunde und Geburtshilfe Band 4. Urban & Schwarzenberg, München, Wien, Baltimore, S 290
12. Klingmüller-Ahting U, Dudenhausen JW, Vogel M (1976) Beziehungen des humanen plazentaren Laktogens im mütterlichen Serum in der Spätschwangerschaft zur Zottenoberfläche und zum Zottenreifestand der Plazenta. Z Geburtshilfe Perinatol 179: 132
13. Kloos K, Vogel M (1974) Pathologie der Perinatalperiode. Thieme, Stuttgart
14. Klopper A (1984) Diagnosis of growth retardation by chemical methods. Clin Obstet Gynecol 11: 437
15. Knapstein P, Melchert F (1978) Biochemische Überwachung der Risikoschwangerschaft. Gynäkologe 11: 151
16. Kuss E (1987) Was ist „Das Plazenta-Insuffizienzsyndrom?" Geburtshilfe Frauenheilkde 47: 664
17. Kyank H-R (1983) HPL im Serum, Gesamtöstrogenausscheidung und Serumoxytocinase bei intrauteriner Retardierung. Zentralbl Gynäkol 105: 635
18. Low JA, Galbraith RS, Muir D, Killen H, Pater B, Karchmar J (1982) Intrauterine growth retardation: A study of long-term morbidity. Am J Obstet Gynecol 142: 670
19. Manning FA, Platt LD, Sipos L (1980) Antepartum fetal evaluation. Development of a fetal biophysical profile score. Am J Obstet Gynecol 136: 787
20. Rech G, Kronitz B, Breckwoldt M (1987) Die Bedeutung des Östriolprofils als endogener Funktionstest der fetoplazentaren Einheit. Geburtshilfe Frauenheilkde 47: 774
21. Reichwein D, Vogel M (1972) Formen und Häufigkeit materno-plazentarer Durchblutungsstörungen bei Neugeborenen unterschiedlicher Gewichts- und Reifeklassen. Z Geburtshilfe Perinatol 176: 364
22. Schmidt W, Kubli F, Garoff L, Hendrik HJ, Leucht W, Runnebaum B (1982) Diagnose der intrauterinen Wachstumsretardierung – Vergleich von Klinik, Gesamtöstrogenbestimmung aus dem 24-h-Urin und Ultraschallbiometrie (Distanzmessungen, biparietaler Kopfdurchmesser und thorako-abdominaler Querdurchmesser) unter Berücksichtigung des antepartalen und subpartalen CTGs. Geburtshilfe Frauenheilkde 42: 709
23. Spellacy WN, Buhi WC, Birk SA (1976) Human placental lactogen and intrauterine growth retardation. Obstet Gynecol 47: 446
24. Trapp M, De Wilde R, Holzgreve W, Stals HJ, Bohnet H-G (1987) Eine Schwangerschaft ohne nachweisbares humanes plazentares Laktogen. Zentralbl Gynäkol 109: 130

25. Villar J, Belizan JM (1986) The evaluation of the methods used in the diagnosis of intrauterine growth retardation. Obstet Gynecol Surv 41: 187
26. Vintzileos AM, Gaffney SE, Salinger LM, Campbell WA, Nochimson DJ (1987) The relationship between fetal biophysical profile and cord pH in patients undergoing cesarean section before the onset of labor. Obstet Gynecol 70: 196

Therapie der drohenden Frühgeburt – Stellenwert der intermittierenden Bolustokolyse

L. Spätling

Universitäts-Frauenklinik Bochum, Marienhospital Herne

Die Tokolyse, vor allem mit Betamimetika, steht in einem Zwiespalt. Einerseits wissen wir, daß sie in der Lage ist, Geburten, wenn auch nur gering, zu verzögern und durch Optimierung der Voraussetzungen die perinatale Morbidität und Mortalität zu senken, andererseits ist trotz eines hohen Betamimetikaverbrauchs der Prozentsatz der Frühgeburten nicht signifikant gesunken. Eine Ursache dafür mag in einem „Shifting" innerhalb der Geburtsklassifikation liegen (4): Durch den Einsatz von Tokolytika können potentielle Aborte zu Frühgeburten werden. Wenn ein entsprechender Anteil möglicher Frühgeburten zu Termingeburten würde, wäre insgesamt die Frühgeburtenrate konstant geblieben.

Jedem Geburtshelfer ist das Dilemma bewußt, daß er einen gewissen Prozentsatz der Patientinnen mit vorzeitigen Wehen überflüssigerweise tokolysiert. Einerseits führt nicht jede vorzeitige Wehentätigkeit zu einer Frühgeburt, und andererseits kann man zur Sicherung der Diagnose nicht unbedingt die Reifung der Zervix abwarten.

Als übergeordnete Ursache der Frühgeburt kann generell eine Störung der mütterlichen Homöostase angenommen werden (5). Eine detaillierte Aufschlüsselung und Bewertung der Ursachen und ihre Früherkennung ist in einer unlängst publizierten Übersichtsarbeit dargestellt (5). Ebenso schwer wie die Ätiologie der Frühgeburt läßt sich aus oben genannten Gründen auch die Indikation zur Tokolyse beschreiben.

Hat die Schwangere vor der abgeschlossenen 36. Schwangerschaftswoche portiowirksame Kontraktionen oder sogar Wehen und ist das Schätzgewicht des Kindes im Ultraschall kleiner als 2500 g, so ist eine tokolytische Therapie selbstverständlich. Da aber kaum ein Geburtshelfer wagt, eine mögliche Protiowirksamkeit abzuwarten, hat sich eine tokolytische Therapie bei regelmäßigen Kontraktionen von wenigstens 1/10 min oder bei Wehen durchgesetzt. Eine massive Therapie sollte jedoch sistiert werden, wenn die kindliche Lungenreife vorhanden ist. Wehenhemmung verbietet sich bei einem Amnioninfekt, bei schwerer fetaler Mangelentwicklung oder mütterlichen Kontraindikationen. Der vorzeitige Blasensprung stellt heute keine Kontraindikation mehr zur Tokolyse dar. Unter exakter Überwachung der Schwangeren ist es mit Hilfe der tokolytischen Therapie möglich, den Zeitpunkt der Geburt hinauszuzögern und so das Fetal outcome zu verbessern (3). Wir haben allerdings weder in der Universitäts-Frauenklinik Zürich noch in der Universitäts-Frauenklinik Bochum/Herne bei vorzeitigem Blasensprung je ein Antibiotikum gegeben.

Den generellen Wunsch, eine exakte Klassifikation vorzeitiger Wehen mit einem präzisen Therapiekonzept durchzuführen, wird man in den seltensten Fällen in die Tat umsetzen können. Es sollte aber jeder tokolytischen Therapie der Leitgedanke vorangestellt sein: So wenig Tokolytikum wie möglich, soviel wie nötig. Es muß dem

Therapeuten bewußt sein, daß auch eine tokolytische Therapie geeignet ist, die mütterliche Homöostase zu stören.

Zur Darstellung des weiten Indikationsbereichs soll die Therapie bei „drohender Frühgeburt" als minimale und maximale Therapieform dargestellt werden: Nach Herauslösen der Patientin aus dem Alltag und Verordnung von Bettruhe sollte bei leichten, unregelmäßigen, nicht portiowirksamen Kontraktionen eine Magnesiumsubstitution intravenös (40 mmol/die) oder oral (20–25 mmol/die) eingeleitet werden. Eine orale Tokolyse kann mit einem Tageswehenbogen, in den die Patientin alle empfundenen Wehen in ein entsprechendes Stundenkästchen einträgt, nach Kontraktionshäufigkeit individualisiert werden (2). Bei starken, regelmäßigen, portiowirksamen Wehen werden mehrere therapeutische Wege beschrieben. Die hochdosierte Valiumgabe und die Alkoholinfusionen sind fast überall verlassen worden. Eine Hemmung der Prostaglandinsynthese wird in einigen Kliniken bei Frauen, die mit Betamimetika nicht ausreichend behandelt werden können, durchgeführt, kann aber nicht generell empfohlen werden (9).

Da man bei der hochdosierten Magnesiumtherapie bei Prä/Eklampsie eine Verringerung der Wehenhäufigkeit beobachtete, wurde diese Therapie bei der drohenden Frühgeburt durchgeführt (8). Dieses Verfahren wurde sogar mit einer maximalen Betamimetikagabe kombiniert (1). Aber auch diese Substanzen sind besonders bei den notwendigen hohen Dosierungen von einer Vielzahl von Nebenwirkungen begleitet, zum Teil ähnlich komplikationsreich, wie die meisten zur Tokolyse verwandten Betamimetika. Deshalb wurden Betamimetika auch mit anorganischen und organischen Kalziumantagonisten und Beta-1-Blockern kombiniert gegeben.

Die eindrucksvolle Vielzahl von Nebenwirkungen bis hin zum Lungenödem hat uns nach einem Tokolyseverfahren zur Verringerung der Nebenwirkungen suchen lassen:

Das Wissen, daß kein Steuerungsmechanismus im Organismus des Menschen kontinuierlich abläuft, und unsere Erfahrung, daß während der doppelseitigen In-vitro-Plazentaperfusion bei kurzfristiger, bolusförmiger Substanzapplikation nur ein minimaler Stofftransfer zum Feten erfolgt, veranlaßte uns zur Frage, ob eine kontinuierliche Stimulation der Betarezeptoren zur Tokolyse überhaupt notwendig ist. So haben wir die Hypothese aufgestellt, daß mit einer pulsatilen Abgabe eines Betamimetikums ein gleicher Therapieerfolg wie mit einer kontinuierlichen Tokolyse durchgeführt werden kann, nur mit einem geringeren Medikamentenverbrauch und besserer Verträglichkeit.

Um diese Hypothese zu prüfen, entwickelten wir eine mikroprozessorgesteuerte Pumpe (Fa. Braun, Melsungen), mit der es möglich ist, vorwählbare Substanzmengen in einstellbaren Zeitintervallen abzugeben. In die Pumpe wurde eine 50-ml-Spritze mit unverdünntem Fenoterol (Partusisten, Boehringer, Ingelheim) und 1000 IE Heparin gespannt. Zum Vergleich der Bolustokolyse mit der herkömmlichen, kontinuierlichen Tokolyse wurden die zu therapierenden Patienten streng alternierend den beiden Therapieverfahren zugeordnet. Die Gruppen waren weder im Vaginalbefund und Gestationsalter vor Tokolysebeginn noch Alter, Gravidität und Parität verschieden.

Es wurden folgende Ergebnisse erzielt: Die Dauer der Tokolyse war in der Bolusgruppe signifikant erniedrigt. Für eine Bolustokolyse wurde täglich nur ein Drittel der Fenoteroldosis benötigt, die während einer kontinuierlichen Tokolyse notwendig war.

Hochsignifikant ist auch der Unterschied bei der Gesamtmenge, die bei der Bolustokolyse weniger als ein Fünftel betrug. Die Unterschiede in der Verlängerung des Gestationsalters von 45,5 Tagen bei der Bolustokolyse gegenüber 27 Tagen bei der kontinuierlichen Tokolyse waren nicht signifikant. Ein Versagen der Tokolyse innerhalb von 48 h wurde in der Bolusgruppe zweimal und in der „kontinuierlichen" Gruppe viermal gezählt. In der Gruppe mit Bolustokolyse waren die Neugeborenen mit 3070 g um ca. 500 g signifikant schwerer. Der Apgar war nicht verschieden. In der Bolusgruppe wurden halb so viele Kinder unter 2500 g (7) gezählt wie bei der kontinuierlichen Tokolyse. Zwei Kinder bei der Bolustokolyse und 8 Kinder in der herkömmlichen Tokolyse wurden wegen eines Atemnotsyndroms in die neonatologische Intensivabteilung verlegt (ausführlicher: 7).

Auch wenn die pulsatile Stimulation des Myometriums den physiologischen Steuerungsabläufen schon sehr nahe kommt, so ist doch eine Abgabe des Tokolytikums in Abhängigkeit von der Wehenhäufigkeit wünschenswert. Deshalb haben wir ein Forschungsprojekt eingerichtet, das sich mit der Steuerung der Bolustokolyse befaßt*: Mit Hilfe von nichtinvasiven Verfahren sollen Signale uteriner Kontraktionen erfaßt, von einem Rechner erkannt und zur Steuerung der Bolusintervalle herangezogen werden, um eine weitere Reduzierung der zur Tokolyse notwendigen Betamimetikadosis zu ermöglichen.

---

* Das Projekt wird unterstützt mit Mitteln der Deutschen Forschungsgemeinschaft (SP 213/2) und des Landes Nordrhein-Westfalen.

Literatur

1. Hatjis CG, Nelson LH, Meis PJ, Swain M (1984) Addition of magnesium sulfate improves effectiveness of ritodrine in preventing premature delivery. Am J Obstet Gynecol 150: 142–149
2. Spätling L, Mohr K, Eulenburg R (1981) Der Tageswehenplan, eine Hilfe bei individueller Tokolyse. Arch Gynecol 232: 497–499
3. Spätling L, Lysikiewicz A (1982) Vorzeitiger Blasensprung und Frühgeburt: Morbidität bei Mutter und Kind. In: Huch A, Huch R, Duc G, Rooth G (Hrsg) Klinisches Management des „kleinen" Frühgeborenen. Thieme, Stuttgart, New York, S 81–82
4. Spätling L, Fallenstein F (1986) Intermittierende parenterale Applikation von Betamimetika zur Wehenhemmung. In: Jung H, Fendel H, Karl C (Hrsg) Neueste Ergebnisse über Betamimetika. Steinkopff, Darmstadt, S 43–50
5. Spätling L (1987) Die Frühgeburt vor der 34. Schwangerschaftswoche: Häufigkeit, Ursachen und Früherkennung. Gynäkologe 20: 4–13
6. Spätling L, Spätling G (1988) Magnesium supplementation in pregnancy. A double blind study. Brit J Obstet Gynaecol 95: 120–125
7. Spätling L, Fallenstein F, Schneider H, Dancis J (1988) Bolus tocolysis: Treatment of preterm labour with pulsatile administration of a betaadrenergic agonist. Am J Obstet Gynecol (in press)
8. Steer CM, Petrie RH (1977) A comparison of magnesium sulfate and alcohol for the prevention of premature labor. Am J Obstet Gynecol 129: 1–4
9. Wolff F (1984) Die Frühgeburt. Gedon & Reuss, München, S 54–71

Stellenwert der Doppler-Flow-Messung

H. Fendel, P. Kesternich

Frauenklinik der RWTH Aachen

Die Beurteilung des Blutstroms mittels Dopplertechnik ist die dritte wichtige Anwendungsform des Ultraschalls, die in den letzten zwei Jahrzehnten entwickelt und untersucht wurde. Neben den beiden anderen, der echographischen externen fetalen Herzfrequenzregistrierung und der Schnittbildtechnik, ermöglicht die Dopplersonographie einen Einblick in die fetalen und uteroplazentaren Blutstromverhältnisse (7).

Trifft ein Ultraschallstrahl auf strömende Erythrozyten innerhalb eines Gefäßes, so wird der Ultraschallstrahl an den Zelloberflächen reflektiert. Der Frequenzunterschied zwischen dem auftreffenden Ultraschallstrahl und dem reflektierten Ultraschallstrahl, die sogenannte Dopplerfrequenz, ist proportional der Blutstromgeschwindigkeit.

Man unterscheidet die kontinuierliche und die gepulste Dopplertechnik. Kontinuierliche Doppler arbeiten mit einem kontinuierlich sendenden und einem ständig empfangsbereiten Kristall und eignen sich für die qualitative Beschreibung des Blutstroms in oberflächlichen Gefäßen oder in Gefäßen in sich nicht bewegenden Medien, wie z. B. Nabelschnurgefäßen im Fruchtwasser. Eine Differenzierung zwischen Strukturen, die sich unterschiedlich bewegen, ist mit der kontinuierlichen Dopplertechnik nicht möglich. Gepulste Doppler haben einen Kristall, der den Ultraschallstrahl pulsierend aussendet und in den Sendepausen für den reflektierten Ultraschallstrahl empfangsbereit ist. Hiermit ist neben der qualitativen auch eine quantitative Beurteilung des Blutstroms möglich.

Duplexsysteme bestehen aus einer Kombination von Schnittbildtechnik und gepulster Dopplertechnik. Damit kann der Blutstrom gezielt in bestimmten Gefäßen untersucht werden (Abb. 1). Bei bekanntem Winkel zwischen Gefäß, z. B. der fetalen Aorta, und Dopplerstrahl kann aus dem gewonnenen Dopplerfrequenzspektrum mittels der Fourier-Analyse die mittlere Blutstromgeschwindigkeit berechnet werden. Normalwerte in der fetalen Aorta im letzten Trimenon liegen etwas über 30 cm/sec. Ein Vergleich der mittleren Blutstromgeschwindigkeit in der fetalen Aorta mit den durch Punktion der Nabelschnurvene gewonnenen Blutgasen von dystrophen Feten beschreibt Soothill (9). Dabei zeigt sich eine enge Korrelation zwischen mittlerer Blutstromgeschwindigkeit und Nabelschnurvenen-pO_2. Der pH-act. korreliert ebenfalls mit der mittleren Blutstromgeschwindigkeit.

Die Registrierung einer Dopplerfrequenzkurve in der fetalen Aorta bei partieller Plazentalösung zeigt fehlende Enddiastolen und weist damit auf einen verminderten Blutstrom bei einem erhöhten Widerstand in der fetalen Aorta hin (Abb. 2). Das Kardiotokogramm weist Spätdezelerationen mit folgender Bradykardie auf. Die unmittelbar notwendige Sectio caesarea bestätigt die Diagnose einer partiellen Plazentalösung. Der Nabelschnurarterien-pH betrug 7,05.

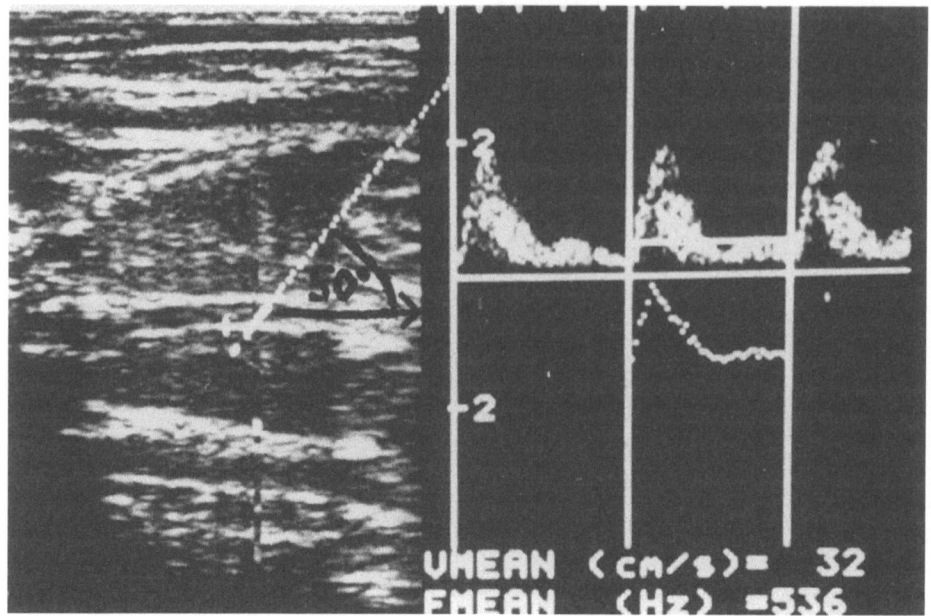

Abb. 1. Schnittbilddarstellung des fetalen Thorax längs in Höhe der Aorta mit 50° einfallendem Dopplerstrahl (links) und entsprechendes Dopplerspektrum rechts des Duplex-Systems (Fa. Kranzbühler [SMS], Solingen)

Neben der quantitativen Beurteilung des Blutstroms kann aus dem Verhältnis zwischen maximaler systolischer Frequenzverschiebung und maximaler enddiastolischer Frequenzverschiebung - auch S/D-Ratio genannt - qualitativ der Gefäßwiderstand berechnet werden. Weitere in der Literatur angegebene Indices sind der Pulsatilitätsindex (3), der das Verhältnis zwischen maximaler systolischer minus maximaler enddiastolischer dividiert durch die mittlere Frequenzverschiebung beschreibt, und der Resistanceindex (5), der das Verhältnis zwischen maximaler systolischer minus maximaler enddiastolischer dividiert durch die maximale systolische Frequenzverschiebung beschreibt.

Unterschiedliche Widerstandsverhältnisse, ausgedrückt durch das Dopplerfrequenzmuster der fetalen Aorta, lassen sich am Beispiel einer Geminigravidität demonstrieren (Abb. 3). Die Dopplerfrequenzkurve der fetalen Aorta weist im einen Fall (oben links) einen deutlich größeren Unterschied zwischen Systole und Diastole auf als im zweiten Fall (unten links). Die Dopplerkurven wurden vor Einsetzen der regelmäßigen Wehentätigkeit registriert. Sub partu kam es bei dem dystrophen Feten mit dopplersonographischen Hinweisen auf einen erhöhten Widerstand in der fetalen Aorta (oben links) zu deutlichen Spätdezelerationen, während der eutrophe Fet (unten links) wehensynchrone Akzelerationen aufwies.

Außer der fetalen Aorta eignen sich insbesondere die umbilikale Arterie und die uterinen Arterien für die dopplersonographische Beurteilung (Abb. 4). Bei ausreichender gestationsbedingter Erweiterung der Spiralarterien mit normaler uteroplazentarer Entwicklung finden sich an der lateralen Beckenwand bzw. an der Uterusoberfläche Dopplerfrequenzmuster mütterlicher Gefäße mit einer geringfügigen Differenz

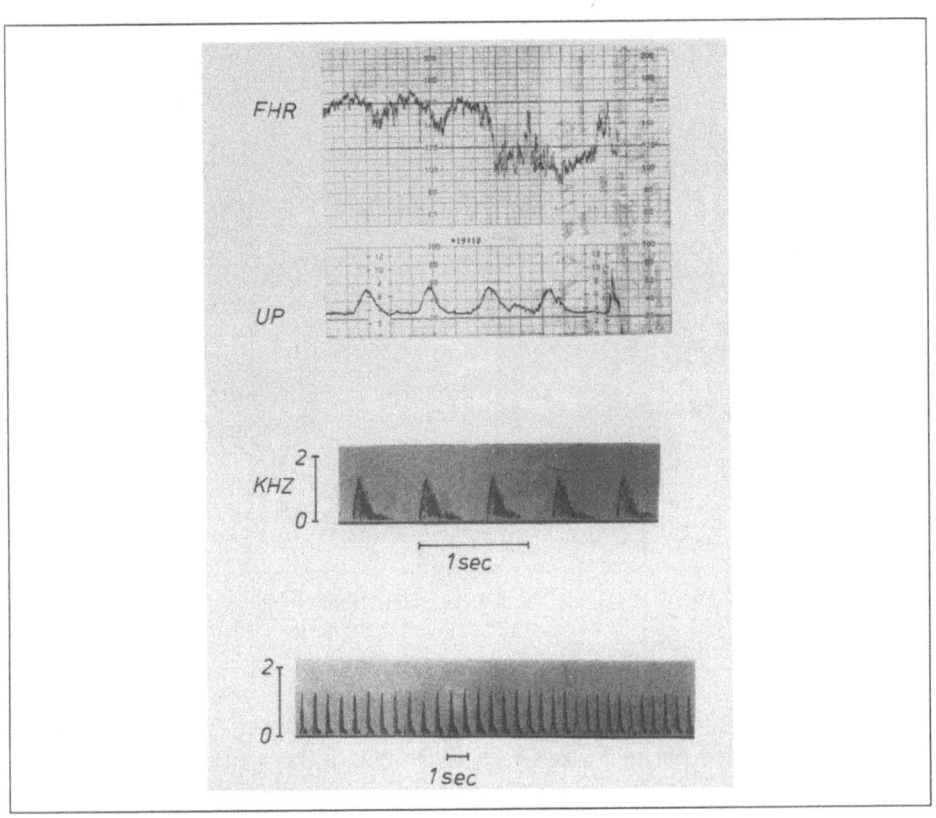

Abb. 2. Kardiotokogramm mit Spätdezelerationen und Bradykardie bei partieller Plazentalösung und entsprechendes Dopplerfrequenzmuster der fetalen Aorta mit fehlenden enddiastolischen Frequenzverschiebungen

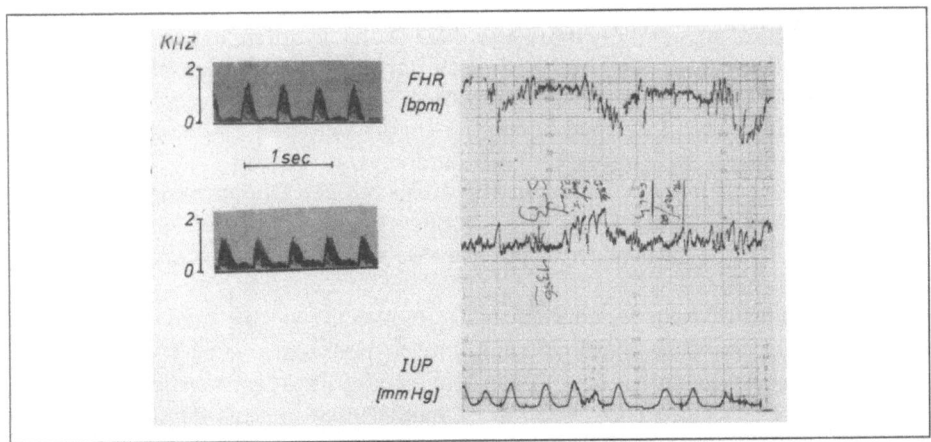

Abb. 3. Dopplerfrequenzmuster der fetalen Aorta bei Geminigravidität eines dystrophen Feten (oben links) mit großem Unterschied zwischen hohen Systolen und sehr niedrigen Diastolen und eines eutrophen Feten (unten links) mit geringerem Unterschied zwischen mäßig hohen Systolen und ausreichend hohen Diastolen. Korrespondierendes subpartales Kardiotokogramm mit Dezelerationen des dystrophen Feten und Akzelerationen des eutrophen Feten

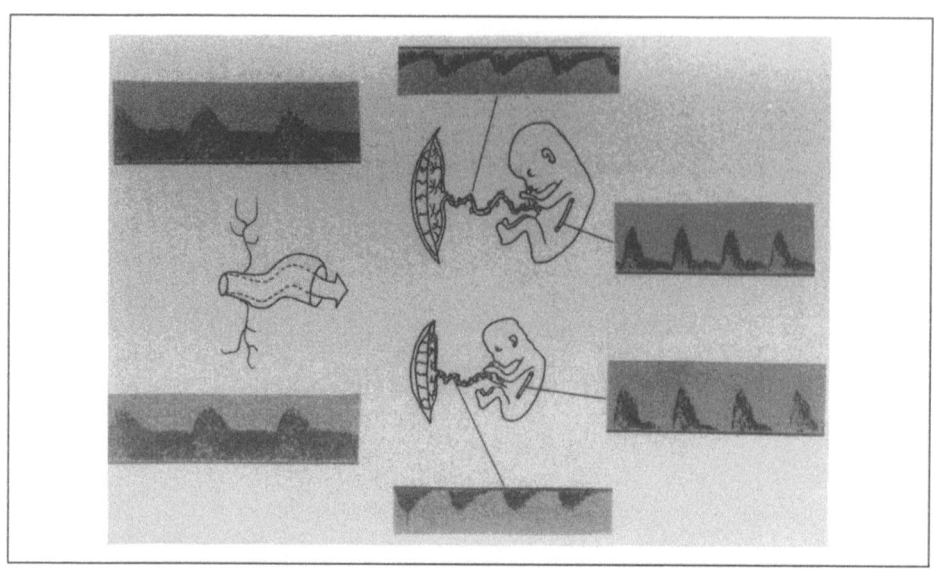

Abb. 4. Dopplerfrequenzkurven von uteriner Arterie, Nabelschnurarterie und fetaler Aorta bei normaler gestationsbedingter Spiralarterienerweiterung mit eutropher Fetalentwicklung (oben) und dystropher Fetalentwicklung (unten)

zwischen systolischer und diastolischer Frequenzverschiebung. Sie weisen auf einen niedrigen Widerstand hin und machen deutlich, daß in das weite plazentare Gefäßbett ein fast konstanter Blutstrom während des gesamten Herzzyklus erfolgt. Bei regelrechter Fetalentwicklung findet man in der Umbilikalarterie zum Ende der Schwangerschaft (Abb. 4 oben) eine diastolische Frequenzverschiebung, die mindestens 1/3 der systolischen Frequenzverschiebung beträgt und damit auf einen relativ niedrigen Widerstand hinweist. Der Widerstand in der fetalen Aorta ist zwar deutlich höher, ersichtlich an der höheren Pulsatilität (hohe Systolen, niedrige Diastolen), allerdings sind im Normalfall enddiastolisch immer deutlich vorhandene Frequenzverschiebungen registrierbar. Bei mangelhafter Zottenausreifung mit fetaler Dystrophieentwicklung (Abb. 4 unten) können die enddiastolischen Frequenzen sowohl in der fetalen Aorta als auch in der Umbilikalarterie verschwinden.

Die Gegenüberstellung des Kardiotokogramms mit den Dopplersonogrammen der drei genannten Gefäße eines mäßig dystrophen Feten, der in der 38. Woche nach 12stündiger Eröffnungsperiode spontan geboren wurde, weist im Kardiotokogramm Frühdezelerationen auf.

Dopplersonographisch finden sich in der fetalen Aorta fast keine diastolischen Frequenzverschiebungen. Allerdings sind in der Umbilikalarterie noch deutliche Frequenzverschiebungen vorhanden. Außerdem ist das Frequenzmuster der uterinen Arterie noch im Normbereich (Abb. 5). Es handelt sich hier um eine kompensierte Plazentainsuffizienz mit mäßiger fetaler Dystrophieentwicklung.

Bei ausbleibender gestationsbedingter Erweiterung der Spiralarterien findet sich, entsprechend dem Schweregrad von Widerstandserhöhung bei gleichzeitiger Einengung des intervillösen Spaltraumes, eine Erniedrigung der früh- und enddiastolischen Frequenzverschiebungen in uterinen Arterien. Bei Kompensation und eutropher

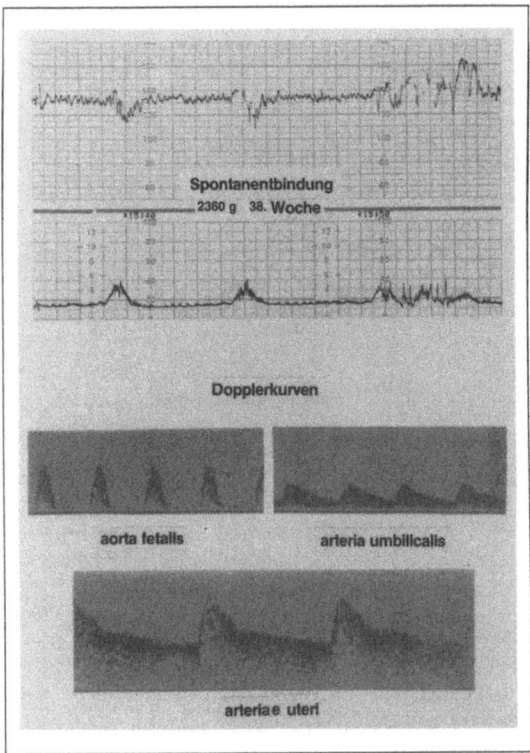

Abb. 5. Kardiotokogramm mit Frühdezelerationen und Akzelerationen eines spontan entbundenen, mäßig dystrophen Feten und entsprechende Dopplerkurven der Aorta thoracalis descendens, Arteria umbilicalis und Arteriae uteri

Fetalentwicklung (Abb. 6 oben) ist das Dopplerfrequenzmuster der Umbilikalarterie mit vorhandenen Enddiastolen normal. Bei physiologischen fetalen Atembewegungen ist ein Wechsel der Höhe der Enddiastolen und Systolen insbesondere in der fetalen Aorta zu beobachten. Bei normalem zerebralem Blutfluß findet sich in der Arteria carotis communis enddiastolisch kein oder nur ein sehr niedriger Blutfluß.

Bei plazentarer Mangelentwicklung und drohender Dekompensation sind die Dopplerfrequenzmuster auf der fetalen Seite vollständig verändert (Abb. 6 unten). Das Dopplerprofil der Arteria carotis zeigt deutlich vorhandene Diastolen als Hinweis für eine Widerstandabnahme im zerebralen Gefäßbett und damit eine Zunahme des zerebralen Blutflusses (1, 2, 4, 11).

Im peripheren Gefäßbett läßt sich ein deutlich erhöhter Widerstand nachweisen. So fehlen in der fetalen Aorta regelmäßig Enddiastolen. Gleiches zeigt sich in den Dopplerfrequenzmustern der Umbilikalarterie. Auch hier finden sich nur systolische Spitzen und allenfalls frühdiastolische Dopplerverschiebungen als Hinweis für eine starke Widerstandserhöhung im plazentaren fetalen Gefäßbett. Bei Vorliegen dieser beschriebenen Konstellation, also eines erhöhten Widerstandes in den uterinen Gefäßen, in der Umbilikalarterie, in der fetalen Aorta, erniedrigtem Widerstand im zerebralen Gefäßbett, finden sich entweder im Kardiotokogramm deutliche Hinweise auf eine drohende fetale Asphyxie oder diese lassen nicht mehr lange auf sich warten.

Der Vergleich von hochpathologischen Dopplerfrequenzkurven in der fetalen Aorta, der Umbilikalarterie und der uterinen Arterie einer ausgeprägten fetalen Man-

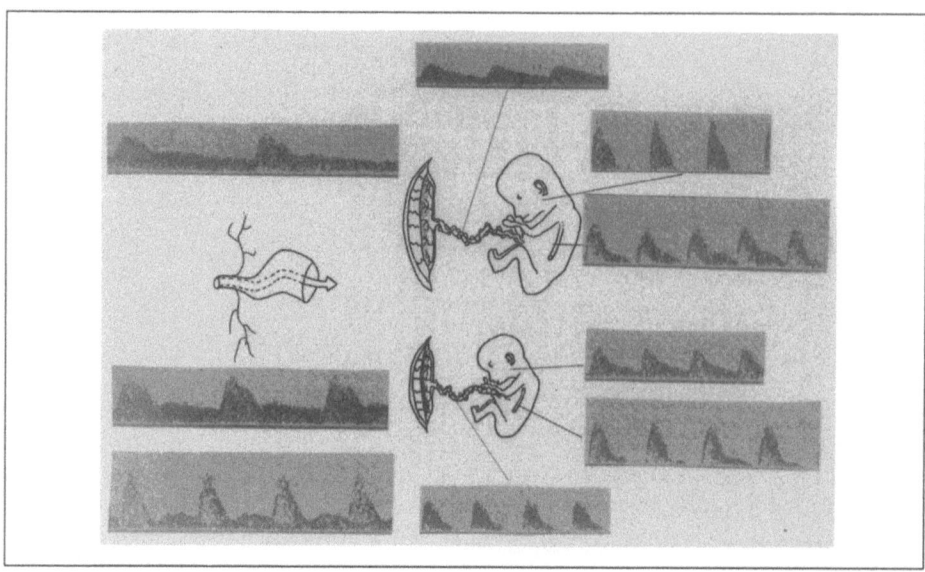

Abb. 6. Dopplerfrequenzmuster von uterinen Arterien bei ausgebliebener gestationsbedingter Spiralarterienerweiterung mit eutropher Fetalentwicklung und normalem Dopplerfrequenzmuster in Umbilikalarterie, fetaler Carotis communis und Aorta thoracalis descendens während physiologischer Atembewegungen sowie bei dystropher Fetalentwicklung und schwerster uteroplazentarer Insuffizienz mit Zeichen der Widerstandserhöhung in uterinen Arterien, Umbilikalarterie und fetaler Aorta sowie Widerstandsverminderung im zerebralen Versorgungsgebiet

gelentwicklung mit dem Kardiotokogramm unmittelbar präpartal (Abb. 7) zeigt die kardiotokographische und dopplersonographische Übereinstimmung des pathologischen Schweregrades. Unmittelbar nach der Registrierung erfolgte eine Sectio caesarea mit einem 920 g schweren Feten in der 33. SSW. In der Nabelschnurarterie fand sich ein pH von 7,06.

Schulman et al. (8) unterteilte ein Kollektiv von Schwangeren nach dem Schweregrad der pathologischen Ausprägung des arteriellen uterinen Dopplersonogramms, registriert im 2. Schwangerschaftstrimenon. Bei eindeutig normalem Befund gegenüber eindeutig pathologischem Dopplerbefund findet sich eine signifikante Korrelation zwischen Dopplerbefund und Häufigkeit bzw. Schweregrad der perinatalen Komplikationen. Bei pathologischem Dopplerbefund in der uterinen Arterie ist die Schwangerschaftsdauer kürzer, das Geburtsgewicht niedriger; der prozentuale Anteil an schwangerschaftsinduzierter Hypertonie, intrauteriner Wachstumsretardierung, fetalen Notsituationen und notwendiger postpartaler Intensivbetreuung ist signifikant höher (Tabelle 1).

Die Einteilung eines Hochrisikokollektivs von Rochelson et al. (6), entsprechend einer normalen S/D-Ratio unter 3, einer pathologischen S/D-Ratio über 3 bzw. fehlenden Enddiastolen, zeigt ebenfalls eine deutliche und signifikante Zunahme der klinischen Ausprägung von fetaler Wachstumsretardierung, Frühgeburtsrate, schwangerschaftsbedingter Hypertonie, notwendigen Schnittentbindungen sowie notwendiger postpartaler Intensivversorgung. Bei fehlenden Enddiastolen in der Umbilikalarterie finden die Autoren in 88% aller Fälle ein pathologisches Dopplerfrequenzmu-

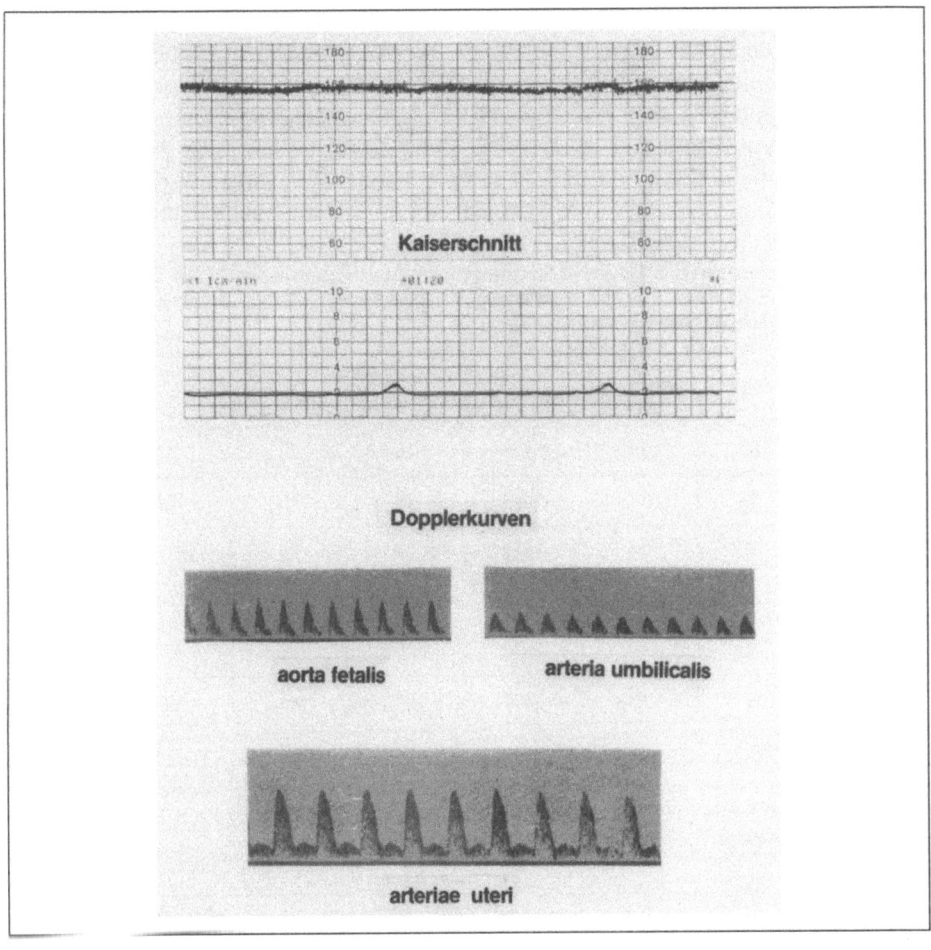

Abb. 7. Hochpathologisches Kardiotokogramm und hochpathologische Dopplerfrequenzkurven in Aorta thoracalis descendens, Arteria umbilicalis und Arteriae uteri bei schwerer EPH-Gestose mit schwerster uteroplazentarer Insuffizienz

Tabelle 1. Fetal outcome bei normalem und pathologischem Dopplerbefund in Arteriae uteri (nach Schulman, 7)

	Arteriae uteri						
	n	SSW	Gew	SIH	IUGR	FD	S/D Art. um.
Normal	40	39	3364	14	3	5	2,5
pathol.	13	37	2452	73	39	27	3,2

SSW = Schwangerschaftswoche, Gew = Gewicht, SIH = schwangerschaftsinduzierte Hypertonie, IUGR = intrauterine Wachstumsretardierung, FD = fetale Notsituation, S/D Arteria umbilicalis = Systolen/Diastolen-Verhältnis in Umbilikalarterie

ster in uterinen Arterien, wohingegen bei normalem Umbilikaldopplerbefund nur bei 14% ein pathologisches uterines Dopplerfrequenzmuster auftritt (Tabelle 2).

Neben der zeitaufwendigen Dopplerindicesbestimmung, die mittels Fourier-Analyse und Computersystemen oder manuell erfolgt, bietet sich eine visuelle Beurteilung des Dopplerfrequenzmusters an, die eine Unterteilung im normalen bzw. pathologischen Dopplerbefund ermöglicht. Ein entsprechender Vorschlag mit einer sogenannten Dopplerscoreeinteilung (Abb. 8) ergibt bei normalem Frequenzmuster in fetaler

Tabelle 2. Fetal outcome von Hochrisikoschwangerschaften bei normalem (S/D ratio ≤3), mäßig pathologischem (S/D ratio ≥3) und eindeutig pathologischem (fehlende Enddiastolen) Dopplerbefund in Umbilikalarterie (nach Rochelson, 6)

SD Art. Umb.	n	SSW	Gew	SIH	SC	PIB	path art. Ut.
			Arteria umbilicalis Hochrisiko SS				
<3	109	39	3169	19	8	0,9	14
≥3	42	37	2602	19	15	4,8	26
fehl. ED	10	34	1581	70	75	40	88
			fet. Wachstumsretardierung				
<3	12	40	2412	17	8	17	
≥3	42	36	1638	50	53	84	

SSW = Schwangerschaftswoche, Gew = Gewicht, SIH = schwangerschaftsinduzierte Hypertonie, SC = notwendige Sectio caesarea, PIB = postpartale Intensivbetreuung, pathologischer Dopplerbefund der Arteriae uteri

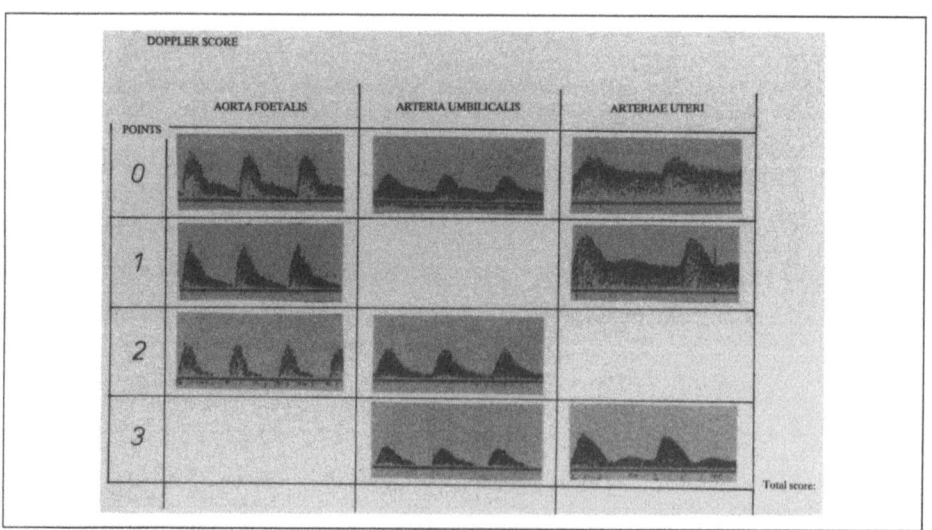

Abb. 8. Dopplerfrequenzkurven der Aorta fetalis, Arteria umbilicalis und Arteriae uteri bei Dopplerscore „0", „1", „2" und „3"

Aorta, Umbilikalarterie und uterinen Arterie mit ausreichend hohen Diastolen je einen Dopplerscorepunkt von „0" und damit einen Gesamtscore von „0". Ein präpathologischer oder fraglich pathologischer Befund in der fetalen Aorta mit sehr niedrigen, intermittierend fehlenden Enddiastolen wird mit einem Scorepunkt gewertet. Konstant und eindeutig fehlende Enddiastolen in der fetalen Aorta werden mit 2 Scorepunkten versehen. Da die klinische Aussagekraft der Umbilikalarterie allgemein als größer eingeschätzt wird, werden erniedrigte bzw. intermittierende fehlende Enddiastolen dort mit 2 Scorepunkten und eindeutig fehlende Enddiastolen mit 3 Scorepunkten versehen. Ein eindeutig pathologischer Dopplerfrequenzverlauf mit frühdiastolischer Frequenzerniedrigung und enddiastolischen Frequenzen kleiner als 50% der systolischen Frequenzen in uterinen Arterien werden mit 3 Scorepunkten gewertet, angedeutete früh- oder enddiastolische Erniedrigungen mit einem Scorepunkt.

Die Aufschlüsselung des klinischen Ergebnisses bei normalem Dopplerscore (0) bzw. eindeutig pathologischem Dopplerscore (≥ 3) ergibt eine Spezifität von 94% und eine Sensitivität von 74% (Tabelle 3). Dabei wurde der Dopplerscore prospektiv erhoben, und das Ergebnis wurde entsprechend retrospektiv ausgewertet. Bei normalem Dopplerbefund in uteriner Arterie, Umbilikalarterie und fetaler Aorta fand sich in 94% aller Fälle ein unauffälliger Schwangerschaftsausgang, d. h. eutrophe Fetalentwicklung und vaginale Entbindung. Dagegen wurde bei pathologischem Dopplerscore ≥ 3 entweder eine fetale Dystrophie beobachtet oder eine Sectio caesarea war wegen drohender fetaler Asphyxie notwendig.

Tabelle 3. Vierfeldertafel mit unauffälligem Schwangerschaftsverlauf und komplikationsreichem Schwangerschaftsverlauf (fetale Dystrophie, notwendige Sectio caesarea bei drohender fetaler Asphyxie)

Gesamt Score	Unauffällige Schwangerschaften	fetale Dystrophie Sectio c. bei droh. fet. Asphyxie	
0	113	11	124
≥ 3	8	32	40
	121	43	164

Spezifität	94%
Sensitivität	74%
pos. Vorhersagewert	80%
neg. Vorhersagewert	91%

Tabelle 4. Kontrollierte randomisierte Studie für die Beurteilung der klinischen Effektivität der Dopplersonographie. Kontrollgruppe ohne, Studiengruppe mit umbilikalem Dopplerbefund für klinisches Management (nach Trudinger, 10)

	Klin. Effektivität von umbilikalen Doppler US 300 Hochrisiko schwangerschaften Not-Sectio c. nach spont. Geburtsbeginn
Kontrollgruppe 35%	Studiengruppe 13% $p < 0{,}025$

Die bisher einzige veröffentlichte, randomisierte kontrollierte Studie über die Effektivität bzw. den Nutzen von umbilikalen Doppleruntersuchungen wurde von Trudinger (10) durchgeführt. Er unterteilt ein Hochrisikoschwangerschaftskollektiv von 300 Fällen in eine Kontrollgruppe, für deren klinisches Management eine umbilikale Doppleruntersuchung nicht zur Verfügung stand, während das Ergebnis der Doppleruntersuchung für das Management der Studiengruppe bekannt war. Hierbei zeigte sich, daß die Rate der Notsectiones nach spontanem Geburtsbeginn in der Studiengruppe signifikant niedriger war (Tabelle 4).

Obwohl weitere randomisierte kontrollierte Studien für die Beurteilung des klinischen Nutzens der Dopplersonographie notwendig sind, weisen die bisher veröffentlichten Daten auf einen möglichen Wert dieser Methode für die Diagnostik der Risikoschwangerschaft hin.

Literatur

1. Arabin B, Saling E (1987) Die Sparschaltung des fetalen Kreislaufs, dargestellt anhand von eigenen quantitativen Doppler-Blutflußparametern. Z Geburtshilfe Perinatol 191: 213–218
2. Arbeille P, Patat F, Tranquart F, Body B, Berson M (1987) Exploration Doppler des circulations artérielles ombilicale et cérébrale du foetus. J Gynecol Obstet Biol Reprod (Paris) 16: 45–51
3. Gosling RG, King DH (1975) Ultrasonic angiology. In: Harcus AW, Adamson L (eds) Arteries and Veins. Churchill Livingstone, Edinburgh, pp 61–98
4. Lingman G, Marsal K, Rosén KG, Kjellmer I (1986) Blood flow measurements in exteriorised lamb fetuses during asphyxia. In: Jung H, Fendel H (eds) Doppler Techniques in Obstetrics. Thieme, Stuttgart New York, pp 36–340
5. Pourcelot L (1974) Applications cliniques de l'examen Doppler transcutané. In: Peronneau P (Hrsg) Vélocimétrie ultrasonore Doppler. INSERM 34, S 213–240
6. Rochelson B, Schulman H, Farkmakides G, Bracero L, Ducey J, Fleischer A, Penny B, Winter D (1987) The significance of absent end-diastolic velocity in umbilical artery velocity waveforms. Am J Obstet Gynecol 156: 1213–1218
7. Schulman H (1987) The clinical implications of Doppler ultrasound analysis of the uterine and umbilical arteries. Am J Obstet Gynecol 156: 889–893
8. Schulman H, Ducey J, Farmakides G, Guzman E, Winter D, Penny B, Chi-Lee (1987) Uterine artery Doppler velocimetry: The singificance of divergent systolic/diastolic ratios. Am J Obstet Gynecol 157: 1539–1542
9. Soothill PW, Nicolaides KH, Campbell S (1986) Relation of fetal hypoxia in growth retardation to mean blood velocity in the fetal aorta. Lancet II: 1118–1119
10. Trudinger JB, Cook CM, Giles WB, Connelly A, Thompson RS (1987) Umbilical artery flow velocity wave forms in high-risk pregnancy. Lancet: I: 188–190
11. Wladimiroff JW, Tonge HM, Stewart PA (1986) Doppler ultrasound assessment of cerebral blood flow in the human fetus. Br J Obstet Gynaecol 93: 471–475

Fetale Herzfrequenz und Bewegungsmuster in Abhängigkeit von der Sauerstoffversorgung und vom neurologischen Status des Neugeborenen

G. H. A. Visser

Abteilung für Gynäkologie und Geburtshilfe, Universitätskrankenhaus Groningen

Einleitung

Der Perinalmedizin stehen heute zahlreiche Techniken zur Verfügung, um den Zustand der Feten mit intrauteriner Mangelentwicklung (IUGR = intra-uterine growth retardation) zu erfassen. In diesem Beitrag sollen Veränderungen der fetalen Herzfrequenz, der fetalen Körperbewegungsmuster und der Doppler-Sonographiekurven der fetalen Blutgefäße miteinander in Beziehung gesetzt werden; außerdem wird eine mögliche Rangfolge dargestellt, in der diese Veränderungen bei progressiver Verschlechterung des Zustands des Feten auftreten. Die Daten über pathologische fetale Herzfrequenzmuster werden im Zusammenhang mit der Sauerstoffversorgung des Feten und dem späteren neurologischen Status betrachtet.

Herzfrequenz, Bewegungen und Kurvenverlauf der Blutflußgeschwindigkeit bei IUGR

Murata et al. (10) erkannten, daß mit der progressiven Verschlechterung des fetalen Zustands beim Rhesusaffen zunächst späte Dezelerationen der kindlichen Herzfrequenz auftreten. Diese Störung war mit einer fetalen Hypoxämie verbunden. In der Folge fiel der pH langsam ab, und die Häufigkeit von Akzelerationen und fetaler Bewegungen nahm ab. Ähnlich war eine chronische Hypoxämie (und Hypoglykämie) bei wachstumsretardierten Schaffeten in einigen Fällen bereits einige Wochen früher vorhanden, bevor eine Azidose und schließlich der intrauterine Fruchttod eintrat (13).

Es gibt Hinweise darauf, daß Veränderungen der Herzfrequenz (und der Bewegungsmuster) beim wachstumsretardierten menschlichen Feten mehr oder weniger dem gleichen Schema folgen wie es beim Rhesusaffen nachgewiesen wurde. Eine mögliche Rangordnung, in der diese Veränderungen bei fortschreitender Verschlechterung des fetalen Zustands auftreten, wird in Abb. 1 dargestellt. In der Mitte der Abbildung ist das Auftreten später Herzfrequenz-Dezelerationen zu sehen. Die angenommene Rangordnung basiert auf den nachstehenden Untersuchungen.

Bei IUGR findet man verminderte Oszillationen der Basalfrequenz gewöhnlich sowohl während „reaktiver" als auch „nichtreaktiver" Episoden. Bei fehlenden späten Dezelerationen bewegt sich diese Variation fast immer im Normbereich (19). Andererseits konnte nachgewiesen werden, daß bei vorhandenen späten Dezeleratio-

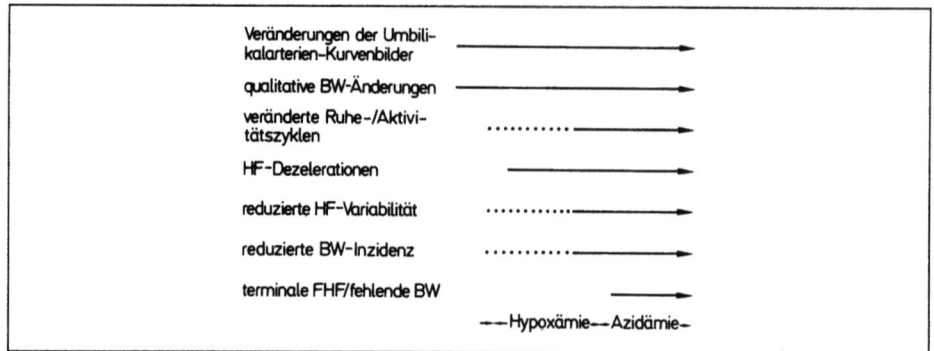

Abb. 1. Vermutete Rangfolge, in der Veränderungen der Kurvenbilder der Flußgeschwindigkeit, der Bewegungen (Bw) und der Herzfrequenz (HF) bei mangelentwickelten Feten und mit fortschreitender Verschlechterung des fetalen Zustands auftreten

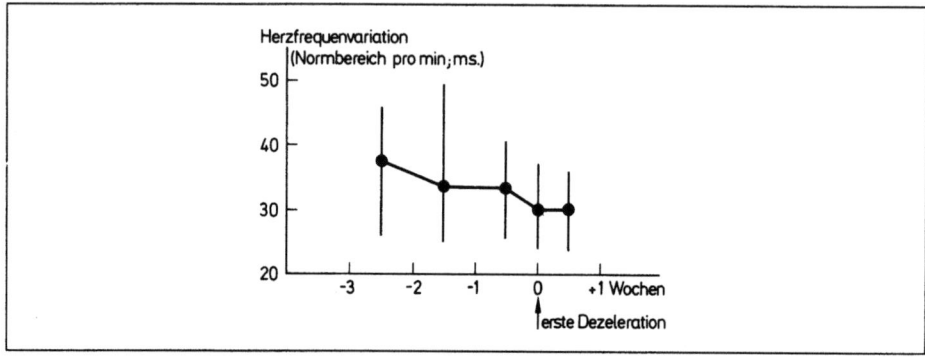

Abb. 2. Veränderungen der Oszillationsbreite (durchschnittliche Schwankungen pro Minute, in ms) in einer Longitudinalstudie in 13 mangelentwickelten Feten. Die Daten sind entsprechend dem ersten Auftreten der späten Dezelerationen eingeteilt. Die untere Normgrenze liegt bei 30 ms (5)

nen die Oszillationsbreite bei 23 (88%) von 26 Fällen reduziert war (4). Dies bedeutet, daß das Herzfrequenzmuster beim wachstumsretardierten Feten nicht von derjenigen beim normalen Feten unterschieden werden kann, bevor späte Dezelerationen auftreten. Eine Verminderung der Oszillation der Basalfrequenz muß somit als ein spät auftretendes Zeichen der fetalen Beeinträchtigung angesehen werden. Kürzlich konnten wir diese Tatsache in einer Longitudinalstudie an 13 wachstumsretardierten Feten bestätigen (16). Im Durchschnitt fiel die Oszillationsfrequenz gleichzeitig mit auftretenden Dezelerationen unter die Normgrenze (= 30 ms) (Abb. 2). Wie in der Abbildung zu sehen, gab es große Unterschiede zwischen den einzelnen Feten.

Es ist derzeit noch ungeklärt, ob kurzfristige („beat to beat"-)Schwankungen früher unter die Normgrenze abfallen. Veränderungen der fetalen Körperbewegungen (wie sie mit dem Real-Time-Ultraschallverfahren beobachtet werden) gehen mit einer Einengung der Oszillationsbreite der basalen Herzfrequenz einher. Bei fehlenden späten Dezelerationen fielen die Körperbewegungen nur in einem von acht Fällen unter die Norm (= 5% der aufgezeichneten Zeit), während bei vorliegenden Dezelerationen diese bei 18 von 27 Fällen reduziert waren (4). Von subjektiven Aufzeichnungen der fetalen Bewegungen durch die Schwangeren selbst weiß man, daß vor einem

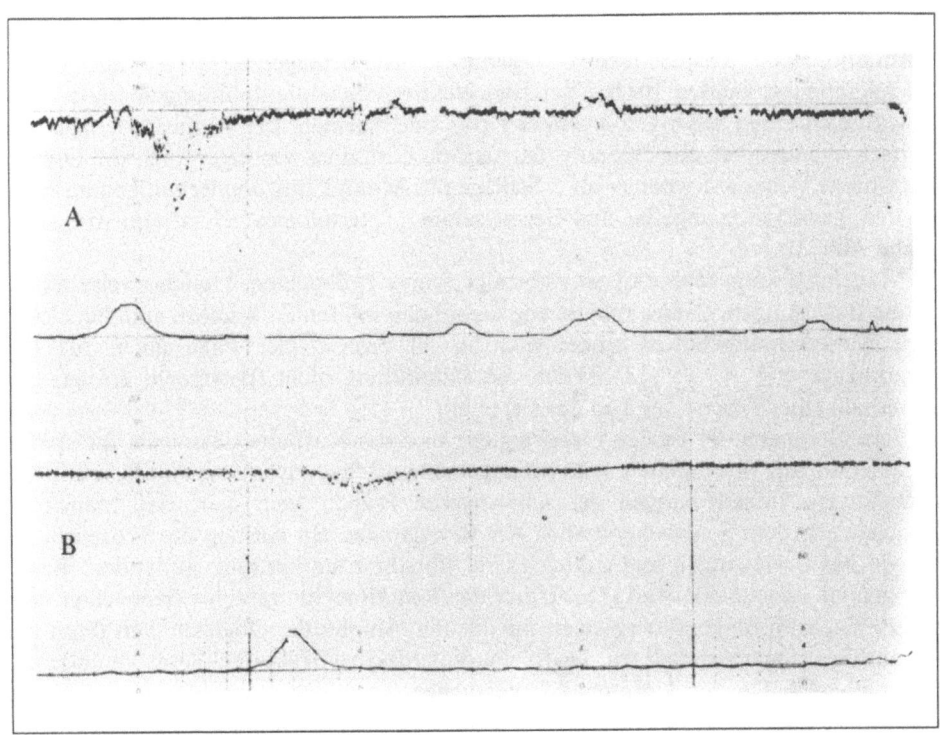

Abb. 3. Beispiel eines Kardiotokogramms mit Dezelerationen (A) und schwersten, terminalen Veränderungen (B). Papiervorschub 2 cm/min

plötzlichen Sistieren der fetalen Bewegungen als möglicher Hinweis auf den drohenden Fruchttod die Bewegungsinzidenz sich noch innerhalb der Normgrenzen bewegen kann (11, 15). Folglich muß ein Abfall der Bewegungshäufigkeit beim Feten ebenso als ein spätes Zeichen für eine Zustandsverschlechterung gewertet werden.

Ferner wurde nachgewiesen, daß vor der Entwicklung einer fetalen Azidose die Oszillationsbreite reduziert ist (8). Die initiale Verminderung der Oszillationsbreite wird daher nicht durch die fetale Azidose verursacht. Auf der anderen Seite mag jedoch die Hypoxämie eine Rolle spielen, da wir kürzlich zeigen konnten, daß bei IUGR mit verminderter Oszillationsbreite (wie in Abb. 3 gezeigt) die pO_2-Werte aus der Umbilikalarterie bei der elektiven Sectio caesarea signifikant niedriger lagen als diejenigen bei einer Kontrollgruppe (mittlerer pO_2-Wert 1,61 bzw. 2,81 kPa) (4). Die Mehrzahl der pH-Werte lag innerhalb der Normgrenzen. Bei den wachstumsretardierten Feten mit normalem fetalen Herzfrequenzmuster lag der pO_2 gewöhnlich an der unteren Normgrenze. Dies zeigt an, daß späte Dezelerationen – und eine Verringerung der Oszillationsbreite und der Bewegungsinzidenz – ante partum zeitlich mit dem Auftreten der fetalen Hypoxämie zusammentreffen. Der vorübergehende Abfall der Oszillationsbreite und der Körperbewegungen unmittelbar nach „hypoxämischen" Ereignissen (späte Dezelerationen) und der Anstieg während maternaler Hyperoxygenierung weisen außerdem auf die Relation dieser beiden Variablen zu der Sauerstoffversorgung des Feten hin (2, 3).

Im Verlauf einer verminderten Oszillationsbreite (siehe Abb. 3) besitzen Dezelerationen ein variables Muster und treten nicht nach jeder Spontankontraktion auf. Die Oszillationen der Basalfrequenz betragen mehr als 5 Schläge pro Minute; auch kleine Akzelerationen werden beobachtet. Bei elektiven Schnittentbindungen findet man gewöhnlich einen niedrigen arteriellen pO_2 und normale pH-Werte (4, 8, 18). Mit fortschreitender Verschlechterung des fetalen Zustandes verringert sich die Oszillationsbreite weiter auf weniger als 5 Schläge pro Minute, und wiederholt kommt es zu späten, gewöhnlich abgeflachten Dezelerationen („terminales" Herzfrequenzmuster; siehe Abb. 3).

Manchmal kann man eine sinusförmige Kurve beobachten. Üblicherweise fehlen fetale Bewegungen. Dieses Bild ist eng verbunden mit fetaler Azidose, und bei elektiven Kaiserschnittgeburten findet man in 70 Prozent der Fälle einen pH der Umbilikalarterie <7,15 (18). Wenn die Entbindung nicht fristgerecht erfolgt, tritt innerhalb einer Woche der Tod des Feten ein.

Veränderungen der fetalen Herzfrequenz und der Körperbewegungen, die späten Dezelerationen vorausgehen, sind im allgemeinen schwieriger zu quantifizieren. Aus subjektiven Aufzeichnungen der schwangeren Frauen weiß man, daß manchmal Wochen vor dem Schwächerwerden der Bewegungen ein Anstieg des Prozentsatzes schwacher Bewegungen und zugleich eine Abnahme starker und „rollender" Bewegungen zu verzeichnen sind (15). Unter der Real-time-Sonographie beobachtet man langsame, einförmige Bewegungen mit kleiner Amplitude. Obgleich Verfahren zur Quantifizierung entwickelt wurden, bleibt die objektive Erfassung dieser Veränderungen schwierig. Für den Ultraschall-Untersucher, der mit den normalen fetalen Bewegungen vertraut ist, sind diese Veränderungen jedoch gewöhnlich deutlich. In einer Untersuchungsreihe zu diesem Thema stellte sich eine große Übereinstimmung zwischen den einzelnen Untersuchern heraus (1).

Manning et al. (9), die eine biophysikalische Profilskala entwickelten, erfaßten diesen Aspekt durch Beobachtung der Bewegungen der Extremitäten. Eine Bewegung der Gliedmaßen aus einer gebeugten Lage in die Streckung und eine rasche Rückkehr zur Flexion wird als normaler „fetaler Tonus" angesehen. Im Gegensatz hierzu werden die Gliedmaßen in halber oder voller Extension und fehlender Rückkehr zur Flexion in der Skala als niedriger fetaler Tonus eingeordnet.

Dem Auftreten später Dezelerationen geht ebenfalls eine Störung in der Entwicklung der fetalen Verhaltensmuster voraus. Der normale Fetus zeigt von der 36.–38. Woche an genau geregelte Verhaltensmuster mit gleichzeitigen Veränderungen der Herzfrequenz, der Augen- und groben Körperbewegungen. Van Vliet et al. (22) fand, daß mangelentwickelte Feten eine Störung dieser Muster aufweisen. Es ist bisher noch unklar, ob Veränderungen in der Verteilung der Ruhe- und Aktivitätszyklen und der Verhaltenszustände, die zu einem erhöhten Prozentsatz nichtreaktiver („flacher") Herzfrequenzepisoden führen, dem Auftreten von Herzfrequenzdezelerationen vorausgehen. Aus diesen Befunden ergibt sich die Schlußfolgerung, daß bei IUGR Veränderungen der Herzfrequenz und der Motilität sehr späte Zeichen der Insuffizienz darstellen. Im allgemeinen wird man bei einem mangelentwickelten Feten eine normale Herzfrequenz und ein normales Bewegungsmuster finden. Es ist nicht die Wachstumsstörung, die man mit diesen Befunden aufdeckt, sondern wahrscheinlich in erster Linie die Hypoxämie. Frühere Insuffizienzzeichen können durch die Aufzeichnung von Kurvenbildern der Blutflußgeschwindigkeit der Umbilikalarterie oder der fetalen Aorta entdeckt werden. Bei IUGR gehen Veränderungen dieser Kurvenbilder, die auf einen erhöhten Gefäßwiderstand hinweisen, gewöhnlich den späten Dezelerationen um etwa eine bis drei Wochen voraus (7, 12). In einer ausgedehnten Studie, in der die meisten der 19 Feten longitudinal untersucht wurden, fanden Reuwer et al. einen signifikant erhöhten Pulsationsindex der Umbilikalarterie, der wenigstens 9 Tage vor dem Auftreten von Dezelerationen sichtbar war. Außer in zwei Fällen fand man jedesmal fehlende enddiastolische Flußwerte (Fluß = 0 in der Diastole). In einer Querschnittsstudie bei IUGR mit späten Dezelerationen ante partum fanden wir in 21 von 22 Fällen pathologische Kurvenbilder der Flußgeschwindigkeit in der Umbilikalarterie; bei 7 Feten konnten noch Flußgeschwindigkeiten enddiastolisch gemessen werden. In 8 von 9 longitudinal verfolgten Fällen war der Pulsationsindex mehr als drei Wochen vor Auftreten der Dezelerationen erhöht. Bei einem Fet lag ein normales Flußgeschwindigkeitsmuster vor (20).

Fetale Herzfrequenz und neurologische Morbidität

Es existieren nur wenige Studien, die sich mit der Beziehung zwischen pathologisch veränderter fetaler Herzfrequenz ante partum und neurologischer Entwicklung beschäftigen. Zudem leiden alle mit Ausnahme einer Studie darunter, daß die untersuchten Schwangeren eine Wehentätigkeit aufwiesen. Hier ist die Entscheidung schwierig, ob der Verlauf mit den vorgeburtlichen Komplikationen und/oder den Problemen in Zusammenhang steht, die durch die Wehentätigkeit induziert wurden (Literatur bei 21). In allen Studien zeigte sich eine klare Beziehung zwischen den vorgeburtlichen fetalen Herzfrequenzveränderungen (Dezelerationen) und der neurologischen Morbidität.

Die in unserer Abteilung gewonnenen Daten zeigt Tabelle 1. Es besteht eine starke Korrelation zwischen Dezelerationen (von denen 80% vor der Geburt, die restlichen vorher während der Wehen auftrat) und der neurologischen Morbidität der Neugeborenen. Neurologisch anomale Säuglinge sind auf die Gruppe mit Dezelerationen beschränkt, wobei die schlechteste Prognose bei der Untergruppe besteht, die „termi-

Tabelle 1. Neurologische Folgen bei Neugeborenen, bezogen auf die fetalen Herzfrequenzmuster ante partum (FHF) bei Mangelgeborenen (IUGR) am Termin und entsprechende Frühgeborene. SC = Sectio caesarea, NNOS = neonatal neurologische Optimalskala

	N	SC	pH_{NA} (Mittel)	Neonatale neurologische diagnostische Kategorie			NNOS (Mittel)
				normal	verdächtig	anomal	
IUGR am Termin							
normale FHF	9	9	7,25	8	1	–	56
Dezelerationen	14	14	7,14	3	7	4	51,6
total	23						
unreife IUGR							
normale FHF	12	–	7,18	7	5	–	53
Dezelerationen	14	11	7,16	4	6	4	50,5
terminale FHF	7	7	6,99	–	3	4	48,5
total	33						

nale" Herzfrequenzmuster ante partum aufwiesen. Auch bestand eine gute Korrelation zwischen pH und Morbidität. Allerdings fehlte eine Beziehung zwischen pH und Morbidität in der am Termin geborenen Gruppe mit Dezelerationen. Dies legt die Vermutung nahe, daß es sich hier um zwei getrennte Populationen handelt, bei denen die eine Dezelerationen, einen niedrigen pH und eine schwerere Mangelentwicklung aufweist (6) und nicht so sehr eine direkte Beziehung zwischen neurologischer Morbidität und dem pH zum Zeitpunkt der Geburt. Alle acht neurologisch veränderten Neugeborenen der Frühgeburtengruppe zeigten ein pathologisches fetales Herzfrequenzmuster, das bei sieben der Fälle bereits ante partum vorhanden war. Vier dieser acht Säuglinge wiesen bei der Geburt einen mehr oder weniger normalen Nabelblut-pH >7,15) auf. Nach unserer Auffassung zeigen diese Daten, daß das Vorhandensein vorgeburtlicher Dezelerationen hinsichtlich der neurologischen Folgen beim Neugeborenen wichtiger ist als der aktuelle pH-Wert zum Zeitpunkt der Geburt. Diese Daten betonen die Bedeutung der pränatalen Hypoxämie für die Hirnentwicklung. Bei IUGR geht die Hypoxämie wahrscheinlich mit einer chronischen Hypoglykämie (13, 17) und dem Mangel an anderen Nahrungsstoffen einher. Bei diesen Feten ist daher der zerebrale Schaden eher auf die chronische Mangelernährung (einschließlich der Hypoxämie) zurückzuführen als nur auf die Hypoxämie allein.

Schlußbemerkungen

Bei IUGR sind Veränderungen der Herzfrequenz- (und der Bewegungs-)muster relativ spät auftretende Zeichen der Insuffizienz. Dezelerationen der fetalen Herzfrequenz sind gewöhnlich die ersten pathologischen Veränderungen, die entdeckt werden, und gehen mit einer Hypoxämie einher. Diese Dezelerationen ante partum sind mit einem erhöhten Risiko einer späteren Behinderung verbunden, wobei späte Dezelerationen für das Hervorrufen neurologischer Folgen bedeutender zu sein scheinen als eine „Asphyxie" zum Zeitpunkt der Geburt.

Grundsätzlich sollten Feten entbunden werden, bevor ante partum Zeichen der Hypoxämie auftreten. Die Dopplersuntersuchung der Blutflußgeschwindigkeitskurven der fetalen Gefäße können Feten herausfiltern, bei denen ein Risiko vorgeburtlicher Dezelerationen besteht, doch sind bis heute die Informationen über falschpositive anomale Flußgeschwindigkeitskurven noch zu wenig ausreichend, um sich ausschließlich auf diese zu verlassen. Freilich bedeutet eine Entbindung vor Auftreten einer Hypoxämie oder schwerer, pathologischer CTG-Veränderungen eine erhöhte Rate unreifer Kinder. In der Neonatalperiode kann dies andere Risiken bedeuten. Zusammenfassend müssen wir festhalten, daß die Fragen des optimalen Entbindungszeitpunktes bei fetaler Retardierung noch ungeklärt ist.

Literatur

1. Bekedam DJ, Visser GHA, de Vries JJ, Prechtl HFR (1985) Motor behaviour in the growth retarded fetus. Early Hum Dev 12: 155–165
2. Bekedam DJ, Visser GHA (1985) Effects of hypoxemic events on breathing, body movements and heart rate variation. A study in growth retarded human fetuses. Am J Obstet Gynecol 153: 52–56

3. Bekedam DJ, Visser GHA, Kamstra A, Mulder EJH (1986) Effects of maternal hyperoxia on fetal breathing movements, body movements and heart rate variation; a study in growth retarded human fetuses. Abstracts of the 13th Meeting of The Society for the Study of Fetal Physiology. Banff, Canada
4. Bekedam DJ, Visser GHA, Mulder EJH, Poelmann-Weesjes G (1987) Heart rate variation and movement incidence in growth-retarded fetuses: the significance of antenatal late heart rate decelerations. Am J Obstet Gynecol 157: 126–133
5. Dawes GS, Redman CWG, Smith JH (1985) Improvement in the registration and analysis of fetal heart rate records at the bedside. Br J Obstet Gynecol 92: 317–325
6. Dijxhoorn MJ, Visser GHA, Touwen BCL, Huisjes HJ (1987) Apgar score, meconium and acidaemia at birth in small-for-gestational age infants born at term, and their relation to neonatal neurological morbidity. Br J Obstet Gynecol 94: 873–879
7. Hernandes CE, Cohen-Overbeek TE, Campbell S, Pearce JMF (1984) A comparison of fetal aorta flow velocity waveforms with cardiotocography and biophysical profiles in the antenatal assessment of fetal wellbeing. Abstraot to the 11th Annual meeting of the Society for the study of Fetal Physiology, Oxford
8. Henson GL, Dawes GS, Redman CWG (1983) Antenatal fetal heart rate variability in relation to fetal acid-base status at Caesarean section. BR J Obstet Gynaecol 90: 516–521
9. Manning FA, Baskett TF, Morrison I, Lange I (1981) Fetal biophysical profile scoring: a prospective study in 1184 highrisk patients. Am J Obstet Gynecol 140: 289–294
10. Murata Y, Martin CB, Ikenone T et al. (1982) Fetal heart rate accelerations and late decelerations during the course of intrauterine death in chronically catheterized rhesus monkeys. Am J Obstet Gynecol 144: 218–223
11. Pearson JF, Weaver JB (1976): Fetal activity and fetal wellbeing: an evaluation. Br Med J I: 1305–1307
12. Reuwer PJHM, Sijmons EA, Rietman GW et al. (1987) Intrauterine growth retardation: prediction of perinatal distress by Doppler ultrasound. Lancet II: 415–418
13. Robinson JS, Falconer J, Owens JA (1985) Influence of growth retardation on functional capacity of fetal organ systems. In: Beard RW, Sharp F (eds) Preterm labour and its consequences pp 39–52. London: The Royal College of obstetricians and Gynecologists. ISBN 0902331337
14. Sadovsky E, Yaffe H, Polishuk WZ (1974) Fetal movement monitoring in normal and pathologic pregnancy. Int J Gynaecol Obstet 12: 75–79
15. Sadovsky E, Laufer N, Allen JW (1979) The incidence of different types of fetal movements during pregnancy. Br J Obstet Gynaecol 86: 10–14
16. Snijders RJM, Ribbert LSM, Franssens M, Visser GHA (1988): Heart rate variability in small-for-dates fetuses with abnormal umbilical artery velocity wave forms. In: Mahsal K (ed) Abstracts 3rd int. conf. on Fetal and Neonatal Physiological Measurements. Ronneby, Sweden, p 87
17. Soothill PW, Nicolaides KH, Campbell S (1987) Prenatal asphyxia, hyperlacticaemia, hypoglycaemia and erythroblastosis in growth retarded fetuses. Brit Med 294: 1051–1053
18. Visser GHA, Redman CWG, Huisjes HJ, Turnbull AC (1980) Nonstressed antepartum heart rate monitoring: implications of decelerations after spontaneous contractions. Am J Obstet Gynecol 138: 429–435
19. Visser GHA (1984) Antenatal cardiotocography in the evaluation of fetal well-being. Austr NZ J Obstet Gynecol 24: 80–85
20. Visser GHA, Poelmann-Weesjes G, Bekedam DJ (1986) Umbilical artery velocity wave forms in growth retarded fetuses; a comparison with heart rate and movement patterns. Abstracts of the 24th Brit. Congress of Obstet Gynaecol, Cardiff 1986, p 133
21. Visser GHA (1988) Abnormal antepartum fetal heart rate patterns and subsequent handicap. In: Antenatal and perinatal causes of handicap. Ballière's Clin Obstet Gynaecol 2/1: 117–124
22. Van Vliet MAT, Martin CB, Nijhuis JG, Prechtl HFR (1985) Behavioural states in the growth retarded human fetus. Early Hum Dev 12: 183–198

Früh- und Mangelgeburt – Geburtshilfliches Management und Fetal outcome

F. Wolff

Universitäts-Frauenklinik Köln

Der Anteil der Kinder mit einem Geburtsgewicht < 2500 g beträgt in der Bundesrepublik Deutschland nach den Perinatalerhebungen 6,6 %. Ihr Anteil an den perinatal verstorbenen Kindern beträgt dagegen 67,9 % (einschließlich der Lebendgeborenen < 1000 g). Betrachtet man ausschließlich die neonatal Verstorbenen, steigt der Anteil der niedriggewichtigen Neugeborenen an der Sterblichkeit auf über 70 % an. Diese Zahlenangaben belegen die Bedeutung der Früh- und Mangelgeborenen im Bemühen um die Senkung der perinatalen Sterblichkeit.

Während die Frühgeburten nach der WHO- und FIGO-Definition alle Geburten mit einer Tragzeit von weniger als 37 Wochen umfassen, findet sich für die Mangelgeburt keine einheitliche Definition. Nach Ultraschallkriterien werden als fetale Retardierung alle Kinder bezeichnet, bei denen eine mindestens zweiwöchige Diskrepanz zwischen Tragzeit und biometrischen Maßen vorliegt (10). Dabei wird zwischen einer proportionierten und einer disproportionierten Mangelgeburt unterschieden. Während die biometrisch disproportionierten Feten eine typische Diskrepanz zwischen Schädel- und Rumpfmaßen aufweisen, spricht man von proportionierten Mangelgeburten bei hypotrophen Kindern, die insgesamt für ihr Tragzeitalter zu klein erscheinen. Daraus lassen sich jedoch keine eindeutigen Rückschlüsse auf eine unterschiedliche Ursache herleiten. Neben den genannten biometrischen Kriterien können weitere echographische Kriterien wie vermindertes Fruchtwasser, Abnahme der Plazentadicke, Infarktzonen der Plazenta und andere Hinweiszeichen mit der Diagnose der Mangelgeburt einhergehen.

Die Beurteilung der Neugeborenen geschieht anhand intrauteriner Wachstumskurven, wobei am häufigsten die Referenzkurven von Lubchenko (8) oder im europäischen Sprachraum nach Hohenauer (7) verwandt werden. Als Mangelgeburt wird ein Geburtsgewicht des Neugeborenen unterhalb der 10er-Perzentile bzw. als schwere Retardierung unterhalb der 3er-Perzentile definiert. Bei den Neugeborenen lassen sich vier Reifegradvarianten unterscheiden: Neben den reif-eutrophen Kindern werden bei den niedriggewichtigen Neugeborenen unter 2500 g reif-dystrophe, unreif-dystrophe und unreif-eutrophe Neugeborene unterschieden. Die Häufigkeitsverteilung der einzelnen Reifegradvarianten ist in der Abb. 1 wiedergegeben. Die Angaben entsprechen einer 1975 im Stadtgebiet Köln durchgeführten Erhebung aller Geburten. Dabei wurden 89 % aller Neugeborenen als reif-eutroph eingeordnet; 5,2 % der Kinder waren unreif-eutroph, 2,8 % reif-dystroph und 3 % unreif-dystroph. Bereits diese Aufstellung macht deutlich, daß sich unter dem Sammelbegriff Frühgeborene in nahezu der Hälfte der Fälle dystrophe und damit mangelentwickelte Kinder verbergen, die sowohl bei der Geburt wie auch in der Neonatalperiode wesentlich

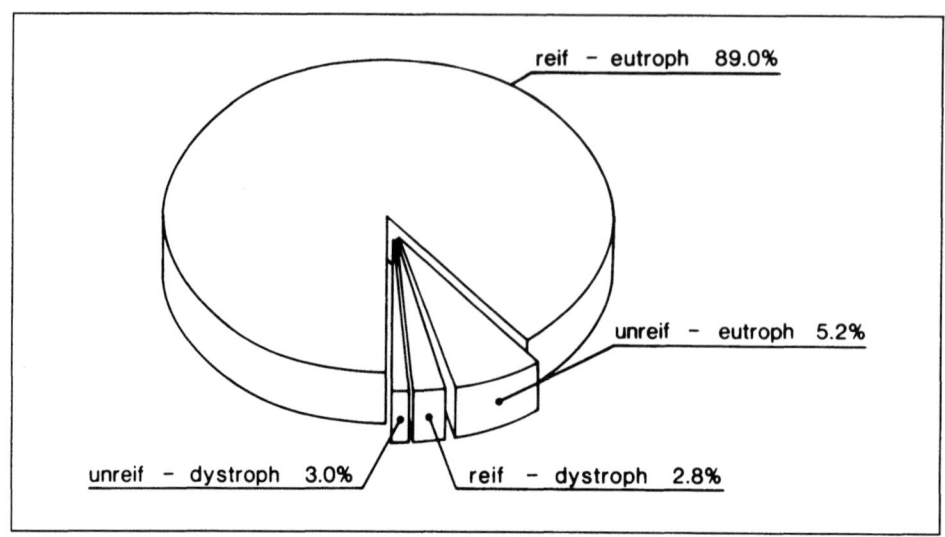

Abb. 1. Häufigkeit neonataler Reifegradvarianten aller Geburten in der Stadt Köln 1975

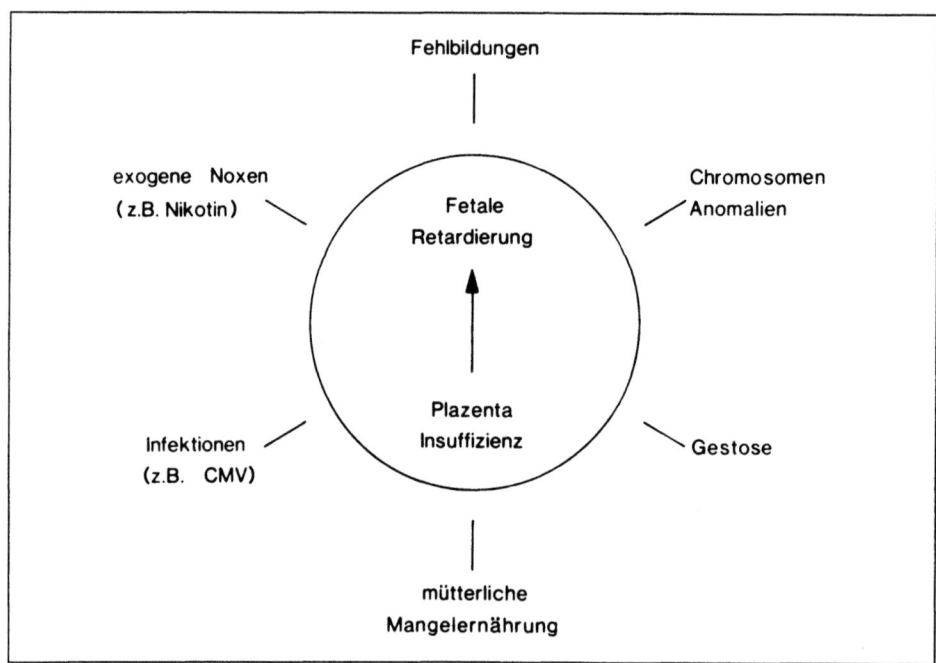

Abb. 2. Ursachen der Genese einer fetalen Retardierung

andere Probleme als ausschließlich unreife Neugeborene aufweisen und daher von diesen unterschieden werden müssen.

Betrachtet man die wichtigsten Ursachen der fetalen Retardierung (Abb.2), so steht zweifelsohne die Plazentainsuffizienz auf dem Boden einer Gestose mit ca. 25% an erster Stelle. Es muß jedoch häufiger auch an andere Ursachen wie z. B. Infektionen

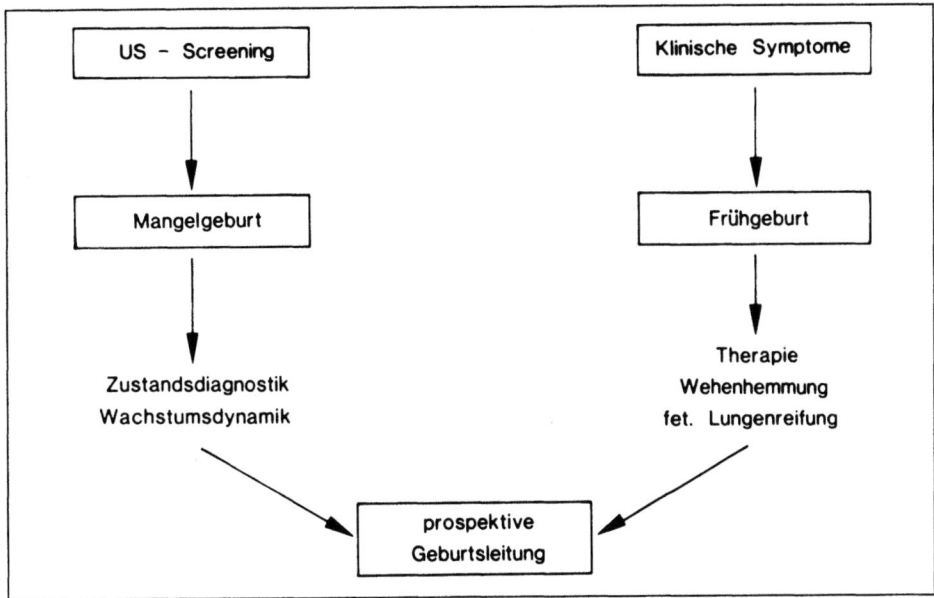

Abb. 3. Schema der Diagnostik und Therapie bei Früh- und Mangelgeburten

mit Zytomegalieviren, Fehlbildungen und insbesondere bei frühen Retardierungen vor der 28. Schwangerschaftswoche an Chromosomenanomalien gedacht werden. Die Perinatalerhebung im Gebiet Nordrhein zeigt daneben mit über 10% einen beängstigend hohen Anteil an Raucherinnen in der Schwangerschaft, so daß auch exogene Noxen wie Nikotin eine nicht zu unterschätzende Rolle spielen. Dagegen ist die mütterliche Mangelernährung in unserer Region kaum von Bedeutung.

Bei einer Gegenüberstellung des Managements bei Früh- und Mangelgeburt (Abb. 3) wird deutlich, daß die Diagnose der Mangelgeburt durch das Ultraschallscreening und nur selten durch die Klinik (Minusdiskrepanz) erfolgt. Demgegenüber stehen bei der drohenden Frühgeburt die klinischen Symptome im Vordergrund. Auch in der Therapie werden wesentliche Unterschiede deutlich. Während bei der Frühgeburt insbesondere durch die medikamentöse Wehenhemmung eine Behandlungsmöglichkeit besteht, haben sich entsprechende Therapieansätze der Mangelgeburt bis heute nicht als erfolgversprechend erwiesen. Mit Ausnahme von Bettruhe und der dadurch verbesserten Hämodynamik der Plazenta müssen alle Bemühungen wie die Heparingabe, intraamniale Infusionen eiweiß- und kohlehydratreicher Lösungen und andere Ansätze als gescheitert angesehen werden. Daher stehen die Zustandsdiagnostik des Feten durch das Kardiotokogramm und die Kontrolle der Wachtumsdynamik durch Ultraschall an erster Stelle.

Daneben gibt es heute vielfältige Bemühungen, durch zusätzliche Methoden Aussagen über den fetalen Zustand zu machen. Neben der bereits beschriebenen Doppler-Sonographie (Fendel) wurde versucht, über fetale Bewegungsmuster das Befinden des Kindes zu beurteilen. Wir haben in einer eigenen Arbeitsgruppe Untersuchungen zum kindlichen Bewegungsverhalten und zur fetalen Herzfrequenz nach Akustikstimulation durchgeführt. Nach Untersuchungsserien einer amerikanischen Arbeitsgruppe (4) lassen sich nach der 30. Schwangerschaftswoche mit externen akustischen

Reizen im CTG nachweisbare fetale Bewegungen und ein Anstieg der kindlichen Herzfrequenz auslösen. Ein Fehlen oder Abschwächen dieser Antwort kann Hinweis auf eine fetale Gefährdung geben. Wir haben in mindestens fünfminütigen Abständen dreimal je einen monofrequenten Sinuston von 1000 Hz und 120 dB und dreimal einen monofrequenten Sinuston von 2000 Hz und 120 dB über die Bauchdecken der Mutter in Höhe des kindlichen Rückens auf den Feten ausgesandt. Eine typische fetale Antwort ist in Abb. 4 zu sehen, wo nach Aussendung des akustischen Reizes von 1000 Hz (durchgehende Säule) eine typisch fetale Herzfrequenzakzeleration und salvenartige Kindsbewegungen auftreten. Die Perzeption der Kindsbewegungen ist von der Mutter registriert worden (untere Säule im Anschluß an das Akustiksignal). Im Gegensatz dazu sieht man in Abb. 5 bei einem präpathologischen CTG mit Verlust der Irregularität der kindlichen Herzfrequenz eine fehlende Antwort des Feten auf den akustischen Reiz, wobei es weder zu einer Akzeleration noch zu Kindsbewegungen kommt, auch wenn von der Mutter kurzfristig Kindsbewegungen angegeben werden.

Die vorliegende Untersuchung mit über 100 Schwangerschaften, die unter definierten Bedingungen kontrolliert wurden, ist eine der umfangreichsten Studien. Obwohl abschließende Ergebnisse noch nicht vorliegen, handelt es sich hierbei durchaus um einen möglichen Ansatz einer zusätzlichen Entscheidungshilfe beim Management der Mangelgeburt.

Weitgehend verlassen ist dagegen der früher verwandte Oxytocin-Belastungstest (OST). Die Gründe liegen einmal in der meist vorhandenen spontanen Wehentätigkeit bei fetaler Retardierung, die eine ausreichende Beurteilung der fetalen Sauerstoffreserve zuläßt. Daneben besteht jedoch das Risiko, durch eine Oxytocin-Belastung bei positivem Ausfall eine erhebliche Gefahrensituation für den Feten zu provozieren, die zu einer lebensbedrohlichen Gefährdung durch schwerste Dezelerationen mit O_2-Mangel führen kann.

Als allgemein verbindliche Vorgehensweise gilt heute eine Kontrolle der Wachstumsdynamik unter CTG-Überwachung. Kommt es zu einem Wachstumsstillstand oder Asphyxiezeichen im Kardiotokogramm, muß die Schwangerschaft beendet werden, wobei die Geburtsleitung vom Reifegrad und dem Zustand des Kindes sowie der Reife der Zervix abhängt.

In einer groß angelegten Studie der Jahre 1970–1985 haben wir das geburtshilfliche Management bei schwerer fetaler Wachstumsretardierung und die Auswirkungen der ausgeprägten Dystrophie Neugeborener (<3er-Perzentile) auf die perinatale Sterblichkeit, die Asphyxierate und die neonatalen Komplikationen untersucht (1). Dabei wurden die Jahrgänge 1970–1975 denen der Jahrgänge 1976–1985 gegenübergestellt. Diese Zäsur wurde deshalb gewählt, weil im ersten Berichtszeitraum ein vorwiegend exspektatives Vorgehen aufgrund der geringeren diagnostischen Möglichkeiten üblich war. Im zweiten Berichtszeitraum stand dem gegenüber ein aktiveres Vorgehen mit frühzeitiger Beendigung der Schwangerschaft nach Diagnosestellung einer fetalen Retardierung. Insgesamt wurden in den Jahren 1970–1985 278 Neugeborene mit schwerer Dystrophie geboren. Dies entspricht einem Anteil von 1,58% (1970–1975) bzw. 1,20% (1976–1985) an den Gesamtgeburten. Das Geburtsgewicht betrug zwischen 600 und 2650 g. Dabei nahm der Anteil der stark untergewichtigen dystrophen Neugeborenen unter 1000 g von 1,3 auf 10,4 im zweiten Berichtszeitraum zu. Mit der Zunahme des Anteils besonders niedriggewichtiger Kinder stieg trotz des

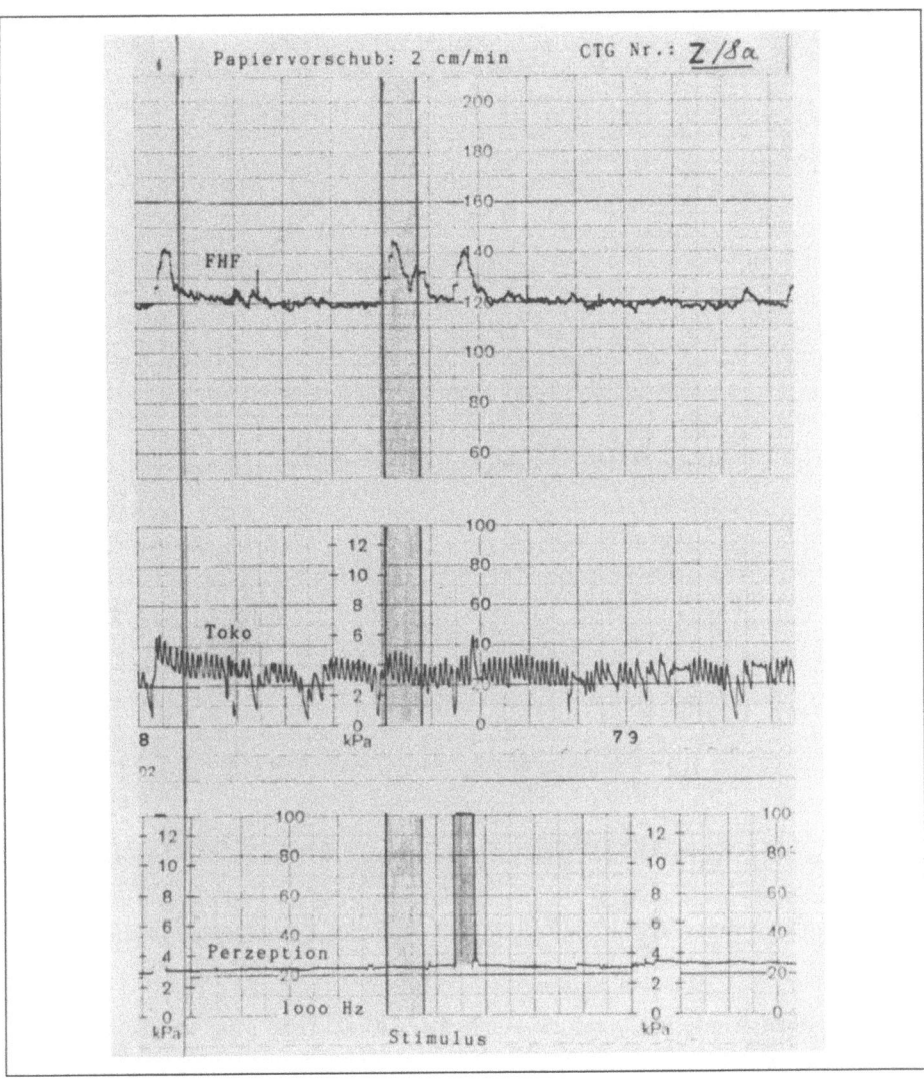

Abb. 4. Akustikstimulation (1000 Hz, 120 dB, 33. SSW) bei zeitgerecht entwickeltem Kind. Akustiksignal durchgehende Säule. Mütterliche Perzeption fetaler Bewegungen anschließende kurze Säule. Oben fetale Herzfrequenz, Mitte Tokogramm

aktiveren Vorgehens die perinatale Sterblichkeit von 6,5 auf 12,0% (Tabelle 1). Bereinigt man die Statistik um die Neugeborenen mit Chromosomenaberrationen, kongenitalen Infektionen und nicht lebensfähigen Mißbildungen sowie um alle Neugeborenen mit einem Geburtsgewicht < 1000 g, ergibt sich mit 3,3 bzw. 3,2% eine identische perinatale Sterblichkeit. Besonders hoch ist die perintale Mortalität bei unreif-dystrophen Neugeborenen in beiden Gruppen (Tabelle 2). Bei unreif Geborenen liegt die Sterblichkeit um das Sechs- bis Achtfache höher als bei reif-dystrophen Kindern. Auch die Asphyxierate ist bei unreifen Mangelgeborenen wesentlich höher als bei

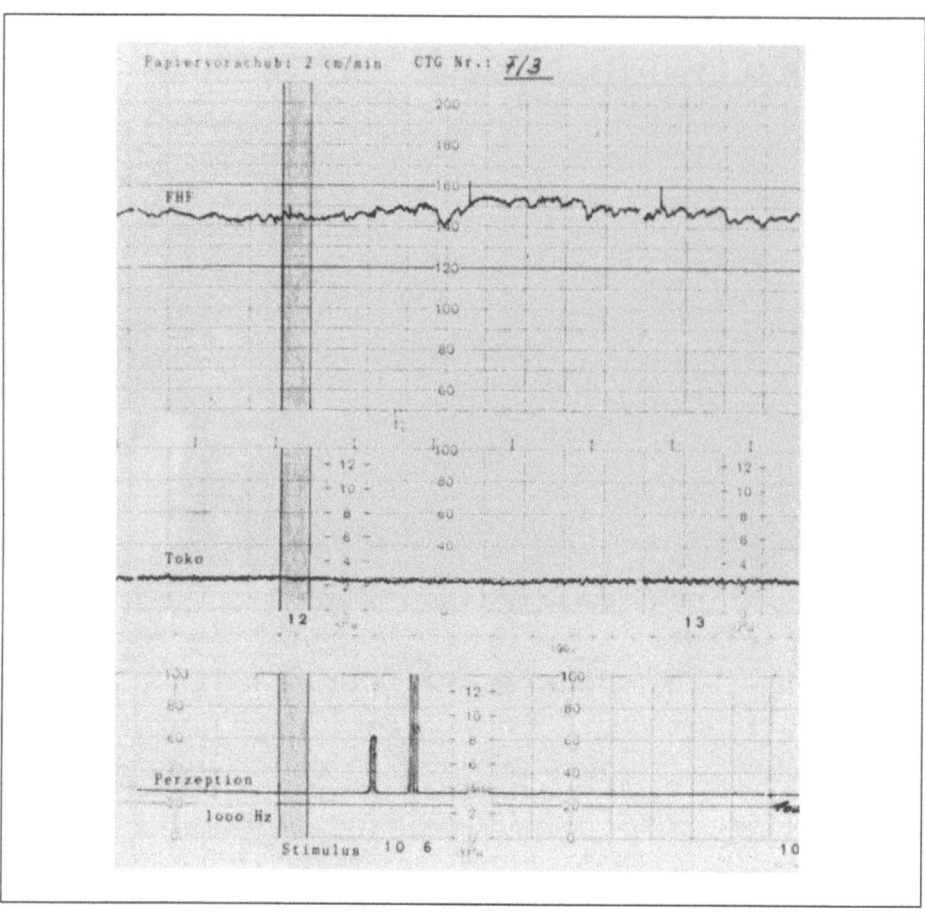

Abb. 5. Akustikstimulation (1000 Hz, 120 dB, 33. SSW) bei fetaler Retardierung (siehe auch Abb. 4)

reif-dystrophen Kindern, wobei die Asphyxierate mit Erhöhung der Schnittentbindungen von 10,3 auf 38,1 % in der Hochrisikogruppe unreif-dystropher Kinder von 63,6 auf 45,0 % trotz der Zunahme niedriger Geburtsgewichte zurückging. Dadurch konnte die Überlebenschance der schwerst unreif-dystrophen Kinder verbessert werden. Allerdings macht unsere Studie die Problematik retrospektiver Langzeitstudien deutlich: Es ist nicht möglich, die Zahl der Schwangerschaften mit fetaler Retardierung zu erfassen, die im ersten Berichtszeitraum aufgrund der damals noch nicht vorhandenen diagnostischen Voraussetzungen der Ultraschalltechnik nach intrauterinem Fruchttod als Spätabort (unter 1000 g) geführt werden. Dadurch hätte der Erfolg unserer Bemühungen deutlicher belegt werden können.

Während für die Mangelgeburt eine Reihe von Ursachen bekannt sind, liegen uns solche für die Frühgeburt nur in Ausnahmefällen vor. So können Mehrlingsgraviditäten, Myome oder Uterusmißbildungen zur Überdehnung der Wandmuskulatur und damit zur Auslösung vorzeitiger Wehen führen. In den meisten Fällen lassen sich jedoch solche Ursachen bei drohenden Frühgeburten nicht zuordnen. Im Vorder-

Tabelle 1. Häufigkeit der schweren fetalen Retardierung (<3. Gewichtsperzentile) und Fetal outcome

Gesamtgeburten	1970–1975 n=9657	1976–1985 n=10394
a) Neugeborene mit schwerer pränataler Dystrophie	153 (1,58%)	125 (1,20%)
b) Perinatale Mortalität	10 (6,5%)	15 (12,0%)
c) Neugeborene mit Chromosomenaberrationen, konnatalen Infektionen, nicht lebensfähigen Mißbildungen	8 (5,2%)	7 (5,6%)
d) Perinatale Mortalität, gereinigt um c)	6 (3,9%)	10 (8,0%)
e) Geburtsgewicht ≤1000 g	2 (1,3%)	13 (10,4%)
f) Perinatale Mortalität ≤1000 g	1 (0,7%)	6 (4,8%)
g) Perinatale Mortalität, gereinigt um c) und f)	5 (3,3%)	4 (3,2%)

Tabelle 2. Schwangerschaftsdauer, Geburtsgewicht, Asphyxierate, perinatale Mortalität und Sektiofrequenz bei schwerer fetaler Retardierung (<3. Gewichtsperzentile)

	1970–1975 (n=145)		1976–1985 (n=118)	
	unreif-dystroph	reif-dystroph	unreif-dystroph	reif-dystroph
Schwangerschaftsdauer (Wochen)	35,8±1,4	40,3±1,2	33,8±2,6	39,4±1,0
Geburtsgewicht (g)	1477±289	2222±233	1238±356	2166±269
Variationsbreite (g)	950–1970	1550–2650	600–1810	1370–2550
Asphyxierate (Apgar ≤5, pH-NA ≤7,20)	14 (63,6%)	22 (17,9%)	18 (45%)	14 (17,9%)
perinatale Mortalität	3 (13,6%)	3 (2,4%)	8 (20%)	2 (2,6%)
Sektiofrequenz	7 (31,8%)	20 (16,3%)	30 (75%)	23 (29,5%)

grund der Diagnostik steht daher die Symptomatik. Die drei Hauptsymptome sind die vorzeitige Wehentätigkeit, die Zervixinsuffizienz und der vorzeitige Blasensprung (Abb. 6). Alle Symptome können – wie in der Abbildung gezeigt – kombiniert oder einzeln vorhanden sein, wobei die vorzeitige Wehentätigkeit in mehr als 70% der Frühgeburten Leitsymptom ist. Entsprechend diesen drei Hauptsymptomen bestehen drei Therapieansätze: die medikamentöse Wehenhemmung (Tokolyse), die Cerclage und die vorzeitige Induktion der fetalen Lungenreifung.

In der Bewertung der symptomatischen Behandlung steht die Tokolyse im Vordergrund. Sie ist bis zur 35. Schwangerschaftswoche indiziert und kann in Einzelfällen sogar bis zur 37. Schwangerschaftswoche fortgeführt werden. Bei progressiver Zervixinsuffizienz sollte in jedem Falle eine intravenöse Tokolyse eingeleitet werden. Erst nach Sistieren der Wehen kann auf eine orale Behandlung übergegangen werden. Trotz aller widersprechenden Diskussionen halten wir nach wie vor an der peroralen Tokolyse fest. Es steht außer Zweifel, daß die maximalen Plasmaspiegel ca. 30 min nach oraler Applikation denen einer intravenösen Tokolyse entsprechen und die Wehentätigkeit in wirksamer Weise supprimieren können. Aufgrund der kurzen Halbwertszeit entspricht die orale Therapie damit im Grunde einer Bolusgabe. Diese Bolusgabe ist bei geringer Zervixinsuffizienz insbesondere dann sinnvoll, wenn sie dem Wehenmaximum, das meist in den Abendstunden liegt, angepaßt wird. Nach Creasy (2) läßt sich bei der Nachbehandlung einer intravenösen Wehenhemmung in

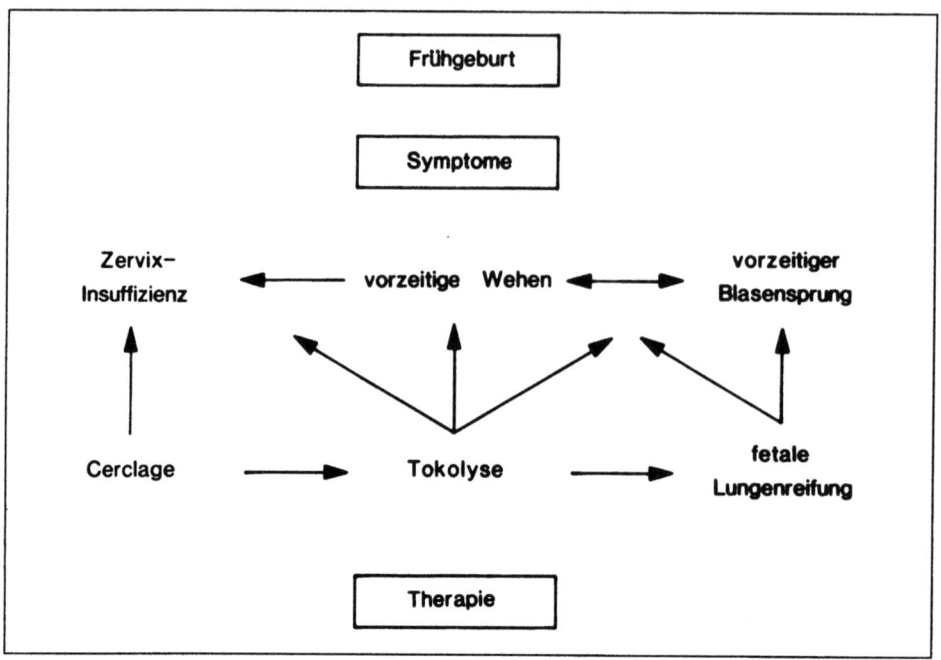

Abb. 6. Symptome und Therapie bei drohender Frühgeburt

eindeutiger Weise belegen, daß die Rückfallquote mit der erneuten Notwendigkeit einer intravenösen Therapie bei oraler Tokolyse deutlich geringer ist als bei Verzicht auf eine entsprechende Behandlung.

Auch die fetale Lungenreifung halten wir für unverzichtbar. Zwar ist durch die heute übliche frühzeitige pädiatrische Intensivtherapie mit früher Beatmung das Atemnotsyndrom bei Kindern jenseits der 32. Schwangerschaftswoche in seiner Häufigkeit und seinem Schweregrad rückläufig; gerade bei den extrem niedriggewichtigen Kindern vor der 32. Schwangerschaftswoche steht die Unreife der Lunge und das Atemnotsyndrom jedoch immer noch im Vordergrund als Ursache der perinatalen Mortalität und Morbidität. Die fetale Lungenreifung sollte bis einschließlich der 34. Schwangerschaftswoche erfolgen, wobei bei Diabetikerinnen und terminierter Geburt ohne vorherige Wehentätigkeit bis zur 37. Schwangerschaftswoche diese Therapie empfohlen werden muß, insbesondere dann, wenn keine biochemische Bestimmung der Lungenreife vorliegt. Die medikamentöse Lungenreifung sollte entweder mit Glukokortikoiden – z. B. Betamethason über 2 Tage mit 8 mg oder Ambroxol über mindestens 3 Tage mit 1000 mg – intravenös erfolgen. Bei beiden Medikamenten ist eine eindeutige Senkung des Atemnotsyndromes in Abhängigkeit von der Unreife in bis zu 50% der behandelten Kinder nachgewiesen (11).

Wesentlich schwieriger ist die Beurteilung des Stellenwertes der Cerclage. Die Risiken der Cerclage bestehen in einer erhöhten Häufigkeit vaginaler und zervikaler Keimbesiedlungen und der Gefahr einer aszendierenden Infektion. Auch der vorzeitige Blasensprung tritt nach durchgeführter Cerclage gehäuft auf (9). Es sollte daher eine strenge Indikationsstellung erfolgen. Eine prophylaktische Cerclage ist bei vor-

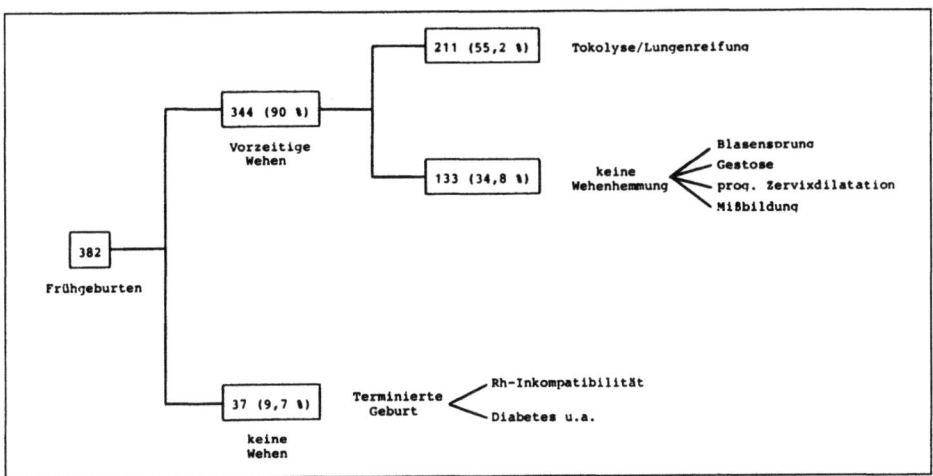

Abb. 7. Häufigkeit und Therapie der Frühgeborenen (<37. SSW) der Jahrgänge 1972–1982

Tabelle 3. Neonatale und perinatale Mortalität 1986

	Bayern	Hamburg ('85)	Hessen	Niedersachsen	Nordrhein
Geburtsgewicht					
bis 999	409,7	420,0	391,7	282,6	462,8
bis 1499	78,7	92,6	94,7	46,9	98,9
bis 1999	22,7	34,0	3,10	19,6	39,8
bis 2499	8,9	6,4	9,7	9,0	10,3
über 2500	0,7	1,0	1,0	0,8	1,0
Gesamt	3,1	3,8	3,5	2,4	4,4
Perinatale Mortalität	7,0	8,7	6,8	6,4	8,6
Verlegungen (%)	10,4	12,2	11,0	14,4	13,3

ausgegangenen mehrfachen Spätaborten oder Frühgeburten gerechtfertigt, die mit einer stillen Zervixeröffnung einhergingen. Auch bei Drillings- oder höheren Mehrlingsschwangerschaften ist die prophylaktische Cerclage indiziert. Nach übereinstimmender Ansicht stellt dagegen die Konisation keine zwingende Indikation dar. Die therapeutische Cerclage kommt bei fortschreitender Zervixinsuffizienz mit begrenzter Wehentätigkeit in Frage. Bei regelmäßiger zervixwirksamer Wehentätigkeit sollte zunächst eine tokolytische Behandlung versucht werden, da der operative Eingriff einen zusätzlichen wehenfördernden Einfluß hat. Nach der 33. Schwangerschaftswoche ist die Behandlung der Zervixinsuffizienz durch Cerclage nicht mehr sinnvoll, da die möglichen Risiken in keinem Verhältnis zum möglichen Tragzeitgewinn stehen.

Im Rahmen des Managements der Frühgeburt interessierte uns die Frage, inwieweit die Intensität der heutigen therapeutischen Maßnahmen bereits ausgeschöpft ist oder ob eine weitere Intensivierung von Behandlungsmaßnahmen und damit eine Senkung der Frühgeburtlichkeit möglich ist. Wir untersuchten in einer Einzelfallanalyse 382 Frühgeburten der Jahre 1979–1983 an der Universitäts-Frauenklinik Köln (5). Dabei konnte nur in vier Fällen eine mögliche Vermeidbarkeit der Geburt vor der

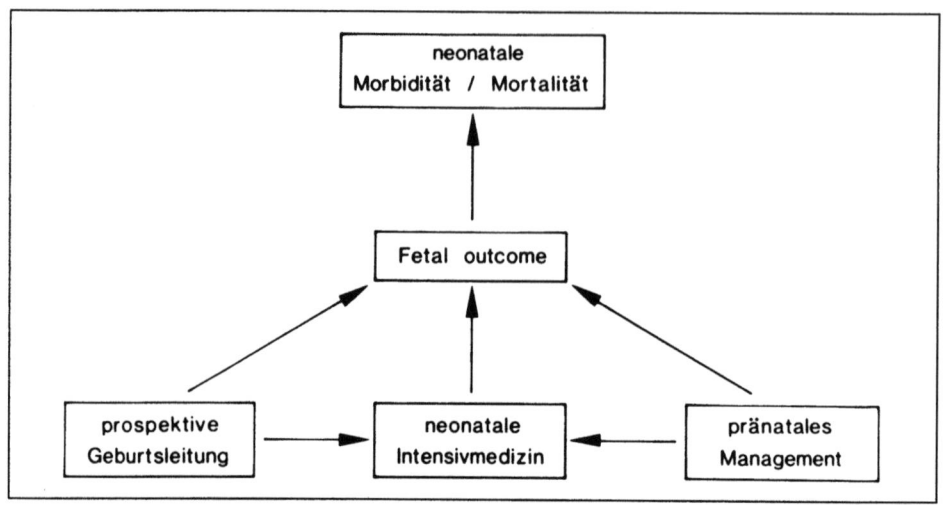

Abb. 8. Schema Einfluß der prospektiven Geburtsleitung, neonatalem Management und pränatalem Management auf Fetal outcome und perinatale Morbidität und Mortalität

37. Schwangerschaftswoche durch eine frühzeitigere Wehenhemmung vermutet werden. 133 Schwangere des Kollektivs waren trotz frühzeitiger Wehentätigkeit nicht tokolytisch behandelt worden (Abb. 7). Davon wiesen 41% einen vorzeitigen Blasensprung, 17,3% eine Gestose und 51,9% eine fortgeschrittene Zervixinsuffizienz als Ursache für den Verzicht auf eine Wehenhemmung auf. Die weiteren Ursachen verteilten sich auf fetale Fehlbildungen, Rh-Inkompatibilität, Blutungen und andere Komplikationen, die eine Fortführung der Gravidität nicht sinnvoll erscheinen ließen. In 37 Fällen wurde die Geburt wegen fetaler Gefährdung eingeleitet, und in 211 Fällen konnte trotz intensiver Therapiemaßnahmen die Frühgeburt nicht verhindert werden. Insgesamt ergab sich somit auch bei kritischer retrospektiver Analyse mit Ausnahme der genannten vier Schwangerschaften in keinem Fall die Möglichkeit, die Frühgeburtlichkeit zu verhindern. Da die vier Frühgeborenen gesund überlebten, war hierdurch die perinatale Sterblichkeit nicht beeinflußt worden. Die Analyse der Perinatalerhebungen im Bundesgebiet ergibt zudem, daß die perinatale Mortalität nicht von den geringfügigen Differenzen der Frühgeborenenfrequenz, die in den einzelnen Bundesländern zwischen 4,4 und 6,5% beträgt, abhängt, sondern von der Sterberate der Kinder mit einem Geburtsgewicht <1500 g. Die dargestellte Übersicht der neonatalen Mortalität der Bundesländer Bayern, Hamburg, Hessen, Niedersachsen und Nordrhein-Westfalen (Tabelle 3) zeigt, daß die perinatale Mortalität in den Bundesländern am geringsten ist, in denen die neonatale Mortalität der Kinder <1500 g niedriger ist. Eine Senkung der neonatalen Mortalität ist jedoch nur durch eine enge Verzahnung zwischen Geburtshilfe und neonataler Intensivmedizin möglich. Nur durch das gleichgewichtige Zusammenwirken einer prospektiven Geburtsleitung bei einem sachgerechten pränatalen Management und einer optimalen neonatalen Intensivmedizin (Abb. 8) läßt sich die neonatale Morbidität und Mortalität in Zukunft weiter senken. Dies bedeutet keinesfalls eine Zentralisierung der Geburtshilfe, sondern im Gegenteil eine arbeitsteilige Regionalisierung (6), in der Schwangerschaften entsprechend ihren Risiken sachgerecht und optimal betreut werden können.

Literatur

1. Bolte A, Fuhrmann U, Hamm W, Kusche M, Schlensker KH, Stenzel B (1987) Geburtshilfliches Management bei schwerer fetaler Wachstumsretardierung. Ergebnisbericht anhand von 278 Neugeborenen mit schwerer Dystrophie der Jahrgänge 1970–1985. Geburtsh u Frauenheilk 47: 518–524
2. Creasy RK, Globus MS, Laros RK, Parer JT, Roberts JM (1980) Oral ritodrine maintenance in the treatment of preterm labor. Am J Obstet Gynecol 137: 212–217
3. Erkwoh RD (1979) Totgeburten und Säuglingsfrühsterbefälle in Köln. Inaugural-Dissertation der Universität zu Köln
4. Gagnon R, Hunse C, Fellows F, Carmichael L, Patrick J (1988) Fetal heart rate and activity patterns in growth-retarded fetuses: Changes after vibratory acoustic stimulation. Am J Obstet Gynecol 185: 265–271
5. Gerlach T (1987) Ist eine (weitere) Senkung der Frühgeborenenrate möglich? Eine retrospektive Studie der Jahrgänge 1979 bis 1982 in der Universitäts-Frauenklinik Köln. Inaugural-Dissertation der Universität zu Köln
6. Hickl EJ (1987) Zur Frage der Optimierung der geburtshilflich-pädiatrischen Versorgung von Frühgeborenen in der Bundesrepublik Deutschland. Gynäkologe 20: 41–47
7. Hohenauer L (1980) Intrauterine Wachstumskurven für den deutschen Sprachraum. Z Geburtsh u Perinat 184: 167–172
8. Lubchenko LO, Hansman C, Dressler M, Boyd E (1963) Intrauterine growth as estimated from liveborn birthweight data at 24 to 42 weeks of gestation. Pediatrics 32: 793–801
9. Mentges U (1988) Der vorzeitige Blasensprung – Häufigkeit, Geburtsverlauf und Komplikationen. Inaugural-Dissertation der Universität zu Köln
10. Schlensker KH (1984) Atlas der Ultraschalldiagnostik in Geburtshilfe und Gynäkologie. Thieme, Stuttgart
11. Wolff F, Ponnath H, Wiest W (1987) Induktion der fetalen Lungenreifung durch Ambroxol und Betamethason. Geburtsh u Frauenheilk 47: 19–25

Neonatologische Frühbehandlung

H. Mentzel

Universitäts-Kinderklinik, Tübingen

Das Thema „Neonatologische Frühbehandlung" läßt verschiedene Interpretationen zu. Zunächst kann daran gedacht werden, daß Neonatologen den Wunsch haben, Frühgeborene aus einem immer früheren Schwangerschaftsalter zu reanimieren. In diesem Sinne sind Befürchtungen von K. Fischer zu verstehen, die Beatmung des Kindes würde demnächst schon bei der Eizelle beginnen. Nach unseren Vorstellungen bedeutet eine neonatologische Frühbehandlung, eine spezielle Intensivversorgung von Hochrisiko-Neugeborenen unmittelbar nach der Geburt zu beginnen und nicht erst nach dem Eintreffen des Kindes mit dem Neugeborenentransport auf der Intensivstation einer Kinderklinik.

Als Hochrisiko-Neugeborene werden nach internationalem Sprachgebrauch alle Neugeborenen bezeichnet, die voraussehbar bei der Geburt größte Schwierigkeiten haben, die vital notwendigen Funktionen selbständig auszuüben und aufrechtzuerhalten. Weit über 90% dieser Kinder können bereits vor der Geburt identifiziert werden. Die Mehrzahl wird von sehr unreifen Frühgeborenen gebildet. Auch Schwangerschaftskomplikationen oder pränatal nachweisbare fetale Störungen bilden ein hohes Risiko (Tabelle 1). Bevor die Durchführung der neonatologischen Frühbehandlung und die damit erreichbaren Ergebnisse im einzelnen dargestellt werden, soll kurz auf die heute in der Bundesrepublik Deutschland noch allgemein übliche medizinische Versorgung von Hochrisiko-Neugeborenen eingegangen werden. Zur Darstellung wird die Situation der sehr unreifen Frühgeborenen mit einem Geburtsgewicht unter 1501 g gewählt. Die Geburt dieser sehr unreifen Frühgeborenen geschieht in der Bundesrepublik zu 80–90% nach wie vor in größeren oder kleineren Entbindungsabtei-

Tabelle 1. Schwangerschaftskomplikationen, die ein Hochrisiko für das Neugeborene bedeuten

24.–30. Schwangerschaftswoche
500–1500 g vorauss. Geburtsgewicht
Fetale Wachstumsretardierung
Mehrlinge (Drillinge–Fünflinge)
Intrauterine Infektionen
Hydrops fetalis
Erythroblastose
Fetopathia diabetica
Fetale Tachykardie
Fetale Mißbildungen:
   Omphalocelen, Gastroschisis
   Ösophagus-, Duodenalatresie
   renales Obstruktionssyndrom

lungen, die nicht über eine hausinterne neonatologische Versorgung verfügen. Die Reanimation und Erstversorgung übernimmt der Geburtshelfer oder der pädiatrische Assistent des Neugeborenen-Transportsdienstes, falls er rechtzeitig zur Geburt eintreffen kann. Anschließend wird das Kind in einen Transportinkubator gelegt und über eine mehr oder weniger lange Wegstrecke auf die Intensivstation einer Kinderklinik verlegt. Bei diesem Management beträgt die Mortalität für Frühgeborene mit einem Geburtsgewicht zwischen 1001 und 1500 g etwa 12–30%. Bei den Überlebenden dieser Gruppe muß bei einem relativ hohen Prozentsatz von bis zu 40% mit schweren Hirnschädigungen gerechnet werden (Tabelle 2). Liegt das Geburtsgewicht unter 1001 g, steigt die Mortalität auf 50–90% an und die Hirnschädigungsrate bei den Überlebenden nimmt weiter zu. Extrem unreife Frühgeborene mit einem Geburtsgewicht unter 751 g haben bei dem konventionellen Management praktisch keine Chance zum Überleben. Aus diesem Grunde verzichtet die Mehrzahl der Geburtshelfer auch heute noch auf eine Reanimation und Intensivversorgung. Da einzelne überlebende Kinder in früheren Jahren eine schwerste Hirnschädigung von 80–100% aufwiesen, wird es sogar als ärztlich unvertretbar angesehen, irgend etwas zu unternehmen, das diesen Kindern helfen würde zu überleben.

Die oben aufgeführten Ergebnisse sind auch heute noch für viele Geburtshelfer und Pädiater akzeptabel, da nach ihrer Überzeugung Todesfälle oder später auftretende zerebrale Komplikationen schicksalshaft bedingt und ursächlich auf die hochgradige Unreife der Frühgeborenen zurückzuführen sind. Aus dem gleichen Grund sind auch schwere Azidosen, Hypoxie und Schockzustände, auch Hirnblutungen und ischämische Zerebralschäden unvermeidbar. Von verschiedenen Autoren wird vor dem Hintergrund dieser Angaben gefordert, bei extrem unreifen Frühgeborenen keine aktiven intensivmedizinischen Maßnahmen vorzunehmen. Es wird eine „Hands-off"-Politik empfohlen (2,5).

In früheren Jahren machten wir bei Einzelbeobachtungen immer wieder die Feststellung, daß die Unreife der Organe für die Insuffizienz oder das Versagen vital notwendiger Funktionen verantwortlich zu machen ist. Mortalität und Morbidität standen aber im engsten Zusammenhang mit der Schwere einer Hypoxie oder Azidose bei der Geburt und mit der Qualität der Reanimation und Erstversorgung in den ersten Lebensstunden. Dies konnte bei früheren Untersuchungen in unserer Abteilung eindrucksvoll nachgewiesen werden (6). Bei der Reanimation von Frühgeborenen mit einem Geburtsgewicht unter 1001 g durch neonatologisch angelernte und wenig exponierte Pädiater betrug die Mortalität 88%. Wurde die Reanimation von einem voll ausgebildeten Neonatologen mit täglicher Routine durchgeführt, verstarben nur 37% der Kinder. Diese Erkenntnis, daß primär nicht die Unreife als schicksalsentscheidender Faktor gültig war, sondern die Qualität der medizinischen Versor-

Tabelle 2. Mortalität und zerebrale Morbidität bei Frühgeborenen nach konventioneller medizinischer Versorgung

Geburtsgewicht	Sterberate	Schwere Hirnschädigung
1001–1500 g	12–30%	bis 40%
751–1000 g	50–90%	bis 80%
500–750 g	90–100%	80–90%

gung der Frühgeborenen, veranlaßte uns, in Tübingen in enger Kooperation mit den Geburtshelfern der Universitäts-Frauenklinik auch bei extrem unreifen Frühgeborenen eine aktive peri- und neonatologische Intensivbehandlung einzuführen. Die Ergebnisse vor und nach Beginn der Intensivbehandlung gehen aus der Abbildung 1 hervor. In allen Geburtsgewichtsgruppen läßt sich seit dem Jahre 1972 eine zum Teil dramatische Senkung der Mortalität feststellen. Besonders eindrucksvoll sind die Ergebnisse bei den Frühgeborenen mit einem Geburtsgewicht zwischen 500 und 1000 g. Hier wurden so günstige Sterberaten erreicht wie nirgendwo in der Bundesrepublik. Von verschiedenen Seiten aus wurden diese Ergebnisse als kaum vorstellbar, sogar als unglaubwürdig angesehen. Vergleichbar optimale Ergebnisse bei diesen extrem unreifen Frühgeborenen sind aber auch in anderen international anerkannten Perinatalzentren in den USA, in Canada, in Australien, erzielt worden. In allen Perinatalzentren wurde wie in Tübingen die konsequente peri- und neonatologische Intensivversorgung dieser Kinder durchgeführt (1, 7, 8, 10).

Auch die gefürchtete Langzeitmorbidität konnte ganz erheblich reduziert werden. Hierüber wird in den späteren Ausführungen berichtet.

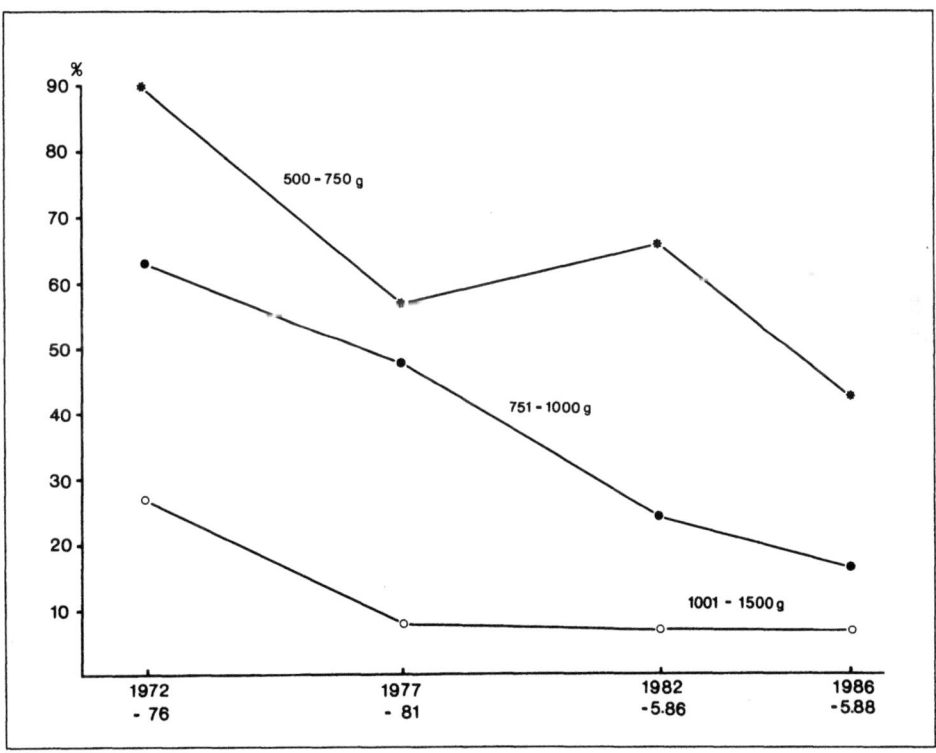

Abb. 1. Verlauf der Mortalität sehr unreifer Frühgeborener vor und nach Einführung einer peri- und neonatologischen Intensivbehandlung – ohne letale Fehlbildungen, bis zur Entlassung, Univ.-Frauenklinik/Abteilung Neonatologie Tübingen, 1972 – 5/88

Peri- und neonatologische Intensivversorgung von extrem kleinen Frühgeborenen (EKFG)

Nachfolgend sollen die Anforderungen, Voraussetzungen und Bedingungen näher erläutert werden, die für eine vollständige Intensivversorgung von Hochrisiko-Neugeborenen pränatal, natal und neonatal gegeben sein müssen, um optimale Resultate erreichen zu können.

Geburtshilfliche Intensivversorgung: Sobald sich bei einer Schwangeren Anzeichen für eine vorzeitige Geburt einstellen, wird mit Celestan beim Fetus eine Lungenreifung eingeleitet. Bei effektiver Wehentätigkeit erfolgt eine tokolytische Behandlung, um genügend Zeit für die fetale Lungenreifung zu gewinnen. Nach unseren Erfahrungen ist eine Celestankur bereits von der 24.–25. Schwangerschaftswoche ab zu empfehlen, mit wöchentlicher Wiederholung, wenn die Schwangerschaft noch erhalten bleiben kann. Von größter Bedeutung ist die rechtzeitige Erkennung einer drohenden intrauterinen Asphyxie des Feten. Hierzu setzt der Geburtshelfer eine konsequente Überwachung der fetalen Herzfrequenz ein, die in besonderen Fällen auch kontinuierlich verlaufen sollte. Bevor das Kind in eine manifeste intrauterine Asphyxie gerät, muß die Geburt erfolgen. Bei Beckenendlage, bei Schädellagen unterhalb der 31. SSW, bei Mehrlingen und bei drohender intrauteriner Asphyxie ist grundsätzlich eine Sectio anzuraten. Dieser Rat bezieht sich aber ausschließlich auf Kliniken, bei denen eine neonatologische Frühbehandlung von der Geburt ab sichergestellt ist. Ziel der pränatalen Intensivversorgung und des aktiven Geburtsmanagement ist es, daß auch das EKFG die Geburt in einem nicht hypoxischen Zustand, ohne schwere Azidose und ohne Geburtstrauma übersteht.

Neonatologische Frühbehandlung

Die neonatologische Frühbehandlung setzt unmittelbar ein nachdem das Kind abgenabelt wurde. Die ersten Lebenssekunden und -minuten bergen für das EKFG die größten Gefahren in sich, da diese unreifen Neugeborenen in besonderem Maße völlig abhängig sind von der effektiven Unterstützung ihres Reanimators. Deshalb muß innerhalb kürzester Zeit erreicht werden, daß der Gasaustausch über die kindliche Lunge in Gang gebracht wird. Diese kritische Phase verlangt, daß die verschiedensten Dinge, wie Instrumente, Geräte u. a., bereits vor der Geburt wie für eine Operation sorgfältigst vorbereitet werden. Maske, Laryngoskop, Spatel, Tubus werden an die Größenverhältnisse des zu erwartenden Kindes angepaßt und bereitgelegt. Das Reanimationsteam besteht aus einem voll ausgebildeten Neonatologen, in der Regel dem neonatologischen Oberarzt, und einem pädiatrischen Assistenten im Intensivdienst sowie einer neonatologischen Intensivschwester. Dieses Team rekrutiert sich aus dem diensthabenden Personal der nahegelegenen neonatologischen Intensivstation. Es kann in wenigen Minuten im Kreißsaal eintreffen. Durch diese Gegebenheiten ist jederzeit eine zuverlässige und störungsfreie Durchführung der Reanimation und der Erstversorgung gewährleistet. Das extrem gefährdete Neugeborene wird nicht in eine Notfallsituation hineingeboren, mit eilig herbeigesuchten Geräten und herbeigerufenem Notarztdienst, der in einem hohen Prozentsatz der Fälle den Kreißsaal erst nach der Geburt erreichen kann. Unmittelbar nach der Geburt wird das Kind dem Neonatologen übergeben. Auf dem Reanimationstisch erfolgt nach Absaugen und kurzer Maskenbeatmung mit Sauerstoff die nasotracheale Intubation. Alle Instrumente werden gezielt und folgerichtig von der Intensivschwester angereicht, eine Sofortintubation ist bei 95% und mehr der EKFG indiziert. Noch während die Reanimationsmaßnahmen ablaufen, beginnt der Assistent unverzüglich mit der auskultatorischen Überwachung der Herzfrequenz und der Effektivität der Lungenbelüftung. Innerhalb von 1–2 min ist der Sensor des Pulsoximeters appliziert, so daß nach ca. 3 min die Sauerstoffsättigung und die Herzfrequenz kontinuierlich vom Monitor registriert werden. Zur genaueren Information über die aktuelle Situation wird nach 5–10 min eine kapillare Blutprobe zur Bestimmung von pH, pO_2, pCO_2 und Blutzucker entnommen. Weiterhin wird der Blutdruck mit einer Armmanschette indirekt nach dem Doppler-Verfahren ermittelt. Wurden pathologische Abweichungen gemessen, kann sofort eine gezielte Therapie eingeleitet werden. Zur Dokumentation der verschiedenen Reanimationsmaßnahmen und der Überwachungsparameter wird ein Reanimationsprotokoll geführt (Abb. 2). Auf diese Weise können die verschiedenen Maßnahmen rekonstruiert werden, und die ordnungsgemäße Durchführung ist jederzeit zu belegen.

Bei der Einführung der peri- und neonatologischen Intensivversorgung in Tübingen war es zunächst völlig offen, ob die erwünschten Ziele – keine Hypoxie, keine Azidose, kein Schockzustand – tatsächlich auch erreicht werden konnten. Es bestand die große Befürchtung, daß die aktiven Intensivmaßnahmen mit Wahrscheinlichkeit zwar zu einer Zunahme der Überlebenden führen würde, daß aber parallel dazu auch die Häufigkeit schwerer zerebraler Hirnschädigungen anwachsen würde.

Ergebnisse des aktuellen Zustandes der EKFG nach Geburt

Bereits 1979 konnte M. von Hülsen (9) aus unserer Abteilung über die Verminderung schwerer Azidosen bei Frühgeborenen durch die Einführung des „In utero"-Transportes im Tübinger Einzugsgebiet berichten. Die Verlegungsrate von Müttern mit Hochrisikoschwangerschaften in die Universitäts-Frauenklinik Tübingen hat von 30% im Jahre 1972 in den letzten Jahren bis auf 97% zugenommen. Die folgenden Untersuchungsergebnisse belegen, daß es auch bei EFKG möglich ist, belastende Azidosen und Hypoxämien weitgehend zu vermeiden.

Zur aktuellen Zustandsdiagnostik eines Neugeborenen wird routinemäßig die Erhebung des APGAR-Score angewandt. Für EKFG ist die übliche Bewertung nur mit Einschränkung zu verwenden. Bei der überwiegenden Mehrzahl dieser Kinder sind Punkte abzuziehen, auch wenn sie sich in einem sogenannten optimalen Zustand befinden. Für die Atemtätigkeit kann meist nur 0–1 Punkt gegeben werden. Auch für den verminderten Muskeltonus und die in der Regel gedämpfte Reflexerregbarkeit sind bei kritischer Beurteilung nur je 1 Punkt anzusetzen. Nach unseren Beobachtungen liegt deshalb die optimal mögliche Punktzahl in der Gewichtsgruppe von 500–750 g bei 7 Punkten. Der 1-Minuten-Wert erlaubt nur geringe Rückschlüsse auf die Effektivität der Geburtshilfe, der 5- und 7-Minuten-Wert gibt dagegen deutliche Hinweise auf die Qualität der Reanimation (Tabelle 3).

Genauere Aufschlüsse sind durch Bestimmungen des pH- und der Blutgaswerte im

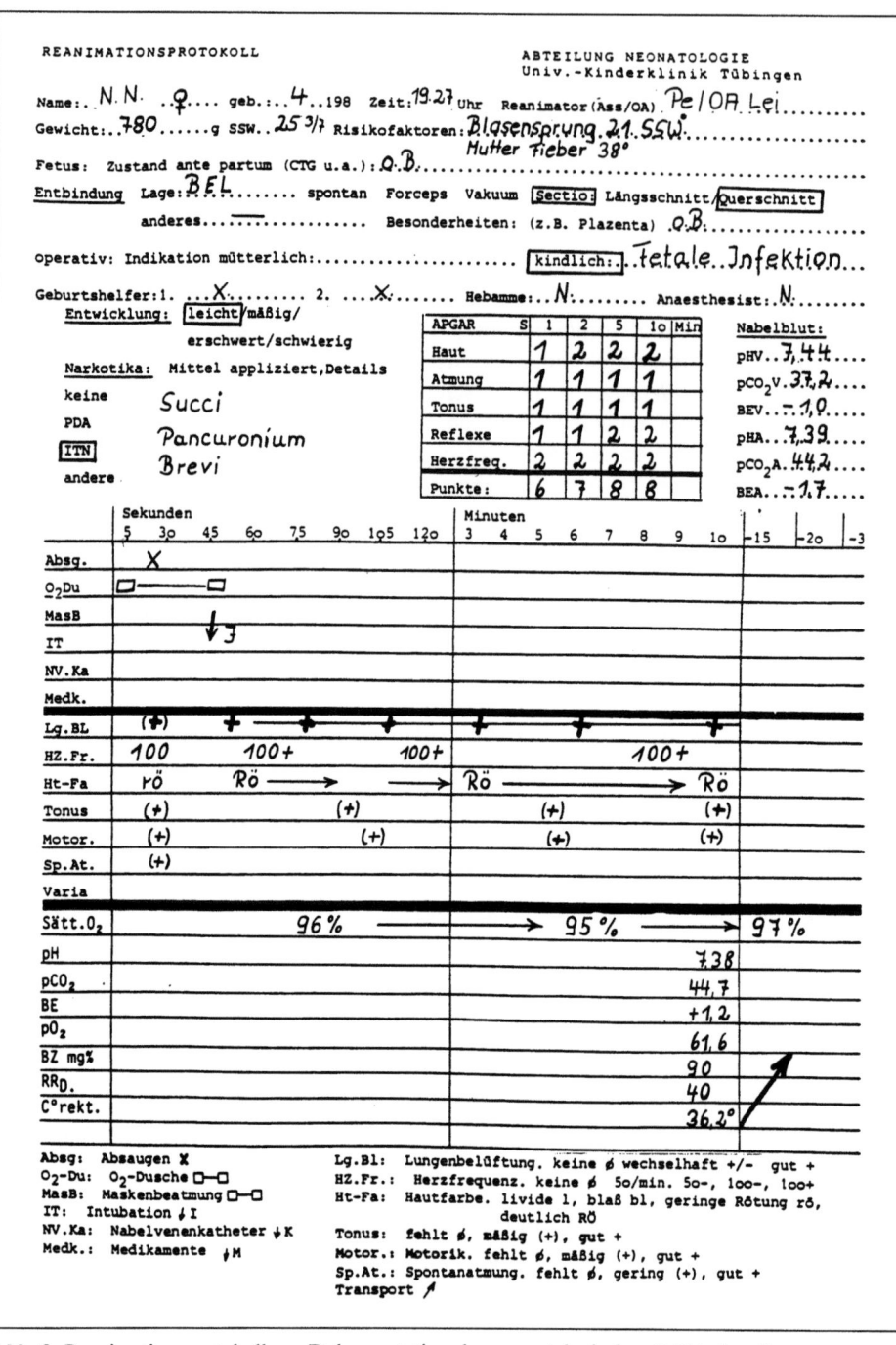

Abb. 2. Reanimationsprotokoll zur Dokumentation der neonatologischen Frühbehandlung

Tabelle 3. Apgar-Punkte nach 1, 5 und 10 min nach Neonatologischer Frühbehandlung, Tübingen 1986 – 5/88

	Apgarpunkte		
	1'	5'	10'
500–750 g n = 13	3,3	6,4	6,7
1001–1500 g n = 45	4,2	7,3	7,7

Tabelle 4. pH, pCO_2 und Basendefizit im Nabelarterienblut und bei der Ankunft auf der Neonatologischen Intensivstation bei EKFG, 1986 – 5/88

500–750 g	Arteria umbilicalis $\bar{X}$	n	Kapillarwerte bei Aufnahme $\bar{X}$	n
pH	7,21	12	7,26	14
pCO_2 mm Hg	52,3	12	44,9	14
BE meq/l	–7,8	12	–7,2	14
751–1000 g				
pH	7,26	37	7,35	45
pCO_2 mm Hg	52,8	37	38,5	45
BE meq/l	–4,2	36	–3,8	45

Tabelle 5. Häufigkeit von Respiratorischer/Metabolischer Azidose in der Nabelarterie, bei Aufnahme bei EKFG, 1986 – 5/88

500–750 g	Art. umbilic. n	Kapillarwerte bei Aufnahme n
Gesamtzahl	12	14
pH < 7,15	1 (8,3%)	3 (21,4%)
$pCO_2 \geq 65$	1	2 (14,3%)
BE > –12	1	1 (7,1%)
751–1000 g		
Gesamtzahl	37	45
pH < 7,15	3 (8,1%)	1 (2,2%)
$pCO_2 \geq 65$	2 (5,4%)	1
BE > –12	0	0

Nabelarterienblut und im kindlichen Blut zu gewinnen. In der Tabelle 4 werden die verschiedenen Werte im Nabelarterienblut und im Kapillarblut bei der Aufnahme nach ca. 10–15 min post partum auf der Neugeborenen-Intensivstation bei Frühgeborenen mit einem Geburtsgewicht zwischen 500 und 1000 g aus den Jahren 1986 bis Mai 1988 aufgelistet. Aus den Mittelwerten des pH, pCO_2 und Basendefizit geht deutlich hervor, daß die überwiegende Mehrzahl der Kinder ohne bedeutsame Asphyxie geboren wurde. Die Unterbrechung des Gasaustausches während der Geburt konnte durch die sofort einsetzende künstliche Beatmung offensichtlich rasch kompensiert werden.

Schwere Azidosen werden nur in Einzelfällen festgestellt, wie aus der Darstellung der einzelnen pathologischen Werte hervorgeht (Tabelle 5). Bei den azidotischen Kindern handelt es sich fast ausschließlich um Kinder, deren Eltern keine Intensivversorgung wünschten oder um Kinder nach Not-Sectio oder schweren mütterlichen Komplikationen.

Es soll nur kurz darauf hingewiesen werden, daß eine kontinuierliche Überwachung der Sauerstoffsättigung und der transkutanen Sauerstoff- und Kohlendioxydwerte auch in den nächsten Lebensstunden und -tagen gewährleistet werden muß. Nur so ist es möglich, beginnende Störungen des Gasaustausches und Komplikationen des Kreislaufs sofort zu erkennen und vor der Entwicklung von irreversiblen zerebralen Komplikationen therapeutische Korrekturen vorzunehmen.

Langzeitergebnisse nach neonatologischer Frühbehandlung

Mortalität: Die deutliche Senkung der Mortalität nach Einführung einer neonatologischen Frühbehandlung bei EKFG ist bereits in Abb. 1 dargestellt. In Tabelle 6 wird eine detaillierte Aufstellung der Aufnahmezahlen und der verstorbenen Frühgeborenen aus den Jahren 1986 – Mai 1988 gegeben.

Morbidität: Nach den früheren Angaben in der Literatur war bei Überlebenden mit einem Geburtsgewicht zwischen 500 und 1000 g eine hohe Rate von schwerwiegenden zerebralen, pulmonalen und okularen Dauerschäden zu erwarten. Die Häufigkeit der verschiedenen Komplikationen in den Jahren 1986 – Mai 1988 ist in Tabelle 7 zusammengestellt.

Eine folgenschwere Hirnblutung wurde in der Gruppe 500 – 750 g nur bei einem Kind beobachtet. Diese Hirnblutung bestand aber bereits intrauterin und hatte sich Tage oder Wochen vor der Geburt ausgebildet. Bei Frühgeborenen mit einem Geburtsgewicht von 750 – 1000 g entwickelte sich bei zwei Kindern – entsprechend 5% der Überlebenden – eine Hirnblutung Grad III – IV mit konsekutivem posthämorrhagischen Hydrozephalus.

Hochgradige bronchopulmonale Dysplasien oder retrolentale Fibroplasien wurden bei keinem Kind beobachtet. Bemerkenswert war weiterhin, daß bei der neonatologischen Intensivversorgung, wie sie in Tübingen praktiziert wird, keine schwerwiegende Duktussymptomatik aufgetreten war, die eine Duktusligatur erforderlich gemacht hätte.

Das Ausmaß der Zerebralschädigung bei derselben Frühgeborenengruppe hält sich ebenfalls in Grenzen (Tabelle 8). Eine schwere Schädigung liegt bei dem Frühgebore-

Tabelle 6. Mortalität bei EKFG, Tübingen 1986 – 5/88 ohne letale Fehlbildungen, bis Entlassung

	n	n †	† %
500–750 g	14	6	42,8
Aktive Therapie	11	3	27,2
751–1000 g	48	8	16,6
1001–1250 g	42	5	11,9
1251–1500 g	42	1	2,4

nen mit der intrauterin entstandenen Hirnblutung vor und bei drei Kindern aus der Gewichtsgruppe 751–1000 g. Ein Frühgeborenes zeigt eine schwere psychomotorische Behinderung, die ursächlich auf eine Trisomie 21 zurückzuführen ist. Bei den beiden anderen Kindern handelt es sich um einen Zustand nach Hirnblutung Grad III–IV.

In einer früheren Untersuchung über die psychomotorische Entwicklung der Frühgeborenen mit einem Geburtsgewicht unter 1501 g in Tübingen konnten von Haas et al. (4) bei den Jahrgängen 1982 und 1983 vergleichbar günstige Ergebnisse festgestellt werden: Von 20 Frühgeborenen der Gewichtsgruppe 500–1000 g erlitt nur ein Kind (5%) eine schwere Zerebralschädigung. Unter 56 Überlebenden der Gewichtsgruppe 1001–1500 g hatten drei Kinder eine schwere psychomotorische Behinderung (5%). Auch hier wurde bei einem Kind eine Trisomie 21 diagnostiziert.

Zusammenfassend kann aufgrund der vorliegenden Ergebnisse festgestellt werden, daß durch die Anwendung einer konsequenten peri- und neonatologischen Intensivbehandlung Mortalität und Morbidität auch bei sehr unreifen Neugeborenen in erheblichem Maße gesenkt werden können. Unabdingbare Voraussetzung hierfür ist die Durchführung von Reanimation und Erstversorgung von der Geburt ab durch ein neonatologisches Team. Die notwendige enge Kooperation mit den Geburtshelfern und die ständige Kreißsaalpräsenz ist nur in einem Perinatalzentrum gegeben, wo Kreißsaal und neonatologische Intensivstation in unmittelbarer Nachbarschaft liegen.

Tabelle 7. Komplikationen bei EKFG, Tübingen, 1986 – 5/88

	500–750 g n	500–750 g %	751–1000 g n	751–1000 g %
Überlebende	8		39	
Hirnblutungen				
Grad I	1	(12,5)	4	(10,2)
III–IV	1*	(12,5)	2	(5,1%)
BPD I–II	4	(50)	16	(41)
III–IV	0		0	
PDA Ligatur	0		0	
Retinopathie I–II	0		3	(7,7)
RLF	0		0	

* intrauterine Hirnblutung

Tabelle 8. Häufigkeit von Zerebralschädigungen bei EKFG, Abteilung Neonatologie Tübingen, 1986 – 5/88

	500–750 g n	500–750 g %	751–1000 g n	751–1000 g %
Überlebende	8		39	
Leicht–mäßig	1	(12,5)	2	(5,1)
Schwer	1*	(12,5)	3°	(7,7)

* intrauterine Hirnblutung   ° 1 Trisomie 21

Literatur

1. Bhat R, Zikos-Labropoulou E (1986) Resuscitation and respiratory management of infants weighing less than 1000 grams. Clinics Perinatology 13: 285–297
2. Ewerbeck H, Groneck P (1983) Das extrem unreife Frühgeborene – ein Dilemma für Geburtshelfer und Pädiater. Geburtshilfe Frauenheilkd 43: 99
3. Fischer K: Diskussionsbemerkung
4. Haas G, Buchwald-Saal M, Leidig, E, Mentzel H (1986) Improved outcome in very low birth weight infants from 1977 to 1983. Eur J Pediatr 145: 337–340
5. Hochuli E (1987) Geburtsleitung bei früher Frühgeburt. Gynäkologe 20: 41–47
6. Mentzel H (1982) Erstversorgung im Kreißsaal und auf der Neugeborenen-Intensivstation. In: Huch A, Huch R, Duc G, Rooth G (Hrsg) Klinisches Management des „kleinen" Frühgeborenen. Thieme, Stuttgart, New York, S 152–158
7. Milligan J E, Shennan A T, Hoskins E M (1984) Perinatal intensive care: where and how to draw the line. American Journal of Obstetrics and Gynecology 148: 499–503
8. Sell EJ (1986) Outcome of very low birth weight infants. Clinics Perinatology 13: 451–459
9. von Hülsen M (1979) Vergleichende Untersuchung zur Frühgeborenensterblichkeit zwischen den Jahren 1972 und 1977 an der Universitäts-Kinderklinik Tübingen. Inauguraldissertation Tübingen
10. Yu V Y H, Kinlay S, Orgill A A, Bajuk B, Astbury J (1984) Outcome of very low birth weight infants who required prolonged hospitalisation. Australian Paediatric Journal 20: 293–296

Langzeitprognose von Kindern nach schwerer intrauteriner Wachstumsretardierung

U. Schauseil-Zipf[1], W. Hamm[2], A. Bolte[2], E. Gladtke[1]

[1]Universitäts-Kinderklinik Köln (Direktor: Professor Dr. E. Gladtke)
[2]Universitäts-Frauenklinik Köln (Direktor: Professor Dr. A. Bolte)

Einleitung

Die Langzeitprognose des Kindes nach intrauteriner Wachstumsretardierung ist für den Geburtshelfer und den Kinderarzt in gleicher Weise bedeutsam, denn die Lebensqualität des Kindes ist schließlich der entscheidende Faktor für alle therapeutischen Bemühungen während der Pränatal- und Postnatalperiode. Durch die Fortschritte der pränatalen Ultraschalldiagnostik im Laufe der letzten 10 Jahre ist der Geburtshelfer heute viel früher in der Lage, eine fetale Wachstumsretardierung zu erkennen. Die Entscheidung, eine solche pathologische Schwangerschaft vorzeitig zu beenden, trifft der Geburtshelfer aufgrund seiner Erfahrung, daß die fetale Mangelversorgung in der Regel mit der Dauer der Schwangerschaft zunimmt. Dies bedeutet, daß das ungeborene Kind in zunehmendem Maße geschädigt und der Gefahr des intrauterinen Fruchttodes ausgesetzt wird. Mit der Vorverlegung des Geburtszeitpunktes wird die Prognose des pränatal dystrophen Kindes allerdings auch durch die Risiken der Frühgeburtlichkeit beeinträchtigt. Dieser zusätzliche Risikofaktor beeinflußt die Perinataldaten, d. h. das sogenannte Fetal outcome. Kinder mit sehr niedrigem Geburtsgewicht stellen hier eine besondere Risikogruppe dar (2, 18). Welchen Einfluß das geburtshilfliche Konzept der vorzeitigen Schwangerschaftsbeendigung bei schwerer intrauteriner Wachstumsretardierung auf die Spätprognose dieser Kinder hat, läßt sich nur anhand von Nachuntersuchungen im späteren Kindesalter klären.

Patientengut und Nachuntersuchungsmethoden

In den letzten Jahren wurden in der Universitäts-Kinderklinik Köln in Zusammenarbeit mit der Universitäts-Frauenklinik Köln 104 Kinder mit schwerer fetaler Wachstumsretardierung nachuntersucht. Bei allen Kindern lagen die Gewichts- und Längenwerte bei Geburt unterhalb der 3er-Perzentile der intrauterinen Wachstumskurven nach Hohenauer für den deutschen Sprachraum (13).

Zum Zeitpunkt der Nachuntersuchung waren die Kinder der Jahrgänge 1970–1975 sechs bis zwölf Jahre alt. Bei 63 Kindern wurden Daten über die frühkindliche Entwicklung, Vorerkrankungen und Schulbesuch erhoben. 59 Kinder dieses Kollektivs wurden in der Universitäts-Kinderklinik nachuntersucht. Kinder der Jahrgänge

1976–1982 waren zum Zeitpunkt der Untersuchung zwischen zwei und sechs Jahre alt. 41 Kinder wurden katamnestisch erfaßt und 35 Kinder nachuntersucht. Im älteren Patientenkollektiv (1970–1975) lag der Anteil an Frühgeborenen nur bei 5% (n = 3). Im jüngeren Patientenkollektiv (1976–1982) lag der Anteil der Frühgeborenen dagegen bei 30% (n = 12).

Bei der klinischen Nachuntersuchung beider Kollektive wurden eine interne und neurologische Untersuchung, eine EEG-Ableitung und eine testpsychologische Untersuchung durchgeführt. Im älteren Patientenkollektiv verwendeten wir den Göttinger-Formreproduktions-Test (19). Es handelt sich um einen visuomotorischen Wahrnehmungstest, der sich vor allem zur Erkennung einer Hirnschädigung im Kindesalter eignet. Bei dem jüngeren Patientenkollektiv wurde der Denver-Entwicklungstest (12) angewendet.

Ergebnisse

Körpergewicht und Körperlänge zum Zeitpunkt der Nachuntersuchung sind in Abb. 1 dargestellt. 70% der Kinder beider Kollektive hatten zum Zeitpunkt der Nachuntersuchung ein normales Körpergewicht und eine normale Körperlänge mit Werten oberhalb der 10. Perzentile altersentsprechender Normkurven. 30% der Kinder beider Kollektive waren untergewichtig und zu klein. Sie lagen unterhalb der 10. Perzentile der Normkurven für Körpergewicht und Körperlänge. Ein Unterschied zwischen beiden Kollektiven war weder für die Kinder mit Normalwerten noch für die untergewichtigen und untermaßigen Kinder erkennbar. Bei extrem untergewichtigen Kindern mit Gewichtswerten unterhalb der 3er-Perzentile altersentsprechender Normkurven, fiel ein Überwiegen von Kindern des jüngeren Patientenkollektivs auf. Ob dies auf den höheren Anteil von Frühgeborenen oder auf den früheren Nachuntersuchungszeitpunkt zurückzuführen ist, läßt sich z. Zt. nicht abklären. Die wichtigste Aussage anhand der erhobenen Daten ist, daß ca. 30% aller ehemals dystrophen Kinder ihr Defizit an Körpergewicht und Körperlänge bis zum Zeitpunkt der Nachuntersuchung nicht aufgeholt hatten.

Eine Verzögerung der *„Meilensteine" der frühkindlichen Entwicklung* war mit einer Häufigkeit zwischen 20% bis 30% in beiden Untersuchungskollektiven nachweisbar (Tabelle 1). Ein eindeutiger Unterschied zwischen Kindern älterer und jüngerer Jahrgänge war nicht erkennbar. Die häufigste Abnormität stellte Störungen der *Sprachentwicklung*, d. h. ein verspäteter Sprachbeginn oder Sprachstörungen wie Stammeln, Stottern oder Lispeln dar. Selbst zum Zeitpunkt der Nachuntersuchung in unserer Klinik lag bei vielen Kindern noch eine Sprachstörung vor.

Tabelle 1. Katamnestisch erhobene Daten über die sogenannten „Meilensteine" der frühkindlichen Entwicklung in beiden Patientenkollektiven

	1970–1975	1976–1982
Freies Sitzen nach dem 8. Lebensmonat	22%	29%
Freies Laufen nach dem 15. Lebensmonat	27%	24%
Sprachbeginn nach dem 24. Lebensmonat bzw. Sprachstörung	32%	32%

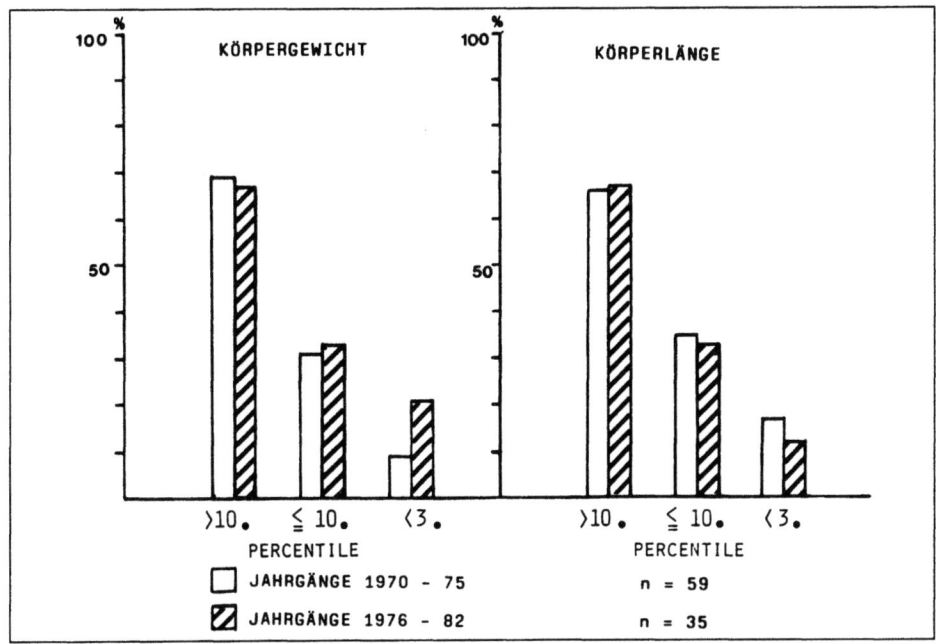

Abb. 1. Körpergewicht und Körperlänge bei der Nachuntersuchung ehemals schwer dystropher Neugeborener der Jahrgänge 1970–1975 und 1976–1982

Für die Kinder der Jahrgänge 1970–1975, die zum Zeitpunkt der Nachuntersuchung schulpflichtig waren, wurden katamnestische Daten über den *Schulbesuch* erhoben (Tabelle 2). Elf von 63 befragten Kindern waren zum Zeitpunkt der Nachuntersuchung noch vom Schulbesuch zurückgestellt. Weitere vier Kinder besuchten Sonderschulen. Insgesamt lagen somit bei sechzehn von 63 Kindern, d. h. in 25% entweder ein verspäteter Schulbesuch oder die Notwendigkeit sonderpädagogischer Maßnahmen vor. Bei den übrigen 47 Kindern erfolgte eine reguläre Beschulung durch Grundschule, Hauptschule oder andere weiterführende Schulen.

Bei der *neurologischen Untersuchung* (Tabelle 3) war bei dem älteren Patientenkollektiv (1970–1975) eine Störung der Feinmotorik mit einer Häufigkeit von 16% die wichtigste neurologische Auffälligkeit. Dieser Befund wurde beim jüngeren Patientenkollektiv (1976–1982) nur in 6% der Fälle erhoben. Wahrscheinlich ist der Unterschied durch das jüngere Alter der Kinder bedingt. Zerebralparesen waren mit einer

Tabelle 2. Katamnestisch erhobene Daten über den Schulbesuch des Patientenkollektivs der Jahre 1970–1975

Sonderschule für geistig Behinderte	n = 1
Lernbehindertenschule	n = 3
Gehörlosenschule	n = 1
Grundschule	n = 36
Hauptschule	n = 4
Realschule	n = 3
Gymnasium	n = 4

Inzidenz zwischen 7% und 9% nachweisbar, wobei der Grad der Behinderung in der Regel leicht- bis mittelgradig war. Mit Ausnahme der feinmotorischen Störungen waren keine Unterschiede hinsichtlich der Häufigkeit neurologisch-psychiatrischer Auffälligkeiten zwischen beiden Kollektiven feststellbar.

Bei der *testpsychologischen Untersuchung* (Tabelle 4) mußten wir wegen des verschiedenen Alters der Kinder beider Kollektive zwei verschiedene Testverfahren wählen. Der Göttinger Formreproduktionstest (19), der bei den älteren Kindern zur Anwendung kam, dient dem Nachweis einer organischen Hirnschädigung im Kindesalter. Dieser Test fiel in 38% der Fälle pathologisch aus, 62% der Kinder zeigten Normalbefunde.

Der Denver-Entwicklungstest, der bei Kindern bis zum Alter von sechs Jahren angewendet wurde (12), beurteilt die psychomotorische Entwicklung des Vorschulkindes. In 21% der Fälle fiel der Denver-Entwicklungstest pathologisch aus, in 5% war das Ergebnis fraglich, in 74% der Fälle ergaben sich Normalbefunde. Der höhere Anteil der Normalbefunde bei der testpsychologischen Untersuchung des jüngeren Kollektivs ist wahrscheinlich nicht als günstigerer Nachuntersuchungsbefund zu werten, sondern durch die im Kleinkindalter großzügigeren Normgrenzen erklärbar. Bei allen Einschränkungen, die sich bei der unvermeidlichen Anwendung von zwei verschiedenen Testverfahren ergibt, liegt wahrscheinlich kein eindeutiger Unterschied zwischen den Ergebnissen des älteren und des jüngeren Patientenkollektivs vor.

Abbildung 2 zeigt einige Beispiele der Testergebnisse des Göttinger-Formreproduktionstests. Den Kindern wurde die Aufgabe gestellt, mehrere einfache und zusammengesetzte Figuren nachzuzeichnen. In den dargestellten Beispielen ist eine deutliche Trennung und Verdrehung der Figuren sowie ein Fehlen von Figurteilen als Zeichen der gestörten visuellen Wahrnehmung erkennbar. Darüber hinaus ist häufig eine unsichere Führung des Zeichenstifts als Ausdruck der gestörten Feinmotorik nachweisbar. Dieser Befund fiel schon bei der neurologischen Untersuchung auf.

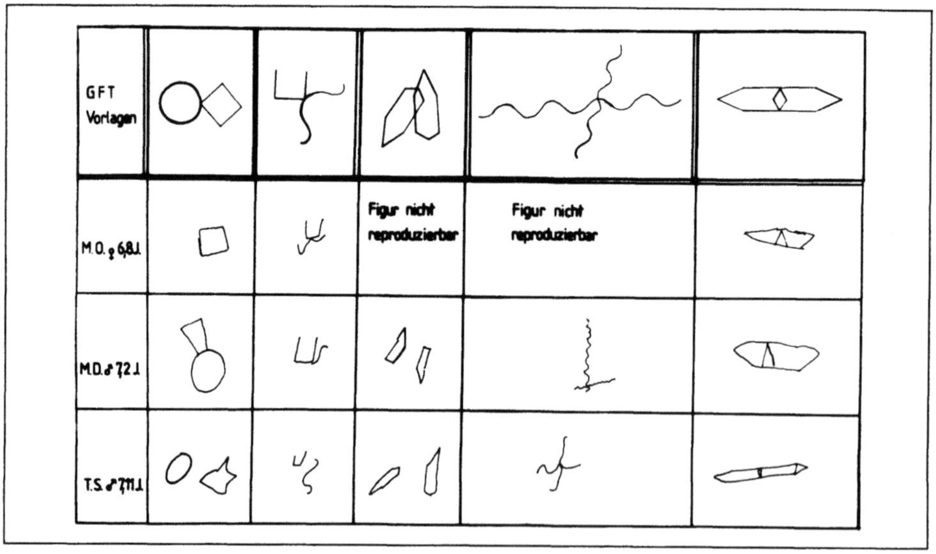

Abb. 2. Fehlerbeispiele des Göttinger Formreproduktionstests bei Kindern der Jahrgänge 1970–1975

Tabelle 3. Pathologische neurologisch-psychiatrische Nachuntersuchungsbefunde bei ehemals schwer pränatal dystrophen Kindern

	1970–1975 n = 58	1976–1982 n = 35
Zerebralparese	7%	9%
Störung der Feinmotorik	16%	6%
Innenohrtaubheit oder -schwerhörigkeit	2%	6%
Tic	4%	3%
Mentale Retardierung	7%	11%

Tabelle 4. Ergebnisse der testpsychologischen Untersuchung ehemals schwer pränatal dystropher Neugeborener im Kindesalter

	Normal	Fraglich	Pathologisch
Göttinger Formreproduktionstest (Jahrgänge 1970–1975)	62%		38%
Denver-Entwicklungstest (Jahrgänge 1976–1982)	74%	5%	21%

Tabelle 5. EEG-Veränderungen im Kindesalter nach schwerer intrauteriner Wachstumsretardierung

	1970–1975 n = 56	1976–1982 n = 31
Normal	64%	65%
Leicht- bis mäßiggradig pathologisch	34%	32%
Hochgradig pathologisch	2%	3%

Die *EEG-Untersuchungen* beider Patientenkollektive ergaben nur sehr unspezifische Befunde. Die Auswertung der EEG-Befunde erfolgte nach einer Klassifikation von Caputé et al. (3), die für Kinder mit minimaler zerebraler Dysfunktion entwickelt wurde. Leicht- bis mäßiggradige EEG-Veränderungen i. S. einer diffusen Verlangsamung bzw. einer fehlenden altersentsprechenden Differenzierung des Kurvenbildes waren bei ca. 35% beider Kollektive nachweisbar (Tabelle 5). Nur selten fanden sich hochgradig pathologische EEG-Veränderungen bzw. Herdbefunde oder Krampfaktivität. Insgesamt lieferte das EEG keine wesentlichen Zusatzinformationen zu den bis dahin erhobenen Untersuchungsbefunden. Kein Kind litt an einem hirnorganischen Anfallsleiden.

Eine Zusammenfassung der *klinischen Nachuntersuchungsbefunde* zeigt Tabelle 6. 41% der Kinder der älteren Jahrgänge (1970–1975) und 49% der Kinder jüngerer Jahrgänge (1976–1982) waren bei der Nachuntersuchung völlig unauffällig. Ausschließlich pathologische Nachuntersuchungsergebnisse waren bei 19% der älteren Kinder und 11% der jüngeren Kinder feststellbar. Insgesamt schneidet somit das jüngere Patientenkollektiv hinsichtlich der Nachuntersuchungsbefunde etwas günstiger ab. Dies ist vor allem deshalb bemerkenswert, weil dieses Kollektiv einen Frühgeborenenanteil von 30% im Vergleich zu 5% im älteren Kollektiv enthält.

Tabelle 6. Zusammenfassung der Nachuntersuchungsbefunde

	1970–1975 n = 59	1976–1982 n = 35
3 Normale Untersuchungsbefunde	41%	49%
1 Pathologischer Untersuchungsbefund	27%	23%
2 Pathologi sche Untersuchungsbefunde	14%	17%
3 Pathologische Untersuchungsbefunde	19%	11%

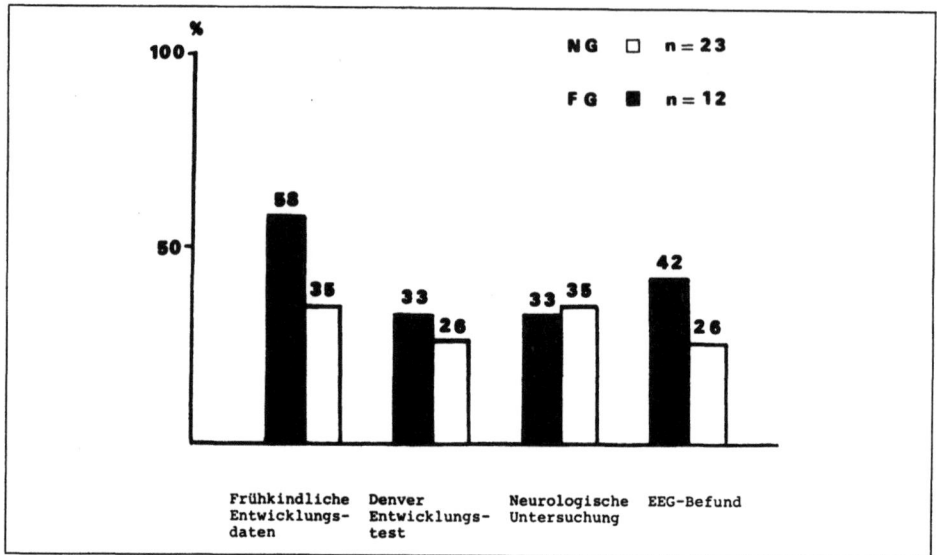

Abb. 3. Häufigkeit pathologischer Nachuntersuchungsbefunde (in %) im Patientenkollektiv 1975–1982. Gegenüberstellung der Befunde von reifgeborenen und frühgeborenen Kindern

Für das jüngere Patientenkollektiv (1976–1982) wurde in Abb. 3 die Häufigkeit pathologischer Untersuchungsbefunde für Frühgeborene und Neugeborene getrennt dargestellt. Es fiel auf, daß frühgeborene und reifgeborene ehemals pränatal-dystrophe Kinder bei der Nachuntersuchung eine gleiche Häufigkeit neurologischer und testpsychologischer Auffälligkeiten zeigten. Nur hinsichtlich der frühkindlichen Entwicklung war bei frühgeborenen Kindern häufiger eine Verzögerung der sogenannten „Meilensteine" erkennbar. Das Gestationsalter bei Geburt scheint somit keinen Einfluß auf die Nachuntersuchungsbefunde ehemals pränatal-dystropher Kinder zu haben.

Der Einfluß von *Komplikationen des Schwangerschaftsverlaufs*, des Geburtsverlaufs und der Neugeborenenperiode auf die Nachuntersuchungsergebnisse ehemals pränatal-dystropher Kinder ist in Abb. 4 dargestellt. Die Kinder beider Patientenkollektive wurden in drei Gruppen eingeteilt: Gruppe I zeigte unauffällige Ergebnisse bei der neurologischen Untersuchung, der EEG-Ableitung und der psychologischen Testung. In Gruppe II waren ein bis zwei Ergebnisse der Nachuntersuchung pathologisch. Bei Kindern der Gruppe III fielen alle drei Nachuntersuchungen pathologisch aus. Bei

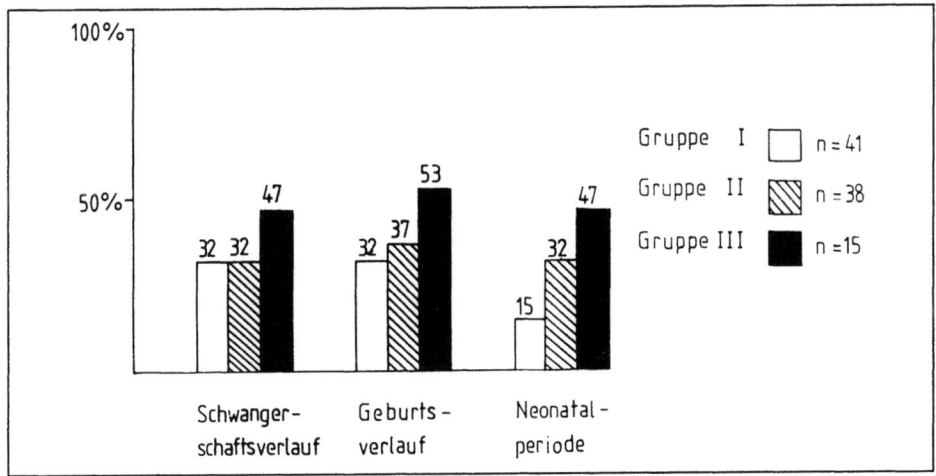

Abb. 4. Häufigkeit von prä-, peri- und postnatalen Komplikationen (in %) im Vergleich zu den Ergebnissen der Nachuntersuchung im späteren Kindesalter.

Kindern der Gruppe I war eine niedrige Häufigkeit an Komplikationen vor allem während der Neugeborenenperiode erkennbar. Kinder der Gruppe III wiesen dagegen die größte Häufigkeit an Komplikationen während der Schwangerschaft, der Geburt und der Neugeborenenperiode auf. Die Ergebnisse zeigen, daß Nachuntersuchungsergebnisse im späteren Kindesalter bei ehemals schwer wachstumsretardierten Kindern nicht nur durch die intrauterine Mangelversorgung sondern auch durch prä- und perinatale Komplikationen und besonders durch Komplikationen in der Neugeborenenperiode beeinflußt werden. Dieses Ergebnis deckt sich mit den klinischen Erfahrungen der pädiatrischen Intensivmedizin.

Diskussion

Die moderne Ultraschalldiagnostik ermöglicht dem Gynäkologen heute die frühzeitige Erkennung einer intrauterinen Wachstumsretardierung. Somit stellt sich für den Geburtshelfer die Frage, ob bzw. wann eine vorzeitige Beendigung der pathologischen Schwangerschaft indiziert ist (4). Intrauterin wachstumsretardierte Kinder sind nicht selten durch lang andauernde Mangelversorgung stärker gefährdet als durch die Frühgeburtlichkeit nach vorzeitiger Schwangerschaftsbeendigung. In den letzten Jahren hat sich das Konzept der vorzeitigen Geburtseinleitung bei intrauteriner Wachstumsretardierung in geburtshilflichen Kliniken und bei den mitbehandelnden Kinderärzten zunehmend durchgesetzt (1, 16).

Die vorliegende Studie vergleicht die Nachuntersuchungsergebnisse von Kindern der Jahrgänge 1970–1975 mit denen von Kindern der Jahrgänge 1976–1982. Das jüngere Patientenkollektiv wurde zu einer Zeit geboren, in dem schon eine frühzeitige Diagnose der intrauterinen Wachstumsretardierung möglich war und das Konzept einer vorzeitigen Schwangerschaftsbeendigung bei gefährdeten Kindern zunehmend verfolgt wurde.

Hinsichtlich Körperlänge und Körpergewicht bei der Nachuntersuchung unterscheiden sich beide Kollektive nicht. Obwohl viele ehemals wachstumsretardierte Kinder in den späteren Lebensjahren ein sogenanntes Aufholwachstum zeigen (17), war zum Zeitpunkt der Nachuntersuchung bei ca. einem Drittel der Kinder beider Kollektive das Defizit an Körperlänge und Körpergewicht noch nicht ausgeglichen. In 10% bis 20% der Fälle waren sogar schwere Wachstumsdefizite nachweisbar. Keine Unterschiede bestanden zwischen Kindern des älteren und jüngeren Patientenkollektivs bzw. zwischen Jungen und Mädchen.

Eine Beziehung zwischen dem Grad der intrauterinen Wachstumsretardierung und dem Wachstumsdefizit bei der Nachuntersuchung Lage nicht vor. Wahrscheinlich steht die spätere Entwicklung von Körpergewicht und Körperlänge im Kindesalter im direkten Zusammenhang mit dem Beginn der intrauterinen Wachstumsretardierung. In einer Untersuchung von Fancourt et al. (8) waren persistierende Wachstumsdefizite im Alter von vier Jahren vorwiegend bei Kindern erkennbar, bei denen eine intrauterine Mangelversorgung schon vor der 34. Woche bestand. Die vorzeitige Schwangerschaftsbeendigung scheint keinen Einfluß auf die spätere Wachstumsentwicklung zu haben, denn unsere beiden Patientenkollektive unterschieden sich zum Zeitpunkt der Nachuntersuchung trotz des höheren Frühgeborenenanteils in den Jahrgängen 1976–1982 nicht voneinander. Zahlreiche andere Arbeitsgruppen kamen zu ähnlichen Ergebnissen (4, 5, 6, 8, 9, 10, 11, 14, 17, 20, 21).

Eine Verzögerung der Meilensteine der frühkindlichen Entwicklung, wie sie in 20% bis 30% der Kinder beider Nachuntersuchungskollektive nachweisbar war, traf am häufigsten die Sprachentwicklung. Sprachstörungen bestanden in vielen Fällen noch zum Zeitpunkt der Nachuntersuchung. Ähnliche Befunde sind aus der Literatur bekannt (10, 16). Bei der neurologischen Untersuchung waren schwer pathologische Befunde eher selten, vor allem bei Kindern der Jahrgänge 1970–1975. Die meisten Patienten mit einer Zerebralparese zeigten nur leicht- bis mittelgradige neurologische Störungen. Zwischen Neugeborenen und Frühgeborenen ergaben sich keine Unterschiede hinsichtlich der Häufigkeit und der Schwere neurologischer Befunde. Die Störung der Feinmotorik scheint ein typisches, möglicherweise altersspezifisches Phänomen älterer, ehemals pränatal-dystropher Kinder zu sein. Dieser Befund wurde vor allem im Patientenkollektiv 1970–1975 erhoben. Als Ursache feinmotorischer Störungen wird die Mangelversorgung des fetalen Zentralnervensystems während des zweiten und dritten Trimenons diskutiert, durch welche die Reifung des Kleinhirns und der zerebellokortikalen Bahnen gestört wird (7).

Ein pathologisches Ergebnis des Göttinger-Formreproduktionstests, wie es bei ca. 40% des älteren Untersuchungskollektivs nachweisbar war, ist ein Hinweis für die Störung kognitiver Funktionen des ZNS auf kortikaler Ebene. Die Kinder waren nicht in der Lage, bestimmte visuelle Objekte richtig zu erkennen und zeichnerisch wiederzugeben. In vielen Fällen waren eindrucksvolle Fehler bei der Wiedergabe einfacher und zusammengesetzter Zeichenfiguren nachweisbar. Häufig kam eine Störung feinmotorischer Fähigkeiten erschwerend hinzu. Da die Ergebnisse des Göttinger-Formreproduktionstests direkt mit der Häufigkeit zerebraler Funktionsstörungen korrelieren (19), sind die von uns erhobenen testpsychologischen Befunde bei Kindern der Jahrgänge 1970–1975 ein Ausdruck der residualen Störung komplexer kortikaler Funktionen, bedingt durch die intrauterine Wachstumsretardierung.

Bei Kindern der Jahrgänge 1976–1982 kam der Denver-Entwicklungstest zur

Anwendung, da er das einzige Testverfahren ist, welches für alle Kinder dieser Altersgruppe anwendbar ist. Wegen der weitgesteckten Altersgrenzen fanden wir nur bei 20% aller Kinder der Jahrgänge 1976–1985 pathologische Auffälligkeiten der psychomotorischen Entwicklung. Zum Untersuchungszeitpunkt konnten aufgrund des anderen Testverfahrens keine Angaben über die Schwere und Inzidenz komplexer kortikaler Funktionsstörungen gemacht werden. Obwohl beide Testmethoden nicht miteinander verglichen werden können, zeigt es sich, daß die fetale Mangelversorgung die kortikalen Reifungsprozesse des Zentralnervensystems auch im späteren Kindesalter noch merklich beeinflußt.

Die EEG-Untersuchungen beider Patientenkollektive erwiesen sich als relativ uninformativ. Vorherrschend waren leicht- bis mittelgradige Allgemeinveränderungen bei einem Drittel der Patienten beider Untersuchungsgruppen. Ähnliche Ergebnisse sind bei Kindern mit minimaler zerebraler Dysfunktion bekannt (3).

Insgesamt ergab die Nachuntersuchung von zwei Patientenkollektiven ehemals schwer pränatal-dystropher Kinder der Jahrgänge 1970–1975 und 1976–1982 zufriedenstellende Ergebnisse. Zwei Drittel der Kinder zeigten zum Zeitpunkt der Nachuntersuchung einen völlig unauffälligen Untersuchungsbefund. Pathologische Nachuntersuchungsergebnisse waren bei Frühgeborenen und Neugeborenen mit weitgehend gleicher Inzidenz nachweisbar. Der Vergleich beider Patientenkollektive ergibt keine eindeutigen Unterschiede hinsichtlich der Langzeitmorbidität, obwohl im jüngeren Patientenkollektiv die Schwangerschaft in der Regel frühzeitiger beendet wurde. Möglicherweise werden sich Unterschiede erst bei der Nachuntersuchung von Kindern ergeben, die nach 1982 geboren und nach neueren Therapiekonzepten der neonatologischen Intensivmedizin behandelt wurden. Wir glauben, daß die Nachuntersuchung dieser noch relativ jungen Kinder die Vorteile der vorzeitigen Schwangerschaftsbeendigung bei schwerer intrauteriner Wachstumsretardierung deutlicher hervorheben wird.

Zusammenfassung

Die Nachuntersuchung von 105 Kindern der Jahrgänge 1970–1975 und 1976–1982 nach schwerer intrauteriner Wachstumsretardierung ergab folgende Ergebnisse:
1. Defizite des Körperlängenwachstums und des Körpergewichts war bei einem Drittel der Patienten beider Kollektive nachweisbar und in 10%–20% schwerwiegender Natur.
2. Eine Verzögerung der Meilensteine der frühkindlichen Entwicklung war bei 20–30% der Kinder nachweisbar und betraf am häufigsten die Sprachentwicklung.
3. Pathologische Befunde bei der neurologischen Untersuchung waren bei ca. 30% der Kinder aus den Jahrgängen 1970–1975 und ca. 40% der Kinder aus den Jahrgängen 1976–82 nachweisbar. Die neurologischen Störungen waren vorwiegend leicht- bis mittelgradig. Am häufigsten waren bei den älteren Kindern Störungen der Feinmotorik.
4. Pathologische Befunde der testpsychologischen Untersuchung fanden sich bei 40% der älteren und 20% der jüngeren Kinder, wobei wegen des Altersunterschiedes zwei verschiedene Testverfahren zur Anwendung kamen.
5. Unspezifische EEG-Veränderungen waren bei einem Drittel der Patienten nachweisbar.

Der Vergleich der Nachuntersuchungsbefunde ergibt für das Patientenkollektiv 1976–1982 geringfügig günstigere Ergebnisse, obwohl hier der Anteil frühgeborener Kinder 30% im Vergleich zu 5% bei dem Kollektiv 1970–1975 beträgt. Das Konzept der frühzeitigen Schwangerschaftsbeendigung bei schwerer fetaler Wachstumsretardierung scheint sich somit günstig auf die im späteren Kindesalter erhobenen Nachuntersuchungsbefunde auszuwirken, obwohl das Risiko der Frühgeburtlichkeit mit in Kauf genommen wird. Durch die Fortschritte der neonatalen Intensivmedizin, vor allem bei sehr untergewichtigen Kindern, ist in den letzten Jahren eine weitere Senkung der perinatalen und postnatalen Komplikationsrate erreicht worden. Somit ist zu erwarten, daß zukünftige Nachuntersuchungen dieser jetzt noch recht jungen Kinder eine weitere Verbesserung der Prognose pränatal-dystropher Kinder demonstrieren werden.

Literatur

1. Bolte A, Schlensker K-H, Breuker K-H, Wolff F (1983) Geburtshilfe bei schwerer fetaler Wachstumsretardierung. Geburtsh u Frauenheilk 43 (Sonderheft): 93
2. Bolte A, Eibach HW, Gladtke E, Günther H, Hamm W, Mandl-Kramer S, Schauseil-Zipf U, Schlensker K-H, Stenzel B (1987) Die kindliche Entwicklung nach schwerer intrauteriner Wachstumsretardierung. Ergebnisse von Follow up-Studien. Geburtsh u Frauenheilk 47: 525
3. Capute AJ, Niedermeyer EF, Richardson F (1968) The electroencephalogram in children with minimal cerebral dysfunction. Pediatrics 41/6: 1104
4. Commey JO, Fitzhardinge PM (1979) Handicap in the preterm small-for-gestational age infant. J. Pediatr 94: 779
5. Davies DP (1980) Size at birth and growth in the first year of life of babies who are overweight and underweight at birth. Nutr. Soc 39: 25
6. Davies DP (1981) Growth of small-for-dates babies. Early Hum Dev 5: 95
7. Dobbing J (1974) The later growth of the brain and its vulnerability. Pediatrics 53: 2
8. Fancourt R, Campbell S, Harvey D, Norman AP (1976) Follow-up of small-for-dates babies. British Med J 1: 1435
9. Fischer RH (1978) Growth patterns of low-birth-weight infants. Pediatr Ann 7: 782
10. Fitzhardinge PM, Pape KE (1977) Intrauterine growth retardation (IUGR): an added risk to the preterm infant. Pediatr Res 11: 562
11. Fitzhardinge PM, Kalman E, Ashbey S, Pape KE (1978) Present status of the infant of very low birth weight treated in a referral neonatal intensive care unit in 1974. Ciba Found Symp 59: 139
12. Frankenburg WK, Dodds JB (1967) Denver Developmental Screening Test. J Pediatr 71: 181
13. Hohenauer L (1980) Intrauterine Wachstumskurven für den deutschen Sprachraum. Z Geburtsh u Perinat 184: 167
14. Low JA, Galbraith RS, Muir D, Killen H, Pater B, Karchmar J (1982) Intrauterine growth retardation: a study of long-term morbidity. Am J Obstet Gynecol 142: 670
15. Lubchenco LO, Bard H, Goldman AL, Coyer WE, McIntyre C, Smith D (1974) Newborn intensive care and longterm prognosis. Dev Med Child Neurol 16: 421
16. Mau G (1977) Entwicklung reifegestörter Neugeborener. Ergebnisse einer prospektiven Studie. Med Welt 28: 1423
17. Prader A (1978) Catch-up growth. Postgrad Med J 54 (Suppl 1): 133
18. Schauseil-Zipf U, Hamm W, Stenzel B, Bolte A, Gladtke E Severe intrauterine growth retardation: Obstetrical management and follow up studies in children born between 1970 and 1985. Europ J Gynaecol, Obstetr Reprod Biology, im Druck
19. Schlange H, Stein B, von Boetticher I, Taneli S Göttinger Formreproduktions-Test (GFT). 3. Aufl. Verlag für Psychologie, Dr. C. J. Hogrefe, Göttingen, Toronto, Zürich
20. Stewart AL, Reynolds EOR (1974) Improved prognosis for infants of very low birthweight. Pediatrics 54: 724
21. Winer E, Tejani NA, Atluru VL, Digiuseppe R, Borofsky LG (1982) Four- to seven-year evaluation in two groups of small-for gestational age infants. Am J Obstet Gynecol 142: 425

Hämolytische Fetalerkrankungen – pränatale Diagnostik und Therapie

K.-H. Schlensker

Universitäts-Frauenklinik Köln

1) Einleitung

Grundlage der hämolytischen Fetalerkrankung ist das Vorhandensein mütterlicher Alloantikörper gegen Erythrozytenmerkmale des Kindes. Am häufigsten und wichtigsten sind Blutgruppenunverträglichkeiten im Rh-System, speziell gegen den Faktor D. Vor Einführung einer konsequenten Rh-Sensibilisierungsprophylaxe, um die sich Schneider (52, 53, 54, siehe auch den Beitrag im vorliegenden Band) in der Bundesrepublik besonders verdient gemacht hat, trat eine Rhesuserythroblastose in 0,2–0,6% aller Schwangerschaften bis etwa 1970 auf (40). Der absolute Rückgang von Schwangerschaften mit einer Sensibilisierung wegen des Rhesusfaktor D führte zu einer relativen Zunahme von Immunisierungen gegen andere Antigene des Rh-Systems sowie andere Blutgruppensysteme wie Kell, Duffy, Kidd und MNSs (61, 62). Im eigenen Kollektiv mit 234 sensibilisierten Schwangeren in den Jahren 1967 bis 1988 fanden sich im Zeitraum 1967–1974 in 98,4% Anti-D-Antikörper, 1975–1982 in 89,7% und 1983–1988 nur noch 71,7% (Tabelle 1). Während im ersten Zeitraum etwa 10% der Sensibilisierungen auf eine Bluttransfusion zurückzuführen waren, waren es im mittleren Zeitabschnitt 18,6% und in den Jahren 1983 bis 1988 43,6% (Tabelle 2).

Für die pränatale Diagnostik und eine effiziente Therapie wurden mehrere Erkenntnisse bahnbrechend. 1954 empfahlen Allen et al. (2) die vorzeitige Entbindung, um den Schweregrad des Morbus haemolyticus neonatorum zu senken. Zwei Jahre später führte Bevis (8) die Amniozentese und Spektralanalyse des Fruchtwassers zur Beurteilung der Schwere der kindlichen Erkrankung ein. 1961 gab Liley (38) sein auch heute noch grundlegendes Schema an, um den Schweregrad der Fetalerkrankung zu beurteilen und daraus klinische Konsequenzen zu ziehen. 1963 führte er zur Therapie erstmals intraperitoneale Erythrozytentransfusionen beim Feten durch (39). Freda und Adamsons (26) berichteten 1964 über einige Austauschtransfusionen bei eröffnetem Uterus über die Vena femoralis, allerdings ohne überzeugende Ergebnisse, so daß diese Therapie nicht weitergeführt wurde. 1970 gab die Arbeitsgruppe um Whitfield (59, 60) anhand eines großen Patientenkollektivs eine „Action line" zur Ergänzung des Liley-Schemas an, um den Zeitpunkt des therapeutischen Eingreifens zu optimieren. Hansmann und Lang (31) beschrieben 1972 erstmals die intraperitoneale Transfusion unter Ultraschallsicht. Bei schon sehr früh schwererkrankten Feten wurde eine wirksame Therapie möglich durch die von der Arbeitsgruppe um Rodeck (48) eingeführte intraperitoneale Transfusion über ein Fetoskop. Drei Jahre später wurden Ergebnisse der Transfusion in die A. umbilicalis unter fetoskopischer Sicht in

Tabelle 1. Mütterliche Antikörper in 234 Fällen an der UFK Köln 1967–1988

Antikörper	1967–1974	1975–1982	1983–1988	1967–1988
Anti D	126	26	26	178
Anti D+C	6	7	15	28
Anti D+E	1	2	1	4
Anti D+E+K	–	–	1	1
zusammen	133 (98,4%)	35 (89,7%)	43 (71,7%)	211 (90%)
Anti-c	2	1	2	5 (2,2%)
Anti-C	–	–	1	1 (0,4%)
Anti-E	–	–	1	1
Anti-E+K	–	–	1	1
Anti-K	–	–	8	8 (3,5%)
Anti-Fy(a)	–	–	1	1
Anti-Jk(a)	–	–	1	1
Anti-Co	–	1	–	1
Anti-Le	–	2	2	4 (1,7%)
zusammen	135	39	60	234
Häufigkeit pro 1000 Geburten	9,15	4,39	11,23	

Tabelle 2. Wahrscheinliche Ursachen für eine mütterliche Antikörperbildung in 82 Fällen in den Jahren 1975–1982 und 1983–1988

Sensibilisierungsursachen	1975–1982 n	%	1983–1988 n	%
Geburt	22	51,2%	10	25,7%
Abort	9	20,9%	6	15,4%
Bluttransfusion	8	18,6%	17	43,6%
Blutung in Gravidität	4	9,3%	6	15,4%

25 Fällen mit gutem Erfolg vorgestellt. Hiermit ergab sich auch die Möglichkeit, reines fetales Blut zur Diagnostik zu gewinnen. Die intravaskuläre Bluttransfusion, besonders über die Vena umbilicalis, wurde wenig später auch von verschiedenen Arbeitsgruppen unter Ultraschallsicht durchgeführt (4, 6, 7, 15, 17). Als Ultima ratio berichtete Hansmann (32) über erfolgreiche intrakardiale Bluttransfusionen unter Ultraschallsicht.

Diagnostische Maßnahmen

Voraussetzung für eine erfolgreiche Behandlung hämolytischer Fetalerkrankungen ist eine exakte Diagnostik. Hierfür stehen zur Verfügung:
1. Anamnese und klinischer Befund,
2. Blutgruppenserologie,
3. Fruchtwasseranalytik,
4. Ultraschalldiagnostik,
5. Kardiotokographie,
6. Fetale Blutuntersuchung.

Anamnese

Die Anamnese spielt eine bedeutsame Rolle für die Prognose bei Rhesusinkompatibilitäten innerhalb der Schwangerschaft. Sind Schwangerschaften mit abgestorbenen oder schwer erkrankten Kindern vorausgegangen, insbesondere bei homozygot Rh-positivem Kindsvater, gilt in der Regel, daß in einer erneuten Schwangerschaft das Kind früher und schwerer erkrankt (13,27,33,40,50,57). Dementsprechend wurde früher, ohne heutige Therapiemöglichkeiten, bei völlig leerer Anamnese mit einer perinatalen Sterblichkeit bis zu 8% gerechnet mit bis zu 20% bei erkrankten, aber überlebenden Kindern in der Vorgeschichte und bis zu 70% bei früherem intrauterinem Fruchttod. Diese Zahlen entsprechen auch unseren eigenen Erfahrungen während der Jahre 1967 bis 1974.

Schwerwiegende Fetalerkrankungen sind ebenfalls anzunehmen, wenn die Sensibilisierung aufgrund einer unverträglichen Bluttransfusion erfolgte. In unserem Kollektiv ist die anamnestische Belastung, d. h. die Zahl der erkrankten, schwererkrankten oder gestorbenen Kinder, in den letzten Jahren deutlich geringer geworden (Tabelle 3). Dies ist als eine Folge der heute geringeren Kinderzahl, der großzügigeren Tubensterilisation nach erkrankten Kindern und vor allem einer konsequenten Anti-D-Prophylaxe anzusehen.

Bei bekannter Rhesussensibilisierung weisen klinisch ein zu großer Uterus entweder aufgrund eines hydropischen Kindes oder eines Hydramnions sowie zu seltene fetale Bewegungen auf eine schwere Fetalerkrankung hin.

Blutgruppenserologie

Voraussetzung für die Erkennung einer immunologisch bedingten hämolytischen Fetalerkrankung ist der Nachweis mütterlicher Antikörper. Nach den Mutterschaftsrichtlinien sind zwei Suchteste auch bei rhesuspositiven Schwangeren vorgeschrieben. Bei rhesusnegativen Frauen ohne belastete Anamnese werden in Abständen von 4 Wochen Kontrollen durchgeführt. Beim Nachweis von irregulären Antikörpern sind Bestimmungen der Spezifität und der Titerhöhe erforderlich sowie häufigere Kontrollen in 1–2 Wochen Abstand, um Titerschwankungen zu erfassen.

Bei positivem Antikörpernachweis ist es von großer Bedeutung, den Genotypus

Tabelle 3. Anamnestische Belastung bei 229 sensibilisierten Schwangeren durch bereits geborene Kinder in 3 Zeitabschnitten zwischen 1967 und 1988

Zeitraum	Anamnese: Kinder –			
	keine oder nicht erkrankt n %	erkrankt, überlebend	erkrankt, eines oder mehrere gestorben	intrauteriner Fruchttod
1967–1974	68 52	35	6	21
1975–1982	18 46	16	3	2
1983–1988	43 70	12	3	2
1967–1974	129	63	12	25
%	56,3	27,5	5,2	10,9

des betreffenden Blutgruppenmerkmals beim Kindsvater zu erfassen, um festzustellen, ob er homo- oder heterozygot ist. Bei Heterozygotie wäre mit 50% Wahrscheinlichkeit eine Erkrankung des Kindes auszuschließen. Zusätzliche Informationen kann die Untersuchung von weiteren Kindern bzw. Familienangehörigen liefern. In unserem Kollektiv konnten wir 131 Kindsväter bezüglich des Rhesusfaktors untersuchen, davon waren mit großer Wahrscheinlichkeit 52% homozygot, 41% heterozygot und 7% rhesusnegativ. Diese Ergebnisse entsprechen auch allgemeinen Angaben in der Literatur.

Für die Prognose ist die Identifizierung der Antikörper wichtig, am häufigsten sind Anti-D-Antikörper. Andere Antikörper können einerseits als Begleitantikörper zusätzlich auftreten, aber auch isoliert oder in Kombination mit weiteren mit einer Häufigkeit von 2–3% (23, 61). Leichte bis schwerwiegende hämolytische Fetalerkrankungen sind außer im Rh-System in folgenden Blutgruppensystemen zu erwarten: Kell, Duffy, Kidd, MNSs und Diego. Eine Zusammenstellung findet sich bei Wilken und Liesegang (61). Bei den seltenen Immunisierungen ist es für den Geburtshelfer stets wichtig, sich über die Bedeutung eines Antikörpers genau zu informieren, so ist z. B. eine mütterliche Immunisierung im Lewis-System für den Feten ungefährlich. Schwere hämolytische Fetalerkrankungen sind u. a. bei Kell-Unverträglichkeiten aufgetreten, in unserem eigenen Kollektiv mit 8 Fällen war allerdings keines der Kinder erkrankt (5, 13, 14, 23, 46, 61, 62).

Hohe Antikörpertiter sprechen in der Regel für eine schwere Fetalerkrankung, im Einzelfall lassen leider die Höhe des Antikörpertiters, steigende oder fallende Titerverläufe eine Beurteilung des Schweregrades der fetalen Erkrankung nicht zu, wie auch wir in unserem Kollektiv von 1967 bis 1974 nachweisen konnten (Tabellen 4, 5).

Fruchtwasseranalytik

Spektralanalyse: Die bereits 1950 von Bevis (8) eingeführte Spektralanalyse des Fruchtwassers zur Bestimmung der Bilirubinoide ist immer noch die wichtigste Untersuchung zur Beurteilung des Schweregrades einer hämolytischen Fetalerkrankung. Die Komplikationen der hierzu erforderlichen Amniozentese, wie Auslösung von Wehen, Blasensprung oder Infektionen sowie fetomaternale Transfusionen durch Verletzung der Plazenta, sind durch die heute üblichen Punktionen unter Ultraschallsicht weitgehend zu vermeiden. Früher wurden eine Ausschwemmung fetaler Erythrozyten in den mütterlichen Kreislauf mit „Boosterung", d. h. Anstieg der mütterlichen Antikörper und somit der Gefahr einer verstärkten fetalen Hämolyse in bis zu 10% der Fälle beobachtet (12). Zur Erfassung einer fetomaternalen Transfusion durch eine Amniozentese empfiehlt sich die Untersuchung des mütterlichen Blutes auf HbF-haltige Erythrozyten nach Kleihauer (35) vor und nach der Amniozentese. Zur frühzeitigen Erkennung einer zunehmenden kindlichen Gefährdung aufgrund einer Boosterung sollte ca. eine Woche nach dem Eingriff der Antikörpertiter überprüft werden. Aufgrund der Komplikationsmöglichkeiten ist eine strenge Indikationsstellung zur Amniozentese – auch unter Ultraschallsicht – angezeigt (22, 23, 32, 52).

Der Zeitpunkt für eine erste Amniozentese richtet sich nach Anamnese, Art der Sensibilisierung und Antikörper, Titerhöhe, Sonographie und den Möglichkeiten einer möglichen Therapie – meist wird die 18.–20. Schwangerschaftswoche als frühe-

Tabelle 4. Schweregrad der kindlichen Erkrankung und perinatale Mortalität in Relation zur Höhe des Antikörpertiters (1967–1974)

Erkrankungs-schwere	Anzahl n	Titerhöhe							
		bis 1:32		1:64 bis 1:128		1:256 bis 1:512		>1:512	
		n	%	n	%	n	%	n	%
Rh-negativ	17	11	16	3	10	2	15	1	9
leicht	38	28	39	6	20	3	23	1	9
mittelschwer	36	17	24	9	30	5	39	5	46
schwer, überlebend	9	7	10	2	7	–	–	–	–
schwer, gestorben	11	2	3	3	10	3	23	3	27
intrauteriner Fruchttod	14	6	8	7	23	–	–	1	9
gesamt	125	71	100	30	100	13	100	11	100
perinatale Mortalität	%		11,2		33,3		23,0		36,4

Tabelle 5. Perinatale Mortalität abhängig vom Antikörpertiterverlauf (1967–1974)

Erkrankungsschwere	n	Titerverlauf							
		fallend		gleichbleibend		steigend bis 4 Titerstufen		steigend >4 Titerstufen	
		n	%	n	%	n	%	n	%
Rh-negativ	12	–	–	4	20	4	9	4	21
leicht	26	5	46	6	30	10	23	5	26
mittelschwer	32	–	–	3	15	23	52	6	32
schwer, überlebend	6	1	9	2	10	2	4	1	5
schwer, gestorben	8	2	18	3	15	2	4	1	5
intrauteriner Fruchttod	10	3	27	2	10	3	6	2	11
gesamt	94	11	100	20	100	44	100	19	100
perinatale Mortalität	%		45,5		25,0		11,3		15,8

ster Termin angegeben. Manche Arbeitsgruppen sehen die Indikation zur Spektralanalyse erst bei einem Antikörpertiter von mindestens 1:8 oder 1:16 als gegeben an (20, 23, 37, 55, 61). In jüngerer Zeit neigen allerdings viele dazu, eine Fruchtwasserpunktion unabhängig vom Antikörpertiter durchzuführen, weil auch niedrigste Titer mit einer schweren Fetalerkrankung einhergehen können (28, 32, 50, 61, 62), wie auch im eigenen Kollektiv (siehe Tabelle 4 und Kasuistik 2). Wiederholungsuntersuchungen werden bei niedrigen Delta-E_{450}-Werten in 3–4 Wochen, bei hohen Werten oder bei stärkerem Titeranstieg in 1–2 Wochen empfohlen.

Bei der spektrophotometrischen Fruchtwasseruntersuchung auf Bilirubinoide wird die Extinktionsdifferenz bei 450 nm (Delta-E_{450}-Wert) bestimmt (8, 38). Der Delta-E_{450}-Wert korreliert, abhängig vom Gestationsalter, mit der Schwere der fetalen Hämolyse. Aufgrund empirischer Daten hat Liley 1961 sein grundlegendes Schema zur Beurteilung der Erkrankungsschwere angegeben (38). Durch zwei im Laufe der Schwangerschaft abfallende Parallelen (Abb. 1) werden 3 Zonen unterschieden. Die abfallenden Bereichsgrenzen ergeben sich, weil mit fortschreitender Schwangerschaftsdauer, trotz gleichbleibender fetaler Erkrankungsschwere, durch eine Abnahme der Bilirubin-Eiweißbindungsfähigkeit, der Delta-E_{450}-Wert absinken kann. Nach Liley bedeutet ein Delta-E_{450}-Wert in der unteren Zone I ein nicht oder nur leicht erkranktes Kind (Hb $\geq$ 15 g/dl), so daß keine therapeutischen Maßnahmen erforderlich sind. Werte im mittleren Bereich (Zone II), sprechen für eine mittelschwere Erkrankung (Hb zwischen 9 und 15 g/dl) und Werte in der oberen Zone (III) für eine akute Gefährdung des Feten (Hb < 9 g/dl), die eine sofortige Therapie erfordern (33, 39). Das Liley-Schema ist von verschiedenen Autoren variiert bzw. ergänzt worden. Zur Indikation für eine vorzeitige Entbindung hat sich die „Actionline" nach Whitfield (59, 60) bewährt (siehe Abb. 1a–1e) – wir selbst haben uns hiernach seit 1975 mit gutem Erfolg orientiert.

Die Treffsicherheit der Vorhersage nach dem Liley-Schema wird mit zwischen 64 und 91% angegeben (27, 32, 33, 39, 41). Die häufigsten Fehlprognosen ergeben sich in der Unterscheidung zwischen leicht oder nicht erkrankten sowie leicht und mittelschwer erkrankten Kindern, wie auch unsere eigenen Untersuchungen zeigen (siehe Abb. 1a–1e). Besondere Schwierigkeiten ergeben sich bei der Interpretation von Delta-E_{450}-Werten vor der 24. Schwangerschaftswoche, da hier auch physiologischerweise relativ hohe Bilirubinoid-Konzentrationen im Fruchtwasser vorliegen können, so daß in diesen Fällen kurzfristige Kontrollen erforderlich sind. Bei Hydramnion können die Delta-E_{450}-Werte trotz schwerer fetaler Hämolyse aufgrund eines Verdünnungseffektes niedrig liegen und eine geringere Erkrankung vortäuschen (32). Eine entsprechende Beobachtung findet sich auch im eigenen Untersuchungsgut, wie in Abb. 1c die niedrigen Delta-E_{450}-Verlaufswerte zeigen. Fehlermöglichkeiten ergeben sich weiter bei der Spektralanalyse, wenn das Fruchtwasser mit Blut oder Mekonium kontaminiert ist. Bei Lichtexposition kann der Bilirubingehalt innerhalb kurzer Zeit durch Fotooxydation erheblich sinken. Es empfiehlt sich daher, die Spektralanalyse unmittelbar nach der Amniozentese durchzuführen.

Weitere Fruchtwasseruntersuchungen: Biochemische Bestimmungen des Bilirubins im Fruchtwasser haben keinen bedeutsamen Stellenwert erlangt, da die Konzentration auch in pathologischen Fällen sehr niedrig sein kann, so daß die Meßmethodik überfordert ist.

Nach Fischer et al. (22) gehen ein Eiweißgehalt von über 0,8 g/dl ebenso wie nachweisbare Antikörper im Fruchtwasser in der Regel mit einer schweren Fetalerkrankung einher. Bei fehlendem Antikörpertiter muß hingegen mit keiner schweren Erkrankung gerechnet werden. Andere Autoren (61) empfehlen zwischen der 16. und 26. Woche zusätzlich die Bestimmung der Bilirubin-Protein-Ratio im Fruchtwasser, wobei Werte über 0,4 die Indikation zur intrauterinen Transfusion ergeben. Falls HbF-haltige Erythrozyten dem Fruchtwasser beigemengt sind, ist es nach einer von Fischer und Poschmann (23) angegebenen Immunfluoreszenztechnik möglich, den fetalen Rh-Faktor zu bestimmen, so daß sich bei negativem Befund weitere Punktionen erübrigen.

Für die Therapie ist die Kenntnis der fetalen Lungenreife, besonders bei der Entscheidung über den Zeitpunkt einer vorzeitigen Entbindung, bedeutsam. Deshalb

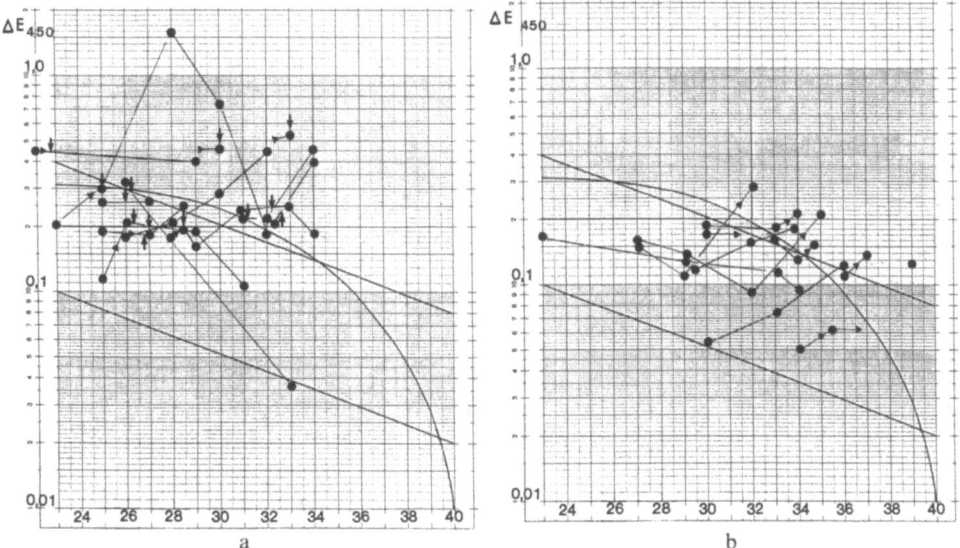

Abb. 1 a. Delta-E_{450} in 13 Schwangerschaften in schwerer hämolytischer Fetalerkrankung und intrauteriner Transfusionstherapie. Zeitpunkt der ersten Transfusion ↓, erster sonographischer Aszitesnachweis ▲

Abb. 1 b. Delta-E_{450} in 11 Schwangerschaften mit schwerer hämolytischer Fetalerkrankung. Hämoglobin der Neugeborenen unter 9 g%. Erster sonographischer Nachweis von Körperhöhlenergüssen, Hautödemen oder hydropischer Plazentaveränderungen ▶

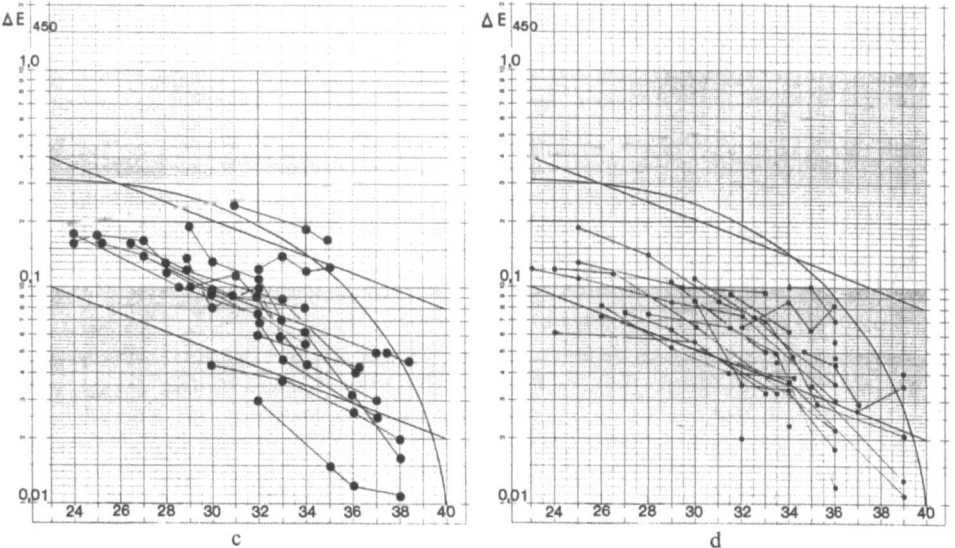

Abb. 1 c. Delta-E_{450} in 16 Schwangerschaften mit mittelschwerer hämolytischer Fetalerkrankung. Hämoglobin der Neugeborenen zwischen 9 und 15 g%

Abb. 1 d. Delta-E_{450} in 24 Schwangerschaften mit leichter Fetalerkrankung. Hämoglobin der Neugeborenen ≥ 15 g%

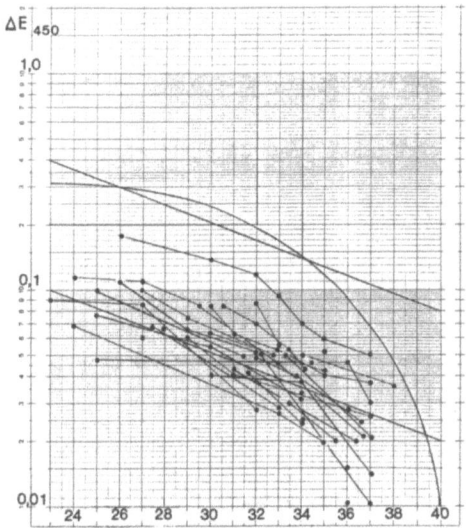

Abb. 1 e. Delta-E_{450} in 33 Schwangerschaften mit mütterlichen Antikörpern ohne Fetalerkrankung

sollte eine entsprechende Fruchtwasserdiagnostik erfolgen, wie etwa die Bestimmung des Lezithins, der Lezithin-Sphingomyelin-Ratio oder die Durchführung des Schütteltestes nach Clements.

Im Rahmen der ersten Fruchtwasserpunktion führen wir stets auch eine Chromosomenanalyse und Alpha-Fetoproteinbestimmung durch.

Ultraschalldiagnostik

In der Überwachung von Schwangerschaften mit Rhesusinkompatibilität kommt der Sonographie eine zunehmend bedeutsame Stellung zu. Dies gilt nicht nur für die exakte Bestimmung des Plazentasitzes und des Gestationsalters, sondern auch für die direkte Beurteilung der fetalen Erkrankungsschwere. Holländer und Mast (34) beschrieben bereits 1968 die sonographische Dickenmessung der Plazenta bei Rh-Inkompatibilität. Einer starken Gefährdung des Feten geht meist eine hydropische Veränderung der Plazenta voraus, mit sonographisch sichtbarer Wassereinlagerung und meßbarer raschen Dickenzunahme (34, 50, 51).

Die typischen Zeichen der schweren fetalen Hämolyse, wie Aszites, Perikarderguß, Pleuraerguß, Hautödem, Hepatosplenomegalie oder Dilatation der präkardialen Venen, sind mit der Ultraschalluntersuchung leicht zu erkennen, für einen geübten Diagnostiker schon sehr frühzeitig (18, 32, 34, 51, 60 und Kasuistik). Die Schwere der fetalen Erkrankung hängt nicht nur von der Stärke der Hämolyse bzw. Anämie ab, sondern zusätzlich von sekundären Schädigungen des Herzens und des Gefäßsystems sowie Funktionseinschränkungen der Eiweißsynthese in der Leber. Hier ermöglicht die wiederholte sonographische Untersuchung gemeinsam mit dem Kardiotokogramm oft die frühzeitige Diagnose einer akuten kindlichen Gefährdung, die durch die Bilirubinoidkonzentration im Fruchtwasser nicht erfaßt wird. Ähnliches gilt auch nach intrauterinen Transfusionen, wenn die Erythropoese des Feten unterdrückt und

und die Hämolyse und Bilirubinoidproduktion reduziert werden (28, 32). Ein sonographisch leicht erfaßbares Hydramnion weist auf eine mittelschwere oder schwere Erkrankung des Kindes hin (siehe Kasuistik 1 und 2).

Schwerwiegende Verschlechterungen des kindlichen Befindens können in wenigen Tagen, sogar innerhalb eines Tages, auftreten und durch engmaschige Ultraschallkontrollen erfaßt werden. Seit 1975 führen wir daher Ultraschalluntersuchungen in allen Fällen der Zone III nach Liley oder nach intrauterinen Transfusionen täglich durch, in der oberen Zone II alle 1–2 Tage und in der unteren Zone II 1–2mal wöchentlich. Mehr als 50% einer Verschlechterung der Situation konnten auf diese Weise vor dem geplanten Termin einer erneuten Amniozentese nachgewiesen werden (Abb. 1a, 1b).

Eine weitere Verbesserung der sonographischen Aussagekraft könnte erzielt werden durch die zusätzliche Beurteilung der Herzgröße, der Kontraktilität der Herzmuskulatur, dem Einsatz des Doppler-Verfahrens und die Beobachtung des fetalen Bewegungsmusters.

Kritische Untersuchungen von Chitkara et al. (14) sowie Nicolaides et al. (43) zeigen allerdings, daß auch in Fällen ohne grobe sonographische Auffälligkeiten eine schwere fetale Anämie bestehen kann, was aufgrund der verschiedenen Verlaufsformen der Rhesus-Unverträglichkeit durchaus verständlich ist. Nach eigenen Erfahrungen können frühzeitige und engmaschige Ultraschalluntersuchungen die Spektralanalyse nicht ersetzen, aber den Zeitpunkt von Wiederholungsuntersuchungen optimieren und in Sonderfällen, unabhängig vom Delta-E_{450}-Wert, zu therapeutischem Handeln Anlaß geben.

Kardiotokographie

Die Kardiotokographie (CTG) ermöglicht eine Beurteilung des aktuellen fetalen Befindens. Mit zunehmender fetaler Anämie kommt es im antepartalen CTG zu einem Verlust der Irregularität, dem Auftreten typischer sinusoider oder silenter Oszillationsmuster und präfinal zum völligen Irregularitätsverlust mit späten Dezelerationen und breiten sinusförmigen Schwingungen (30, 36). Mit Hilfe des Kardiotokogramms sind somit kurzfristig Entscheidungen über den Zeitpunkt einer vorzeitigen Schwangerschaftsbeendigung oder intrauterinen Therapie und die Art der Geburtsleitung möglich (Kasuistik 1 und 2).

Fetale Blutuntersuchung

Die Gewinnung reinen fetalen Blutes zur pränatalen Diagnostik wurde erstmals durch die Punktion kindlicher Blutgefäße unter fetoskopischer Sicht möglich (33). Infolge der relativ dicken Endoskope muß im mittleren Trimenon jedoch mit einer Abortquote von 5–6% gerechnet werden. Seit einigen Jahren ist die Punktion fetaler Gefäße unter Ultraschallsicht möglich, wobei dünne Nadeln mit unter 1 mm Durchmesser Einsatz finden. Daffos et al. (17) beschrieben 1983 über 66 Fälle von Blutaspiration aus der Nabelvene im Bereich des plazentaren Nabelschnuransatzes unter sonographischer Kontrolle. 1988 konnte die gleiche Arbeitsgruppe über 1553 Punktionen ohne ernste Komplikationen berichten, davon in 31 Fällen bei Rh-Inkompatibilität (25, siehe auch den Beitrag in diesem Band). Weiter können die Umbilikalgefäße im Bereich des Nabels oder der freien Nabelschnur punktiert werden. Nach Gewinnung des fetalen Blutes bei Rh-Unverträglichkeit sind die Bestimmung der Blutgruppe, des Hämoglobins, des Hämatokrits, des Bilirubins, des Antikörpertiters, des Eiweiß sowie Blutgasanalysen am wichtigsten.

Grundsätzlich ist bei der Cordozentese mit den gleichen Komplikationen wie bei der Amniozentese zu rechnen – häufiger sind fetale Blutungen und fetomaternale Transfusionen zu erwarten, so daß die Indikation aus rein diagnostischen Gründen bei hämolytischen Fetalerkrankungen streng gestellt werden sollte.

Pränatale Therapie

Vorzeitige Entbindung

Bei immunologisch bedingten fetalen Anämien ist die vorzeitige Entbindung schon seit Jahren das Verfahren der Wahl. Prinzipiell sind der vorzeitigen Schwangerschaftsbeendigung durch die Unreife des Kindes und die gleichzeitige Anämie Grenzen gesetzt. Bis vor einigen Jahren galt die 34. Woche als der früheste Zeitpunkt; mit den Möglichkeiten moderner perinataler Intensiveinheiten wurde dieser Termin – bei vorausgehender Lungenreifungsbehandlung – auf die 30.–32. Woche vorverlegt.

Die Indikation zur vorzeitigen Entbindung ergibt sich an erster Stelle aus der spektrophotometrischen Fruchtwasseruntersuchung unter Berücksichtigung des Liley-Diagrammes. Wir verwenden zusätzlich die „Action-line" nach Whitfield. Weiter kommen alle bereits aufgeführten diagnostischen Maßnahmen zum Tragen, insbesondere Sonographie und Kardiotokographie.

Allgemein wird empfohlen, bei leichten Erkrankungen die Geburt ab der 38. Woche einzuleiten, bei Delta-E_{450}-Werten im unteren Teil der Zone II in der 36.–38. und bei Werten im oberen Teil der Zone II etwa zwischen der 33. und 36. Schwangerschaftswoche. Nach dem Vorgehen von Whitfield (58, 59) werden die Delta-E_{450}-Werte in das von ihm erweiterte Liley-Diagramm eingetragen und durch eine Gerade miteinander verbunden. An dem Schnittpunkt der Geraden mit der bogenförmigen „Action-line" kann der Termin zum aktiven Vorgehen (in Wochen) abgelesen werden (siehe Abb. 1).

In unserem Kollektiv 1975–1988 lag bei den leichten Erkrankungen der Entbindungszeitpunkt im Mittel zwischen der 38. bis 39. Woche, bei den mittelschweren zwischen der 36. und 37., bei den schweren ohne intrauterine Therapie zwischen der 35. und 36. und denen mit intrauteriner Therapie zwischen der 34. und 35. Schwangerschaftswoche (siehe Tabelle 6b).

Intrauterine Therapie

Die Indikation zur intrauterinen Erythrozytentransfusion (IUT) ergibt sich, wenn vor der 32.–34. Woche mit einem Fruchttod aufgrund der hämolytischen Fetalerkrankung zu rechnen ist. Dies gilt für alle Fälle mit Delta-E_{450}-Werten in der oberen Liley-

Zone oder oberhalb der „Action-line" nach Whitfield und bei sonographisch nachweisbaren Körperhöhlenergüssen. Meist wird jedoch schon ein Delta-E_{450}-Wert über 0,2 als Grund für eine intrauterine Transfusion angesehen, wenn eine vorzeitige Entbindung noch nicht möglich ist (11, 28, 32). Vor der 24. Woche kommen Delta-E_{450}-Werte über 0,2 gelegentlich allerdings selbst bei Rh-negativen Feten vor. Vor einer IUT sollte in diesem Zeitraum daher eine Wiederholungspunktion in 1–2 Wochen Abstand erfolgen, um eine Klärung herbeizuführen (12). Weiter sollten möglichst alle bereits genannten diagnostischen Möglichkeiten ausgeschöpft werden.

Intrauterine Behandlungen sind heute als intraperitoneale Transfusionen (IPT) oder intravasale Transfusionen (IVP) möglich. Im einzelnen Fall können sie auch nacheinander sinnvoll zur Anwendung kommen.

Intraperitoneale Gabe von Erythrozyten: Diese erfolgte bei schwerer Rhesusinkompatibilität erstmals 1963 durch Liley (39) mit gutem Erfolg. Grundlegende Voraussetzung ist die Fähigkeit des fetalen Peritoneums, Erythrozyten aus der freien Bauchhöhle zu resorbieren, so daß sie intakt in das Gefäßsystem gelangen. Dabei werden die Erythrozyten vorwiegend über peritoneale Lymphspalten im Bereich des Diaphragmas aufgenommen und gelangen über den Ductus thoracicus in den Kreislauf.

Bei der von Liley angegebenen Transfusionstechnik wird zunächst ein wasserlösliches Kontrastmittel intraamnial instilliert. Durch Trinken des Feten gelangt es in den Magen-Darm-Trakt, so daß dieser nach 24 bis 36 h röntgenologisch darstellbar wird. Unter röntgenologischer Sicht kann dann die fetale Peritonealhöhle punktiert werden, möglichst im linken Unterbauch, um eine Verletzung der oft vergrößerten Leber und Milz zu vermeiden. Über die Nadel bzw. einen darüber eingeführten Katheter wird erneut eine geringe Menge Kontrastmittel unter Röntgenkontrolle injiziert, welches sich bei korrekter Lage frei in der Bauchhöhle verteilt. Die Technik wurde verschiedentlich modifiziert, besonders durch Anwendung unterschiedlicher Nadeln sowie Katheter und durch den Einsatz einer Bildverstärker-Fernsehkette zur Verringerung der Strahlenbelastung (21).

Die von Hansmann und Lang (31) 1972 erstmals angegebene ultraschallkontrollierte intraperitoneale Transfusion wird heute von den meisten Zentren durchgeführt. Die Lagekontrolle der Nadel oder des Katheters kann röntgenologisch nach Kontrastmittelgabe erfolgen, unter Verzicht auf jegliche Strahlenbelastung jedoch auch durch Injektion von Kohlendioxyd oder Kochsalzlösung mit dem sonographischen Nachweis von in der Bauchhöhle frei aufsteigende „Micro-bubbles" (4, 15, 21, 26, 28), letzteres Vorgehen wird von uns bevorzugt.

Intravaskuläre Transfusion: Diese ist mit Hilfe der Fetoskopie oder gefahrloser unter Ultraschallsicht möglich. Dabei können sowohl die Nabelvene als auch -arterien gewählt werden. Das Vorgehen stützt sich auf die Erfahrungen bei der Blutgewinnung zu diagnostischen Zwecken. Die IVT bei schwerster fetaler Erythroblastose wurde zuerst fetoskopisch mit Erfolg vor allem von Rodeck et al. (48, 49) 1961 durchgeführt, unter sonographischer Kontrolle von Hobbins et al. sowie Berkowitz et al. (6, 7, 33).

Die bereits bei den Amniozentesen und fetalen Blutentnahmen beschriebenen Komplikationen treten noch häufiger bei der intrauterinen Therapie auf. Darüber hinaus sind schwerwiegende fetale Verletzungen und Blutungen möglich, die zum intrauterinen Fruchttod führen oder eine unmittelbare Entbindung erforderlich machen können. Weiter ist mit Infektionen des Kindes über das transfundierte Blut und fetale „Graft-versus-host"-Erkrankungen zu rechnen. Insbesondere bei den unter Röntgenkontrolle durchgeführten Transfusionen wurden bis zu 25% durch den Eingriff bedingte fetale Todesfälle registriert (40), nach neueren Ergebnissen jedoch in unter 10% der Fälle (4, 7, 15, 29, 42, 44, 49). Im eigenen, allerdings kleinen Kollektiv, mit 13 Patientinnen und insgesamt 27 intraperitonealen und 9 intravasalen Transfusionen waren keine fetalen oder mütterlichen Komplikationen zu verzeichnen.

Zur Transfusion wird frisches, gewaschenes Erythrozytenkonzentrat der Gruppe 0 Rh-negativ verwendet, welches Anti-AB-Lysin-arm und mit dem mütterlichen Blut kompatibel ist. Bei der IPT ergibt sich die zu transfundierende Menge nach der Regel: (Gestationsalter in Wochen − 20) × 10 ml (11). Bei intravasalen Transfusionen wird die Menge (M) nach dem aktuellen Hämoglobin- oder Hämatokritwert berechnet, unter Berücksichtigung des wahrscheinlichen fetoplazentaren Blutvolumens (V), des Hämatokrits (HK1), des Hämatokrits des transfundierten Erythrozytenkonzentrates (HK2) und des angestrebten Hämatokrits (HK3) nach der Formel $M (ml) = V \times (HK_3 - HK_1) : HK_2$. Durch zwischenzeitliche Überprüfungen des Hb und des HK sind Korrekturen möglich, angestrebt werden ein Hb über 10 g% oder Hkt zwischen 40–50% (49).

Weitere Maßnahmen: Zur Verbesserung der Resultate bei intrauterinen Transfusionen wurden verschiedene zusätzliche Maßnahmen empfohlen, wie die Gabe von Antibiotika, Diuretika, Kortikoiden und Digitalispräparaten. Während des Eingriffes können unkontrollierte Bewegungen der Mutter und insbesondere des Feten störend sein, so daß der Einsatz von Sedativa angezeigt erscheint. Neuerdings wurde die Gabe von Muskelrelaxantien an den Feten zur Ruhigstellung empfohlen (16, 56).

Die Plasmapherese wurde in sehr frühzeitig auftretenden schwersten Fetalerkrankungen in einigen Fällen erfolgreich eingesetzt (19, 45), wobei sich eine Kombination mit der IUT als sinnvoll erwies. Mittels eines Zellseperators wird zwei- bis dreimal pro Woche das antikörperhaltige Plasma der Schwangeren entfernt und durch eine antikörperfreie Humanalbuminlösung ersetzt. Aufgrund des erheblichen Aufwandes, der Gefahren für die Mutter und die inzwischen auch schon sehr früh erfolgreich durchführbaren intravasalen Transfusionen hat sich dieses Verfahren jedoch nicht wesentlich durchsetzen können.

Kasuistik

Kasuistik 1
33jährige, Rh-negative III-Gravida, ein Abort, ein gesundes Kind, keine Anti-D-Gabe bekannt. In der Frühschwangerschaft Anti-D-Antikörpertiter 1:4, in der 25. Schwangerschaftswoche 1:1024. Daraufhin Spektralanalyse, Delta-E_{450}-Wert = 0,190, in der 27. Schwangerschaftswoche Wert unverändert. In der 29. Schwangerschaftswoche sonographisch Aszites, Hydramnion, Hydrops der Plazenta, CTG sinusoid (Abb. 2), Delta-E_{450}-Wert 0,241. Punktion der Vena umbilicalis, fetales Hb 2,8 g%, Hkt 10, Blutgruppe A/D. Transfusion von 50 ml Erythrozytenkonzentrat, Hb danach 9,0 g%, Hkt 32. Am Folgetage (Abb. 2g) fetaler Aszites völlig verschwunden, CTG weitgehend normalisiert. Zweimalige Wiederholung der IVT nach erneuter Verschlechterung des Sonogramms und des CTG. Sektio in der 35. Schwangerschaftswoche. Neugeborenes vital, 2100 g, Hb 10,9 g%. Im kindlichen Blut nur noch 0,3‰ HbF-Zellen. Eine Austauschtransfusion, danach regelrechte weitere kindliche Entwicklung.

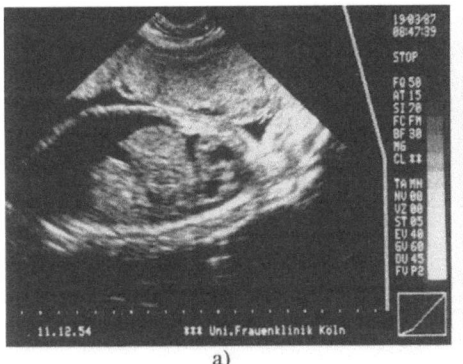 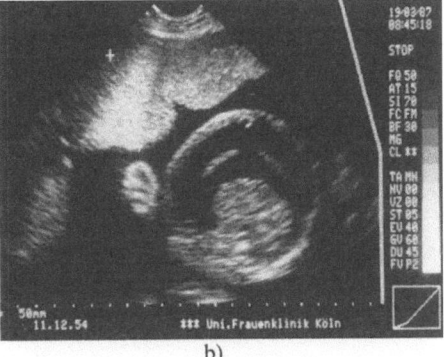

Abb. 2. Schwere Rhesusinkompatibilität in der 29. Woche
a) Längsschnitt durch den Feten mit Darstellung eines ausgeprägten Aszites.
b) Querschnitt. Ausgeprägter fetaler Aszites, Hydramnion, hydropische Plazenta mit 5 cm Dicke.

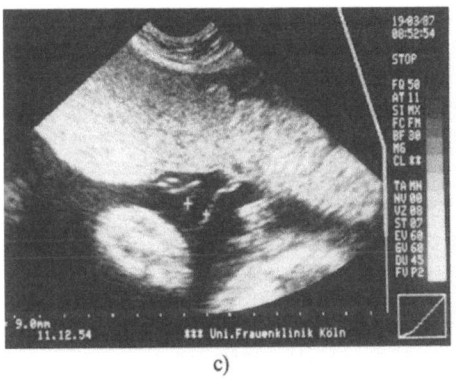 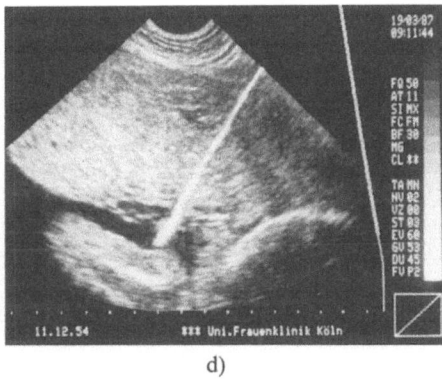

c) Hydropische Plazenta mit Insertion der V. umbilicalis (Weite 9 mm).
d) Transplazentar in die Nabelvene eingeführte Transfusionsnadel.

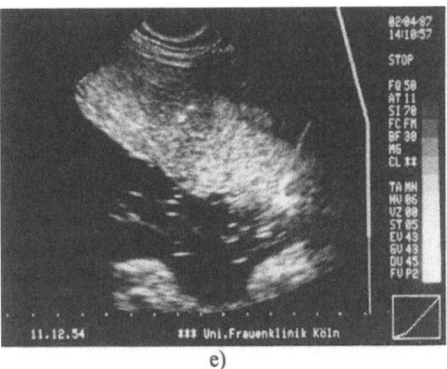 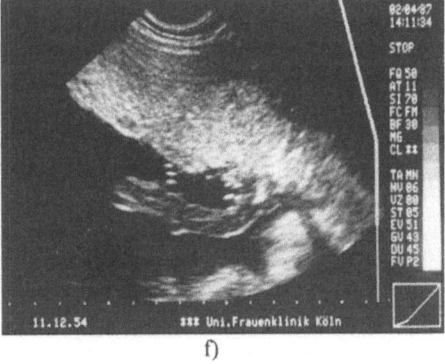

e, f) Transfusionsnadel in der Nabelvene mit Darstellung der Nabelschnur. In f Transfusion von Erythrozytenkonzentrat, gut erkennbare Strömung in der Nabelvene

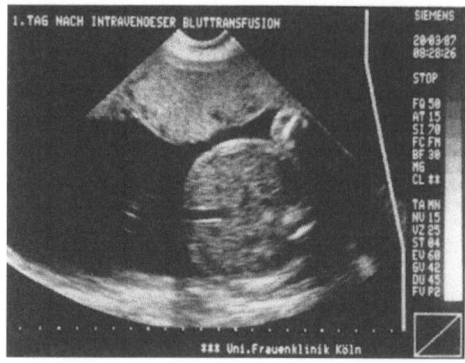

g) 1. Tag nach IVT, fetaler Aszites völlig zurückgebildet, Hydramnion noch vorhanden.

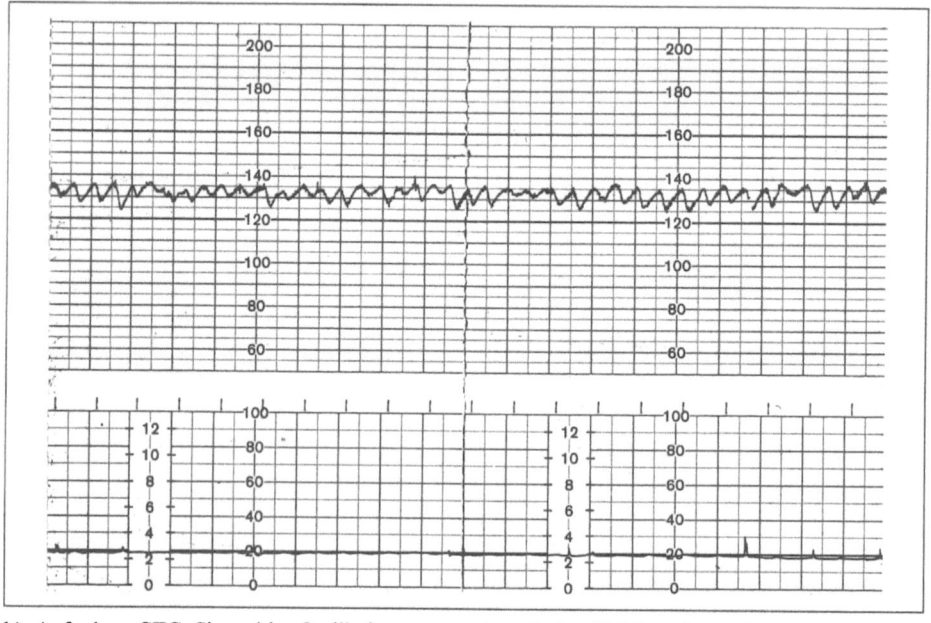

h) Aufnahme-CTG. Sinusoides Oszillationsmuster als typisches Zeichen einer schweren fetalen Anämie (fetales Hb 2,9 g%).

Kasuistik 2

29jährige II-Gravida mit gesundem ersten Kind. Zu Beginn der 32. Schwangerschaftswoche erstmals Anti-c-Antikörpertiter von 1:1. Sonographisch Hydrops des Feten und der Plazenta, CTG silent (Abb. 3). Spektralanalyse des Fruchtwassers, Delta-E_{450}-Wert = 0,511. Sonographisch kontrollierte Punktion der V. umbilicalis, fetale Blutwerte; Blutgruppe 0CCDee, Hb 5,3 g%, Hkt 18,0, pH 7,053. Intravasale Transfusion von 90 ml Erythrozytenkonzentrat unter zwischenzeitlicher Hb- und Hkt-Kontrolle, abschließend Hb 14,4 g%, Hkt 49,0. Am folgenden Tage Hydrops des Feten und der Plazenta völlig zurückgebildet. In der 34. Schwangerschaftswoche sonographisch erneut Nachweis eines beginnenden Aszites, daher Entbindung durch Sektio. Neugeborenes vital, 1870 g, Hb 10,3 g%. Nach einmaliger Austauschtransfusion komplikationslose weitere Entwicklung des Kindes.

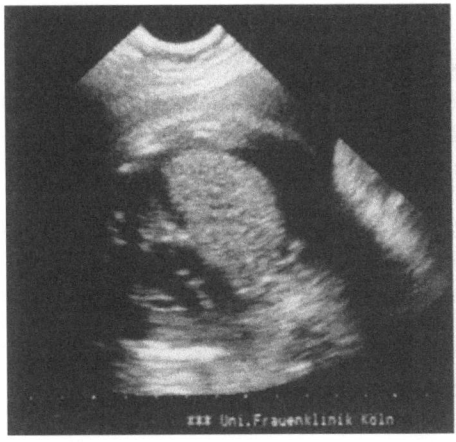 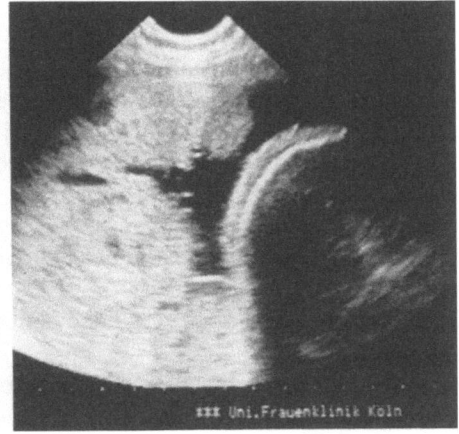

Abb. 3. Schwere Rhesusinkompatilität in der 32. Woche
a) Sonographischer Schrägschnitt durch den fetalen Rumpf mit Darstellung eines Aszites und der vergrößerten Leber.
b) Im Querschnitt hydropische Plazenta und Skalpödem (Halo-Zeichen).
c) Aufnahme-CTG. Silentes Oszillationsmuster als Zeichen der schweren fetalen Anämie (fetales Hb 5,3 g%).

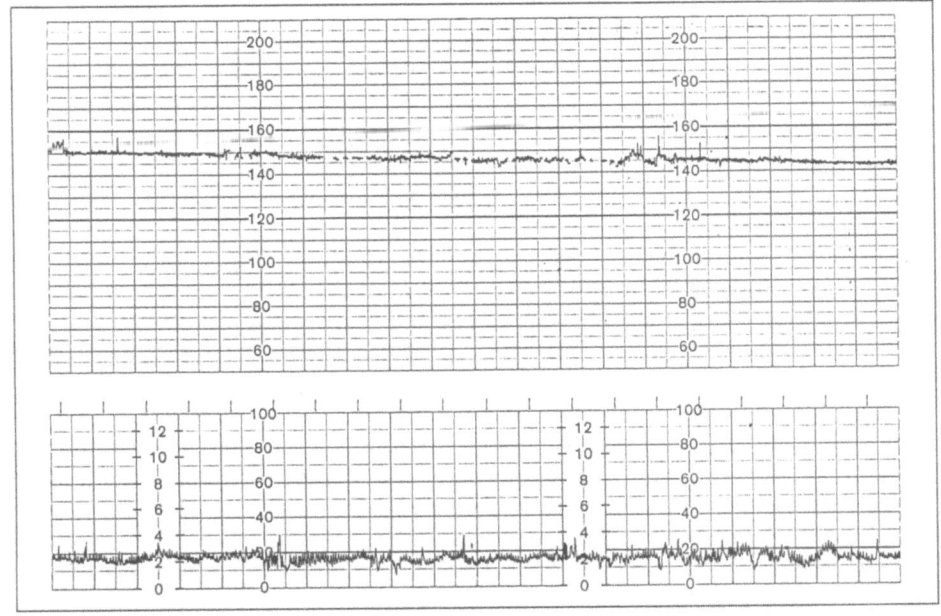

c) Aufnahme-CTG. Silentes Oszillationsmuster als Zeichen der schweren fetalen Anämie (fetales Hb 5,3 g%).

Therapieergebnisse

Die größten Erfahrungen und Zahlen in der Behandlung von Blutgruppenunverträglichkeiten weist in der Bundesrepublik die Hamburger Arbeitsgruppe um Fischer auf (20, 21, 22, 23, 37). Bis 1984 wurden bei 280 Feten 637 Bluttransfusionen durchgeführt. Die Zahl der überlebenden Kinder betrug 54%, obwohl 29% bereits einen Aszites bei der ersten Transfusion aufwiesen.

Aus der Rostocker Klinik unter Wilken (55, 62) wurde über Ergebnisse der IPT bei 90 schwer erkrankten Feten in den Jahren 1967–1986 berichtet. Von 67 lebend geborenen Kindern verstarben 25, 23 (24%) wurden tot geboren. Von 43 Feten ohne Hydrops überlebten 34 (79%) und 47 mit Hydrops 8 (17%). Die gesamte Überlebensrate betrug 46,7%.

In dem großen Kollektiv von Frigoletto et al. (28) der Jahre 1964 bis 1979 mit 330 Patientinnen überlebten nach IUT 43% der Kinder, von den 258 ohne Hydrops 53% und den 72 mit Hydrops 7%.

Seit Einführung der intravaskulären Transfusion unter fetoskopischer Sicht 1981 (48, 49) und sonographischer Kontrolle 1985 (4) – wobei letzteres Verfahren heute als Methode der Wahl anzusehen ist – haben sich die Chancen selbst für hydropische Feten enorm verbessert, insbesondere weil unter Umständen eine Therapie bereits vor der 20. Woche möglich wurde. Hinzu kommen die heute wesentlich besseren Möglichkeiten der Aufzucht von Frühgeborenen. Aufgrund der konsequent durchgeführten Rh-Sensibilisierungsprophylaxe weisen neuere Arbeiten über den Erfolg einer pränatalen Therapie, verglichen mit früheren Statistiken, meist nur kleine Fallzahlen auf.

Durch intravasale Transfusionen unter fetoskopischer Sicht gab die Gruppe um Rodeck eine bis dahin nie erzielte Überlebensrate von 84% bei 19 schwer erkrankten Feten an, wobei von 13 hydropischen 11 überlebten (48, 49).

Bei 37 intraperitonealen Transfusionen unter Ultraschallsicht an 17 Feten in den Jahren 1976–1980 erzielten Berkowitz und Hobbins (4) eine Überlebensrate von 71%, in Fällen ohne Hydrops in 80% und mit Hydrops in 57%.

Hansmann (32) führte 1978 bis 1983 bei 40 Feten 141 intraperitoneale Transfusionen unter Ultraschallsicht durch, 65% der Kinder überlebten, davon 80% ohne und 20% mit Hydrops.

1988 berichteten drei amerikanische Zentren über ihre Therapieergebnisse mit sonographisch kontrollierter intravasaler Therapie bei schwerer Blutgruppenunverträglichkeit. Grannum et al. (29) führten bei 26 Feten 72 intravasale Transfusionen durch. Der früheste Eingriff erfolgte in der 18. Woche. Es überlebten 82% der Kinder, von den 20 hydropischen 80%. 38% der Neugeborenen benötigten aufgrund der pränatalen Therapie keine Austauschtransfusionen mehr.

Von Parer (44) erfolgten in 45 Schwangerschaften 120 intrauterine Transfusionen unter Ultraschallsicht, wobei das intravasale oder intraperitoneale Vorgehen vom Schweregrad der fetalen Erkrankung abhängig gemacht wurde. 80% der Kinder überlebten, 2,5% verstarben aufgrund des therapeutischen Eingriffes.

Berkowitz et al. (7) berichteten über ihre Erfahrungen bei 17 Schwangerschaften mit 15 Rh- und 2 Kell-Inkompatibilitäten in einem Zeitraum von 27 Monaten. Es wurden 45 intravaskuläre Transfusionen unter sonographischer Kontrolle durchgeführt, die Gesamt-Überlebensrate betrug 76%.

Tabelle 6a. Blutgruppenunverträglichkeit in 135 Schwangerschaften, UFK Köln, 1967–1974. Schwere der kindlichen Erkrankung und perinatale Mortalität

Schwere der Erkrankung	Häufigkeit		perinatal verstorben	
	n	%	n	%
nicht erkrankt (RCT = neg.)	20	14,8	–	–
erkrankt (insgesamt)	115	85,2	26	22,6
leicht erkrankt (Hb <15 g%, RCT = pos.)	39	28,9	–	–
mittelschwer erkrankt (Hb 9–15 g%)	39	28,9	–	–
schwer erkrankt	37	27,4	26	70,3
– Hb <9 g%	14	10,4	7	50
– Hydrops	23	17,0	19	82,6
– – lebend geboren	8	5,9	4	50
– – intrauteriner Fruchttod (4 vor Klinikaufnahme)	15	11,1	15	100

Tabelle 6b. Blutgruppenunverträglichkeit in 99 Schwangerschaften, UFK Köln 1975–1988. Schwere der kindlichen Erkrankung, Entbindungszeitpunkt und Zustand der Neugeborenen (AT = Austauschtransfusion, T = Transfusion, * = 1 Kind neonatal verstorben).

Schwere der Erkrankung	Häufigkeit		fetaler Aszites	Entbindungs-zeitpunkt	Neugeborene		
	n	%	leicht/schwer	(Wochen)	Hb (g%)	mit AT	nur mit T
nicht erkrankt (RCT = neg.)	33	33,3	–	39,5 (35–41)	–	–	–
leicht erkrankt (Hb ≥15 g%, RCT = pos.)	26	26,3	–	38,6 (35–41)	16,8 (15,2–18,9)	–	–
mittelschwer erkrankt (Hb 9–15 g%	16	16,2	–	36,6 (35–40)	12,4 (9,2–14,4)	11	5
schwer erkrankt (Hb <9 g%)	11	11,1	2/2	35,5 (32–38)	7,9 (3,7–8,9)	11	–
schwer erkrankt mit intrauteriner Transfusion	13*	13,1	3/4	34,8 (33–36)	14,5 (8,1–18,3)	7	1

Im eigenen Kollektiv der Jahre 1967–1974 waren in 135 Schwangerschaften mit Blutgruppeninkompatibilität 115 Feten erkrankt (Tabelle 6a), zur Therapie wurde nur die vorzeitige Entbindung eingesetzt. 22,6% der Kinder verstarben perinatal, wobei nur die schwer erkrankten betroffen waren mit einer Gesamtsterblichkeit von 70,3%. Von 14 schwer erkrankten Kindern ohne Hydrops überlebten 50%. 23 Feten wiesen einen Hydrops auf, davon verstarben 15 bereits intrauterin, von den 8 lebend geborenen weitere 4, so daß 4 (17%) überlebten. Die Analyse des Kollektivs zeigte, daß ein großer Teil der Patientinnen unzureichend überwacht und der Klinik zu spät zugeführt worden war, so 10 der 26 Schwangeren mit perinatalem Kindstod. Daher wurde im zweiten Beobachtungszeitraum (1975–1988) angestrebt, die Patientinnen möglichst vor der 20. Woche zu erfassen, diagnostische Maßnahmen erfolgten gezielt frühzeitiger und häufiger und die Überwachung mittels Ultraschall sowie CTG sehr engmaschig, wie bereits oben beschrieben. Neben der vorzeitigen Entbindung kamen 1979 erstmalig auch intraperitoneale und 1987 intravasale Erythrozytentransfusionen unter Ultraschallsicht zum Einsatz. Im zweiten Zeitabschnitt bestanden 99 Schwangerschaften mit einer Blutgruppeninkompatibilität, 66 Kinder waren erkrankt, davon 39% leicht, 24% mittelschwer und 36% schwer (Tabelle 6b). Bei 11 der 24 schweren hämolytischen Fetalerkrankungen erfolgte nur die vorzeitige Entbindung, am frühesten in der 32. Woche, bei den anderen 13 waren zusätzlich intrauterine Transfusionen erforderlich, davon 27 intraperitoneal und 9 intravasal. In zwei Fällen wurden bei schwerem Hydrops nur intravasale Transfusionen durchgeführt, in 3 Fällen kombiniert mit intraperitonealen. Mütterliche oder fetale Komplikationen traten nicht auf. Während alle 11 intrauterin nicht behandelten, schwer erkrankten Neugeborene Austauschtransfusionen benötigten, war dies bei den 13 mit intrauteriner Therapie nur 7mal erforderlich. Aus dem Kollektiv verstarb ein Kind, welches in der 35. SSW geboren worden war, am ersten Lebenstag an einer Hirnblutung, intrauterin waren ab der 22. Woche zwei intravasale und zwei intraperitoneale Transfusionen vorausgegangen. Für die Gruppe der intrauterin behandelten Kinder ergibt sich daher eine perinatale Mortalität von 8%.

Die Ergebnisse der verschiedenen Arbeitsgruppen (7, 29, 32, 44) zeigen, daß durch eine engmaschige Schwangerschaftskontrolle und den gezielten frühzeitigen Einsatz der heute zur Verfügung stehenden diagnostischen und therapeutischen Möglichkeiten auch in schweren Fällen einer hämolytischen Fetalerkrankung Überlebensraten von 80–90% erzielt werden können.

Literatur

1. Acker D, Frigoletto F D, Birnholz J L (1980) Ultrasound-facilitated intrauterine transfusions. Am J Obstet Gynecol 138: 1200
2. Allen F H, Diamond L K, Jones A R (1954) Erythroblastosis fetalis. IX. The problems of still birth. N Engl J Med 251: 453
3. Bang J, Bock J E, Trolle D (1982) Ultrasound-guided fetal intravenous transfusion for severe rhesus haemolytic disease. Br Med J 284: 373
4. Berkowitz, R L, Hobbins J C (1981) Intrauterine transfusion utilizing ultrasound. Obstet Gynecol 57: 33
5. Berkowitz R L, Beyth Y, Sadovsky E (1982) Death in utero due to Kell sensitization without excessive elevation of the delta OD 450 value in amniotic fluid. Obstet Gynecol 60: 746
6. Berkowitz R L, Chitkara U, Wilkins J et al. (1987) Technical aspects of intravascular intrauterine transfusions: lessons learned from thirty-three procedures. Am J Obstet Gynecol 157: 4
7. Berkowitz R L, Chitkara U, Wilkins J A, Lynch L, Plosker H, Bernstein H H (1988) Intravascular monitoring and management of erythroblastosis fetalis. Am J Obstet Gynecol 158: 783
8. Bevis, D C A (1956) Blood pigments in haemolytic disease of the newborn. J Obstet Gynaecol Br Emp 63: 68
9. Böttger J T (1965) Zur vorzeitigen Entbindung bei schwersten Fällen von Morbus haemolyticus neonatorum. Geburtsh Frauenheilk 25: 617
10. Bowell P, Wainscoat J S, Peto T E A, Gurrson H H (1982) Maternal anti-D concentrations and outcome in rhesus haemolytic disease of the newborn. Br Med J 285: 327
11. Bowman J M, Manning F A (1983) Intrauterine fetal transfusion. Can Obstet Gynec 61: 203
12. Bowman J M (1984) Rhesus haemolytic disease. In: Wald N (ed) Antenatal and neonatal screening. Oxford University Press, Oxford, New York, Tokyo, p 314

13. Cherry S H (³1983) Hemolytic disease and blood group incompatibility. In: Cherry S H, Berkowitz R L, Kase N G (eds) Medical surgical, and gynecologic complications at pregnancy. Williams & Wilkins, Baltimore, London, Sydney
14. Chitkara U, Wilkins J, Lynch L, Mehalek K, Berkowitz R L (1988) The role of sonography in assessing severity of fetal anemia in Rh- and Kell-isoimmunized pregnancies. Obstet Gynecol 71: 393
15. Clewell W H, Dunne M G, Johnson M L, Bowes jr W A (1981) Fetal transfusion with real-time ultrasound guidance. Obstet Gynecol 57: 516
16. Crespigny Ch de, Robinson H P, Ross A W, Quinn M (1985) Curarization of fetus for intrauterine procedures. Lancet 1: 1164
17. Daffos F, Capella-Powlovsky M, Forestier F (1983) Fetal blood sampling via the umbilical cord using a needle guided by ultrasound: report of 66 cases. Prenat Diagn 3: 271
18. De Vore G R, Donnerstein R L, Kleinmann C S, Platt L D, Hobbins J C (1982) Fetal echocardiography. II. The diagnosis and significance of a pericardial effusion in the fetus using real-time-directed M-mode ultrasound. Am J Obstet Gynecol 144: 693
19. Fias J, Dombi E, Wenhardt E, Horrarth J (1973) Plasmapheresis in rhesus isoimmunization. Lancet 1: 1519
20. Fischer K, Poschmann A, Schule-Mosgau H (1973) Pränatale und postnatale Behandlung der schweren Rh-Erythroblastose. Z Geburtsh Perinatol 179: 319
21. Fischer K, Schultze-Mosgau H, Poschmann A, Lobeck H U (1973) Pränatale Blutsubstitution-Technik und Effektivität. Transfus u Immunhaem 1: 170
22. Fischer K, Poschmann A, Schultze-Mosgau H (1975) Pränatale Diagnostik und Therapie des Morbus haemolyticus neonatorum. Mschr Kinderheilk 123: 221
23. Fischer K, Poschmann A (1986) Inkompatibilitäten im blutbildenden System. In: Künzel W, Wulf KH (Hrsg) Klinik der Frauenheilkunde und Geburtshilfe, Bd. 5: Die gestörte Schwangerschaft. Urban & Schwarzenberg, München, Wien, Baltimore, S 83
24. Forestier F, Galacteros F, Bardakjian J, Rainaut M, Beuzard Y (1986) Haematological values of 163 normal fetuses between 18 and 30 weeks of gestation. Pediatr Res 20: 342
25. Forestier F, Cox W L, Daffos F, Rainaut M (1988) The assessment of fetal blood samples. Am J Obstet Gynecol 158: 1184
26. Freda V J, Adamsons K (1964) Exchange transfusion in utero. Am J Obstet Gynecol 89: 817
27. Freda V J (1965) The Rh-problem in obstetrics and a new concept of its management using amniocentesis and spectrophotometric scanning of amniotic fluid. Am J Obstet Gynecol 92: 341
28. Frigoletto F D, Umansky J, Birnholz J (1981) Intrauterine fetal transfusion in 365 fetuses during fifteen years. Am J Obstet Gynecol 139: 718
29. Grannum P A T, Copel J A, Moya F R et al (1988) The reversal hydrops fetalis by intravascular intrauterine transfusion in severe isoimmune fetal anemia. Am J Obstet Gynecol 158: 914
30. Halberstadt E, Wernicke K, Schulz J, Römer E, Eckert H (1973) Die klinische Bedeutung des Kardiotokogramms bei fetaler Erythroblastose. In: Dudenhausen J W, Saling E (Hrsg) Perinatale Medizin, Bd IV. Thieme, Stuttgart
31. Hansmann M, Lang N (1972) Intrauterine Transfusion unter Ultraschallkontrolle. Klin Wschr 50: 930
32. Hansmann M, Hackelöer B J, Staudach A (1985) Ultraschalldiagnostik in Geburtshilfe und Gynäkologie. Springer, Berlin, Heidelberg, New York, Tokyo
33. Hobbins J C, Mahoney M J (1974) In utero diagnosis of hemoglobinopathies. Technic for obtaining fetal blood. New Engl J Med 290: 1065
34. Holländer H J, Mast H (1968) Intrauterine Dickenmessung der Plazenta mittels Ultraschall bei normalen Schwangerschaften und bei Rh-Inkompatibilität. Geburtsh Frauenheilk 28: 662
35. Kleihauer E, Braun H, Betke K (1957) Demonstration vom fetalem Hämoglobin in den Erythrozyten eines Blutausstrichs. Klin Wschr 35: 637
36. Kopecky P, Schwenzel W (1971) Charakteristische kardiotokographische Veränderungen in Abhängigkeit von der Schwere einer Rh-Inkompatibilität. Geburtsh Frauenheilk 31: 751
37. Kritschke H J, Poschmann A, Carstensen M, Sprotte L, Fischer K, Schreer J (1985) Pränatale Diagnostik und Therapie des Morbus haemolyticus fetalis bei Rhesus-Inkompatibilität. Geburtsh Frauenheilk 45: 470
38. Liley A W (1961) Liquor amnii analysis in the management of pregnancy complicated by rhesus sensitization. Am J Obstet Gynecol 82: 1359

39. Liley A W (1963) Intrauterine transfusion of foetus in haemolytic disease. Br Med J 2: 1107
40. Maas D H A, Schneider J (1981) Rhesus-Erythroblastose und Anti-D-Prophylaxe. In: Käser O, Friedberg V, Ober K G, Thomsen K, Zander J (Hrsg) Gynäkologie und Geburtshilfe, Bd II, Teil 1. Thieme, Stuttgart, New York
41. Nicolaides K H, Rodeck C H, Mibashan R S, Kemp J R (1986) Have Liley charts outlived their usefulness? Am J Obstet Gynecol 155: 90
42. Nicolaides K H, Soothill P W, Rodeck Ch, Clewell W (1986) Rh disease: intravascular fetal blood transfusion by cordocentesis. Fetal Ther 1: 185
43. Nicolaides K H, Fontanarosa M, Gabbe S G, Rodeck C H (1988) Failure of ultrasonographic parameters to predict the severity of fetal anemia in rhesus isoimmunization. Am J Obstet Gynecol 158: 920
44. Parer T J (1988) Severe Rh isoimmunization – Current methods of in utero diagnosis and treatment. Am J Obstet Gynecol 158: 1323
45. Pepperell R J, Cooper J A (1978) Intense antenatal plasmapheresis in severe rhesus isoimmunization. Aust N Z Y Obstet Gynaec 18: 121
46. Rempen A, Schweppe K W (1983) Kell-Antikörper in der Schwangerschaft. Z Geburtsh Perinatol 187: 183
47. Robertson E G, Brown A, Ellis M J, Walker W (1976) Intrauterine transfusion in the management of severe rhesus isoimmunization. Brit J Obstet Gynaec 83: 694
48. Rodeck C H, Holman C A, Karnicki J, Kemp J R, Whitmore D N, Austin M A (1981) Direct intravascular fetal blood transfusion by fetoscopy in severe rhesus isoimmunisation. Lancet 1: 625
49. Rodeck C H, Nicolaides K H (1984) Die Anwendung der Fetoskopie bei fetaler Therapie. Gynäkologe 17: 52
50. Ruhig G (1978) Die Rh-Erythroblastose an der Universitäts-Frauenklinik Köln in den Jahren 1967 bis 1974. Dissertation, Köln
51. Schlensker K-H (1976) Ultraschallplazentographie. Gynäkologe 9: 156
52. Schneider J (1963) Untersuchungen über die Möglichkeit, foetale Erythrocyten im mütterlichen Kreislauf durch Antikörperserum zu zerstören. Geburtsh Frauenheilk 23: 86
53. Schneider J (1977) Intrauterine Transfusion bei schwerer Rh-Inkompatibilität. Gynäk Prax 1: 589
54. Schneider J (1984) Review. Entwicklung und gegenwärtiger Stand der Betreuung der Rh-negativen Frau. Ber Gynäkol Geburtshilfe 120: 2098
55. Schwarzlos G, Stark K-H, During R et al. (1988) Erfahrungsbericht über 20 Jahre der Anwendung der intrauterinen fetalen Transfusion bei schweren Rh-bedingtem Morbus haemolyticus fetalis. Zentralbl Gynäkol 110: 18
56. Seeds J W, Corke B C, Spielman Ch B, Spielman F J (1986) Prevention of fetal movement during invasive procedures with pancuronium bromide. Am J Obstet Gynecol 155: 818
57. Siebers J W, Rasenack H, Hillemanns H G (1985) Rhesus-erythroblastose, Überwachung und Behandlung. Zentralbl Gynäkol 107: 1226
58. Stark K H, Schwarzlos G, During R, Plesse R, Hartwig K (1988) Ergebnisse der pränatalen Fruchtwasserdiagnostik bei Verdacht auf Morbus haemolyticus fetalis. Zentralbl Gynäkol 110: 12
59. Whitfield C R, Lappin T R, Carson M (1970) Further development and experiments in an action line method for the management of Rh-isoimmunization. J Obstet Gynaecol Br Cwlth 77: 791
60. Whitfield C R (1970) A three-year assessment of an action line method of timing intervention in rhesus iso-immunisation. Am J Obstet Gynecol 108: 1239
61. Wilken H, Liesegang R (^{4}1983) Blutgruppenunverträglichkeit. In: Kyank H, Beller F H (Hrsg) Erkrankungen während der Schwangerschaft. Thieme, Stuttgart, New York
62. Wilken H (1988) Aktuelle Probleme der Blutgruppenunverträglichkeit in der Schwangerschaft. Zentrabl Gynäkol 110: 1

Geburtsleitung bei hämolytischen Fetalerkrankungen

H. Weitzel

Universitäts-Frauenklinik, Berlin

Blutgruppeninkompatibilität außerhalb des Rhesussystems spielen wegen der geringen klinischen Bedeutung eine untergeordnete Rolle und sind auch trotz der Rhesusprophylaxe zahlenmäßig immer noch geringer als Rhesusinkompatibilitäten. Für die grundsätzliche Abhandlung dieses Themas sind diese Sensibilisierungen daher zu vernachlässigen.

Rhesussensibilisierungen sind seit der konsequenten Durchführung der Rhesusprophylaxe ebenfalls eine Seltenheit geworden. Dennoch sind in 1–4‰ der Fälle Prophylaxeversager zu erwarten (3). Wir haben selbst bei über 10 000 Entbindungen seit 1983 drei Sensibilisierungen im Rhesussystem klinisch behandeln müssen.

Gründe für die weiterhin zu beobachtenden Rhesussensibilisierungen sind Versager. Unterlassene Antikörperapplikationen, Immunisierungen während der Gravidität, Makroeinschwemmungen, die durch die übliche Dosis eines Anti-D-Präparates nicht abgedeckt wurden oder selten auch Fehltransfusionen rangieren an erster Stelle (3). Die Versagerraten und Versagerursachen sind aber regional sehr unterschiedlich, so daß ein tabellarischer Vergleich hier nicht hilfreich erscheint (1).

Entscheidend für die Überlegungen zum Entbindungsmodus und zum Zeitpunkt der anzustrebenden Entbindungen sind die klinischen Konsequenzen einer Sensibilisierung am ungeborenen Feten. Die Schwere einer Sensibilisierung läßt sich nämlich nur näherungsweise mit den heute zur Verfügung stehenden Techniken und Methoden bestimmen. Klinisch steht im Vordergrund die intrauterine Entwicklung einer fetalen Anämie und in der schwersten Form mit der sonographisch diagnostizierbaren Bildung eines Hydrops fetalis. Grundlagen jeder klinischen Entscheidung ist seit den früheren 60er Jahren die Bilirubinbestimmung im Fruchtwasser.

Es gilt also das Liley-Schema mit seiner zonalen Einteilung als Leitlinie zur Festlegung von Entbindungszeitpunkt und weniger vom Entbindungsmodus. Queenan (1982) hat anhand von mehr als 200 rhesussensibilisierten Schwangerschaften jedoch zeigen können, daß der Fruchtwasserbilirubingehalt allein ein nur bedingt brauchbarer Parameter für eine sichere Gefährdungsklassifizierung betroffener Schwangerschaften darstellt. Die Verläufe der Delta-E-450-Bestimmungen waren nur geringfügig unterschiedlich bei leicht und mäßig erkrankten Feten, unterschieden sich jedoch deutlicher bei den stark geschädigten Neonaten mit einer Anämieentwicklung von unter 10 g/dl. Ähnliche Erfahrungen werden auch von Warsof et al. (1986) mitgeteilt, die bei schwerer Rhesussensibilisierung von 31 Feten keine gute Voraussagegenauigkeit fanden, wenn eine schwere Schädigung mit einer Anämie unter 6 g/dl vorlag. Diese schlechte prognostische Aussage betraf auch sogar die Feten mit Hydrops-Entwicklung. Gerade diese Gruppe von Feten bereiten aber die größte Problematik im Hinblick auf geburtshilfliche Entscheidungen.

Erst in den letzten beiden Jahren sind weitere methodische Ansätze berichtet worden, die bei der Risikoabschätzung sehr hilfreich sein können und damit eine Optimierung von Entbindungsweg und Entbindungszeitpunkt nach sich ziehen.

Wesentlich erscheint heute, daß die Entwicklung der fetalen Anämie kontrollierbar geworden ist. Dies insbesondere deshalb, weil sie häufig mit der Hydropsentwicklung korreliert.

Fetalhämatologische Untersuchungen sind erst durch die Einführung intrauterin operativer Techniken möglich geworden. Punktionen fetaler Gefäße unter fetoskopischer oder sonographischer Kontrolle gelten heute in den entsprechenden Zentren als Standardverfahren. Der wichtigste Parameter erscheint mir die Kontrolle der fetalen Hämoglobinkonzentration zu sein. Normalwerte für Feten zwischen der 18. und 24. Schwangerschaftswoche wurden mit 9,7 bis 15 g/dl (4) ermittelt. In der Regel liegen Feten mit ausgeprägter Rhesusinkompartibilität unter dieser Normalwertzone. Feten mit Hydropsentwicklungen lagen alle sogar unter einer Hämoglobinkonzentration von 4 g/dl, was einer Reduktion um zwei Drittel entspricht. Es ist leicht vorstellbar, daß dies Auswirkungen auf die Fetalentwicklung haben muß.

Bei der Betrachtung dieser Normalwertbereiche fällt jedoch auf, daß diese insgesamt unter dem Normalwert für gesunde Neugeborene liegen. Diese leicht erniedrigten Hb-Konzentrationen im Vergleich zum Neugeborenen werden beim menschlichen Feten durch hämodynamische Regulationsmechanismen kompensiert. Höchst gefährlich wird eine unbehandelte Anämie von unter 6 bzw. 4 g/dl. Fetale Anämien können auch fetale Hypoxien verursachen oder verstärken, denn die Entwicklung fetaler Anämien reduziert auch die Fähigkeit des Sauerstofftransportes. Blutgasanalytische Untersuchungen sind kürzlich von Soothill vorgelegt worden (8). Diese Arbeitsgruppe konnte anhand von Messungen in Nabelschnurbluten belegen, daß sich bei derartig niedrigen Hämoglobinkonzentrationen auch eine intrauterine fetale Azidose entwickelt. Diese läßt sich demonstrieren an den niedrigen pH-Werten, an erniedrigten Bikarbonatwerten sowie an erniedrigten Basenüberschußwerten im Fetalblut.

Mit der pränatalen Azidose entwickelt sich häufig auch eine pränatale Hpyoxie. Dies ist wiederum nachgewiesen aus der Arbeitsgruppe von Campbell (7). Es konnte ein Zusammenhang zwischen dem fetalen Blut-pH und der Schwere der präpartalen Hypoxie anhand von Messungen an retardierten Feten bewiesen werden. Mit sinkendem pH-Wert reduziert sich einerseits die Sauerstoffspannung, andererseits verstärkt sich die Hypoxie. Diese Ergebnisse deuten darauf hin, daß präpartal bereits Hypoxien bestehen können, ohne daß die hämodynamischen Veränderungen einer Geburt hier wirksam geworden sind.

Die Hypoxien werden auch noch verstärkt, wenn eine Anämie vorliegt, obwohl eine Korrelation zwischen Anämie und Hypoxie experimentell nicht eindeutig bewiesen werden konnte (9, 10). Es bestehen aber eindeutig Zusammenhänge zwischen der Azidose-bedingten Konzentrationserhöhung an Milchsäure einerseits und den Sauerstoff- und Hämoglobinkonzentrationen andererseits. Bei Schafen ist in der Nabelvene die Laktatkonzentration höher als in der Arterie. Dies ändert sich bei reduzierter Hämoglobinkonzentration. Dann steigt in der Arterie die Laktatkonzentration als Ausdruck einer metabolischen Entgleisung oder Entstehung einer metabolischen Azidose an. Beim Menschen steigt die Laktatkonzentration in der Nabelarterie dann an, wenn die Hämoglobinkonzentration unter 8 g/dl sinkt (9). Ab einer unteren Grenze von 4 g/dl steigt auch in der Nabelvene die Konzentration an Milchsäure an. Diese Erkenntnisse sprechen dafür, daß unter anämisch-hypoxischen Bedingungen die Kreislaufregulationsmechanismen nicht mehr in der Lage sind, einen Sauerstofftransport zu allen Organen zu unterhalten und daß damit die metabolische Azidose mit ihren verheerenden Auswirkungen auf den Feten verursacht wird (9, 10).

Der Anämie kommt damit also eine zentrale Bedeutung für die Beurteilung der fetalen Gefährdung zu. Es wäre deshalb ein Vorteil, wenn man das Ausmaß der Anämie auch mit nichtinvasiven Methoden beurteilen könnte. Dazu bietet sich die Anwendung der Dopplersonographie zur Messung der fetalen Blutströmungsgeschwindigkeiten in den fetalen Gefäßen an. Seriendopplermessungen in der fetalen Nabelvene bei einer schweren Rhesusinkompatibilität haben erkennen lassen, daß bei einer Anämieentwicklung jeweils die Blutflußgeschwindigkeiten in den fetalen Nabelschnurgefäßen erheblich erhöht war (11). Diese Ergebnisse sind allerdings noch preliminär und sind von anderer Seite nicht in vollem Umfang bestätigt worden (7). Hier werden also in der Zukunft weitere Untersuchungen notwendig werden. Der Einsatz aller dieser Methoden versetzt uns heute in die Lage, die Grenze der intrauterinen Schwangerschaftserhaltung auszuloten. Maßgeblich für einen frühen vorzeitigen Entbindungszeitpunkt müssen die intrauterine Gefährdung einerseits und die Organreifung andererseits sein. Hierbei spielt vor allen Dingen die Lungenreifung eine dominierende Rolle. Ab der abgeschlossenen 34. Schwangerschaftswoche kann nach den klassischen Untersuchungen von Farrell die Lungenreife angenommen werden; in jedem Fall ist die Lungenreifeinduktion heute eine Methode, die bei der rhesusinkompatiblen Schwangerschaft je nach Schweregrad angewandt werden kann.

Unter Berücksichtigung all dieser neueren Ergebnisse muß betont werden, daß die schwere Blutgruppenunverträglichkeit eine Erkrankung ist, die den Einsatz eines großen Arsenals an technischen und methodischen Voraussetzungen erfordert, wenn man alle mit diesem Krankheitsbild verbundenen drohenden Gefahren abwenden will. Immerhin steht die Rhesusinkompatibilität an 5. Stelle aller perinatalen Todesfälle in einer amerikanischen Statistik aus dem Jahre 1977. Die Vorhaltung der Überwachungstechniken und -methoden und die Bereitstellung der speziellen Fachkenntnisse sind freilich heute nicht mehr jeder Klinik zuzumuten. Therapiebedürftige Rhesussensibilisierungen sind so selten geworden, daß es ausreicht, wenige Zentren in der Bundesrepublik für die Behandlung dieser Schwangerschaft vorzusehen. Es wird damit eine Konzentration dieser Risikoschwangerschaften, aber auch eine Konzentration an spezieller Erfahrung erreicht.

Wenden wir uns nun zunächst der Frage des Entbindungszeitpunktes zu. Dieser muß sich nach der nachgewiesenen Lungenreife richten.

Wenn diese gegeben ist und
1. die Delta-E-Werte in der Zone III liegen oder schnell aus der Zone II b anstiegen,
2. die Antikörper-Titer schnell und/oder hoch ansteigen,
3. sonographisch Zeichen einer Hydropsentwicklung oder einer Hepatosplenomegalie erkennbar sind,
4. der fetale Blutfluß sich ändert,
5. die fetale Anämie unter 8 g/dl sinkt,

so ist auch der Entbindungszeitpunkt erreicht.

Zum Entbindungsverfahren ist festzustellen, daß in allen Zentren über 80% der mittelschweren und schweren Rhesusinkompatibilitäten durch Sectio entbunden werden

(6). Man könnte daraus ableiten, daß die Sectio das zu bevorzugende Entbindungsverfahren ist, insbesondere dann, wenn der Geburtshelfer keine Information über die präpartale Anämie bzw. den Säure-Basen-Haushalt hat. Die vaginale Entbindung bei den schweren Formen einer Kompatibilität ist meiner Meinung nach nur dann vertretbar, wenn keine potentiell gefährliche Anämie besteht. Das bedeutet, daß die Anämie nicht unter 8 g/dl liegen darf, es sei denn, diese würde präpartal beseitigt.

Das überwiegende Problem bei der Entbindung blutgruppeninkompatibler Schwangerschaften muß also im Organisationsbereich gesehen werden. Die Entbindung muß zu einem optimierten Zeitpunkt erfolgen und muß zu einer optimierten Tageszeit durchführbar sein. Sie macht die Bereitstellung von zwei neonatologisch versierten Pädiatern erforderlich, da neben der Beatmung (Ateminsuffizienz, Aszites, Herzinsuffizienz, Lungenödem) auch ein Sofortblutaustausch oder eine Transfusion notwendig werden kann, wobei bei bekannter Blutgruppe Rhesus-negatives Blut oder bei unbekannter Blutgruppe 0-Rhesus-negatives Blut in AB-Plasma bereitzuhalten ist.

Diagnostik, Entbindung, postnatale Versorgung und Organisation einer rhesusinkompatiblen Gravidität setzen spezielle Erfahrungen, einen hohen Kenntnisstand und eine entsprechende Infrastruktur voraus, die nur in geburtshilflichen Zentren mit spezieller Ausrüstung gegeben sein dürften.

Literatur

1. Eklund J, Nevanlinna HR (1986) Perinatal Mortality from Rh (D) Hemolytic Disease in Finnland, 1975–1984. Acta Obstet Gynecol Sancd 65: 787
2. Frigoletto FD, Greene MF, Bencerraf BR, Barss VA, Saltzman DA (1986) Ultrasonographic fetal surveillance in the management of the immunized pregnancy. N Engl J Med 315: 430
3. Maas DHA, Schneider J (1981) Rhesus-Erythroblastone and Anti-D-Prophylaxe. In: Köser O, Friedberg V, Ober KG, Thomsen K, Zander J (Hrsg) Gynäkologie und Geburtshilfe. Thieme, Stuttgart, New York
4. Nicolaides KH, Rodeck CH, Millar DS, Mibashan RS (1985) Fetal haematology in rhesus isoimmunisation. Brit Med J 290: 661
5. Queenan JT (1982) Current Management of the Rh-sensitized Patient. Clin Obstet Gynecol 25: 293
6. Scott JR, Kochenour NK, Larkin RM, Scott MJ (1984) Changes in the management of severely Rh-immunized patients. Am J Obstet Gynecol 149: 336
7. Soothill PW, Nicolaides KH, Bilardo CM, Campbell St (1986) Relation of fetal hypoxia in growth retardation to mean blood velocity in the fetal aorta. Lancet II: 1118
8. Soothill PW, Nicolaides KH, Rodeck CH (1987) Effect of anaemia on fetal acid-base status. Brit J Obstet Gynaecol 94: 880
9. Soothill PW, Nicolaides KH, Rodeck CH, Clewell WH, Lindridge J (1987) Relationship of Fetal Hemoglobin and Oxygen Content to Lactate Concentration in Rh Isoimmunized Prgnancies. Obstet Gynecol 69: 268
10. Soothill PW, Nicolaides KH, Campbell St (1987) Prenatal asphyxia, hyperlacticaemia, hypoglycaemia, and erythroblastosis in growth retarded fetuses. Brit Med J 294: 1051
11. Stiller RJ, Ashnead GG, Paul D, Weiner St (1987) Fetal Blood Flow Measurements in Severe Rhesus Isoimmunization. J Repr Med 32: 453
12. Warsof StL, Nicolaides KH, Rodeck CH (1986) Immune and Non-immune Hydrops. Clin Obstet Gynecol 29: 533
13. Weitzel H, Lorenz U, Kipper B (1987) Clinical aspects of antenatal glucocorticoid treatment for prevention of neonatal respiratory distress syndrome. J Perinat Med 15: 441
14. Wilken H (1988) Aktuelle Probleme der Blutgruppenunverträglichkeit in der Schwangerschaft (1988). Zentrbl Gynäkol 110: 1

Therapie hämolytischer Fetalerkrankungen beim Neugeborenen

B. Roth

Universitäts-Kinderklinik Köln

Einleitung

Die Entwicklung neuer perinatologischer und neonatologischer Überwachungs- und Behandlungsmethoden in den Jahren 1950 bis 1980, wie die intrauterine Transfusion, die geplante vorzeitige Geburt durch Sektio, die Amniozentese mit Fotometrie des Fruchtwassers sowie die Austauschtransfusion des Neugeborenen, führten zu einer deutlichen Abnahme der neonatalen Mortalität auf dem Boden hämolytischer Fetalerkrankungen. Eine Verringerung der Zahl sensibilisierter Schwangerer mit Anti-D-Antikörpern konnte demgegenüber erst 1970 durch die Einführung der postpartualen Anti-D-Prophylaxe erreicht werden (17). Die Zahl Anti-D-sensibilisierter Schwangerer verminderte sich um 70%, die Zahl neonataler Todesfälle infolge Anti-D-Konstellation sogar um 96%. Parallel nahm die Häufigkeit der erforderlichen Blutaustauschtransfusionen um etwa 70% ab (30).

Wird heute eine Sensibilisierung einer Schwangeren gegen das D-Antigen beobachtet, handelt es sich in der Mehrzahl um Erstgebärende und zu einem geringen Anteil um Schwangere, bei denen eine Anti-D-Prophylaxe unzureichend oder gar nicht durchgeführt worden ist. Anti-D-sensibilisierte Schwangere lassen sich heute in der Häufigkeit von etwa 1 pro 1000 Geburten beobachten. Andere Blutgruppenmerkmale, die insgesamt weitaus seltener zu einer Sensibilisierung und zum Auftreten eines Morbus hämolyticus neonatorum führen, gewinnen damit an Bedeutung (25). In einzelnen Studien wird eine Sensibilisierungsrate von 2–3 Fällen auf 1000 Geburten angegeben (30). Den Antigenen c und E des Rhesus-Systems sowie Merkmalen des Kell-, Duffy- und MNSs-Systems kommt heute eine relativ größere Bedeutung zu.

Eine hämolytische Fetalerkrankung durch Inkompatibilität im AB0-System ist äußerst selten (11, 26). Vielfach werden überwiegend nur IgM-Antikörper gegen das A- und B-Antigen gebildet, die nicht plazentagängig sind. Andererseits kommen die betreffenden Blutgruppenmerkmale auch auf anderen Körperzellen vor, so daß die Entwicklung einer hämolytischen Fetalerkrankung durch diaplazentar übertragene komplementverbrauchende IgG-Antikörper entweder unterbleibt oder allenfalls milde verläuft. Während Hämolyse und Anämie, die durch das Auftreten von Sphärozyten gekennzeichnet ist, bei der AB0-Konstellation von klinisch untergeordneter Bedeutung sind, kann die erst postnatal auftretende Hyperbilirubinämie ausgeprägt sein und eine Blutaustauschtransfusion erforderlich machen.

In der pädiatrisch-neonatologischen Intensivmedizin ist die Blutaustauschtransfusion heute eine relativ seltene Maßnahme geworden. In etwa 2000 bis 3000 Geburten ist eine Austauschtransfusion aufgrund einer hämolytischen Fetalerkrankung erforderlich. Die relative Seltenheit dieser Maßnahme und nicht zuletzt die Tatsache, daß es sich größtenteils um Hochrisiko-Frühgeborene mit fetaler Anämie handelt, macht die Betreuung dieser Patienten an Neonatalzentren mit leistungsfähiger Transfusionsmedizin erforderlich.

Pathogenese der hämolytischen Fetalerkrankung

Voraussetzungen für die Entwicklung einer hämolytischen Fetalerkrankung ist neben der Verschiedenheit eines Blutgruppen-Antigens zwischen Fetus und Mutter die Bildung plazentagängiger IgG-Antikörper, die mit fetalen Erythrozyten reagieren können. Das Vorhandensein eines ansteigenden IgG-Titers für Allo-Antikörper bei der Schwangeren ist zwar notwendig für die Auslösung einer hämolytischen Fetalerkrankung, stellt aber keinen sicheren Parameter dar, an dem sich das Ausmaß der Gefährdung des Feten erkennen läßt. Vielmehr muß ein Nachweis der Antikörperwirkung beim Feten selbst erbracht werden. Dies ist einerseits möglich durch die spektroskopische Bestimmung des Bilirubins im Fruchtwasser, was am häufigsten durchgeführt wird. Andererseits ist der Nachweis von IgG-Antikörpern im indirekten Coombstest im Fruchtwasser verbunden mit der Bestimmung der fetalen Hämoglobin-Konzentration möglich (12). Gleichzeitig lassen sich noch an einzelnen HbF-positiven Erythrozyten die fetalen Rhesus-Merkmale ermitteln (22). Die Schwere einer hämolytischen Fetalerkrankung wird nicht nur durch die Höhe des IgG-Antikörpertiters bestimmt, sondern auch durch die genetischen Eigenschaft der Rh-Merkmales selbst. Speziell das Vorliegen des Allotyps Gm_4 begünstigt die Entstehung eines schweren Morbus hämolyticus neonatorum. Ebenso ist die Art des IgG-Antikörpers für die Schwere der hämolytischen Erkrankung von Bedeutung (12, 21). Während Anti-D-Antikörper der Subklasse IgG 1 eine starke hämolytische Aktivität besitzen, ist diese bei Antikörpern vom Typ IgG 4 vergleichsweise gering ausgeprägt (12, 21). Möglicherweise können diese immunologischen Besonderheiten den unterschiedlichen Verlauf von Schwangerschaften mit Rh-Inkompatibilität erklären (32). Ebenso wird damit die unterschiedliche Schwere im Verlauf des Morbus hämolyticus neonatorum beim Neugeborenen verständlich (32).

Entsprechend den unterschiedlichen immunologischen Voraussetzungen lassen sich verschieden stark ausgeprägte Schädigungsformen des Feten erkennen. Diese können von einer leichten hämolytischen Anämie mit Erythroblastose bis hin zum schweren Hydrops fetalis reichen. Das Ausmaß der Anämie ist dabei die Resultierende aus dem Grad der hämolytischen Aktivität im fetalen Blut und der Aktivität der Erythropoese des Feten. Das Kernikterus-Risiko ist dann zusätzlich erhöht, wenn neben der Hyperbilirubinämie gleichzeitig eine Hypalbuminämie besteht und freies Häm-Pigment infolge rascher Hämolyse im Plasma vorliegt, was an einer Braunverfärbung des Blutplasmas erkennbar ist (2). Freies Häm-Pigment verdrängt Bilirubin aus seiner Albuminbindung.

Therapie der hämolytischen Fetalerkrankung
Pränatale Maßnahmen

Die Therapie der hämolytischen Fetalerkrankung umfaßt sowohl pränatale als auch postnatale Maßnahmen. Die vorgeburtlichen Maßnahmen erstrecken sich in erster Linie auf fetale Bluttransfusionen, die meist beim Feten intraperitoneal unter sonographischer Kontrolle erfolgen. Zu diesem Therapieprinzip liegen bereits umfangreiche Erfahrungen vor (12, 27, 30). Die direkte Transfusion in die Nabelschnurgefäße wird weitaus seltener geübt, nicht zuletzt aufgrund des erhöhten Risikos für den Feten (16, 23, 28). Diese Methode kann aber beim Auftreten von Aszites und schlechter Resorption der Erythrozyten nach intraperitonealer Gabe von Bedeutung sein (23). Eine fetale intrauterine Austauschtransfusion ist ebenfalls durchgeführt worden (5). Auf Indikation und Zeitpunkt der intrauterinen fetalen Transfusion sowie auf die Wahl des Zeitpunktes der Beendigung der Schwangerschaft soll hier nicht eingegangen werden. Eine Alternative bzw. Ergänzung zur fetalen Transfusion stellt die Plasmapheresetherapie bei der Mutter in Abhängigkeit von der Höhe des Antikörper-Titers dar (10), womit sich unter anderem ein rascher Antikörperanstieg durch Boosterung nach Amniozentese und intrauteriner fetaler Transfusion vermeiden läßt (15). Frigoletto et al. (14) weisen darauf hin, daß sich durch sorgfältiges fetales Monitoring bei einem gewissen Anteil Rh-immunisierter Schwangerschaften intrauterine Transfusionen völlig einsparen lassen.

Postnatale Maßnahmen

Die Behandlung des Früh- und Neugeborenen mit einem Morbus hämolyticus neonatorum muß unter Berücksichtigung mehrerer Gesichtspunkte durchgeführt werden. Die unmittelbar postpartuale Versorgung richtet sich nach der intrauterinen Situation des Feten, speziell nach dessen ultrasonographischem Befund. Der Nachweis von Körperhöhlenergüssen oder gar eines Hydrops fetalis bedarf anderer personeller und technischer Vorbereitungen im Vergleich zu der Situation, in der ein dem Gestationsalter entsprechendes, stabiles Frühgeborenes zu erwarten ist. In der Mehrzahl erfolgt die Entbindung vorzeitig per Sektio, meist zwischen der 30. und 36. Schwangerschaftswoche. Dies ist fast immer der Fall, wenn eine intrauterine Transfusion erfolgt ist.

Neben den allgemeinen Risiken der Frühgeburtlichkeit scheinen Atemnotsyndrome auf dem Boden hyaliner Membranen bei Frühgeborenen mit Morbus hämolyticus neonatorum häufiger aufzutreten und einen schweren Verlauf zu zeigen. Primäre Intubation und apparative Beatmung sind vielfach erforderlich. Auf eine vollständige pränatale Membransyndromprophylaxe ist zu drängen. Bestand vorgeburtlich eine fetale Anämie, möglicherweise mit hydropischen Veränderungen, ist mit einer schlechten myokardialen Kontraktilität durch hypoxisch-ischämische Organschädigung zu rechnen. Parallel mit der Stabilisierung der respiratorischen Situation und Messung der Blutdruckwerte sollte eine sonographische Untersuchung des Herzens und des Abdomens durchgeführt werden mit dem Ziel, Kontraktilität, ventrikuläre Füllung sowie die Größe der Lebervenen orientierend zu beurteilen. Unter Maßgabe des aktuellen kindlichen Hb- oder Hkt-Wertes erfolgen dann gezielt therapeutische Maßnahmen, die in Volumensubstitution, meist in Form von Erythrozytenkonzentrat oder 5%iger Humanalbuminlösung, oder in der Verabreichung von Katecholaminen bestehen können. Unter hydropischen Bedingungen muß ein partieller Austausch durchgeführt werden. Aufgrund dieser Erfordernisse ist die Bereitstellung eines Erythrozytenkonzentrates der Blutgruppe 0, welches das sensibilisierende Erythrozytenmerkmal nicht trägt und das gegen mütterliches Serum gekreuzt worden ist, zur Geburt des Kindes unbedingt erforderlich.

Als weitere Folge der hämolytischen Fetalerkrankung werden niedrige Konzentrationen an Serum-Albumin mit vermindertem onkotischem Druck beobachtet, was einerseits als Folge einer Verteilungsstörung zwischen Plasmawasser und interstitieller Flüssigkeit bei hydropischen Zuständen und andererseits als Folge einer hepatischen Minderproduktion zu sehen ist. Entsprechendes gilt für Gerinnungsstörungen im Sinne einer Produktions-Koagulopathie mit Mangel an Prothrombinkomplex. Disseminierte intravasale Verbrauchsreaktionen sind eher ungewöhnlich und meist sekundär Folge therapeutischer Maßnahmen. Eine bereits oftmals frühzeitig bestehende Thrombozytopenie ist dementsprechend nicht Ausdruck einer Gerinnungsstörung, sondern wird vielmehr bedingt durch Verdrängung der Thrombopoese im Knochenmark durch eine überschießende Erythropoese. Ferner sind asymptomatische Hypoglykämien und Hypokalzämien bei diesen Frühgeborenen häufig zu beobachten, was eine kontinuierliche Überwachung und Substitution von Glukose und Kalzium erforderlich macht. Nicht zuletzt ist auf eine peinlich genaue Einhaltung der Körpertemperatur zu achten, was nicht selten bei der Vielzahl der erforderlichen intensivmedizinischen Maßnahmen aus den Augen verloren wird. Die unmittelbar nach der Geburt zu veranlassenden Laboruntersuchungen sind in Tabelle 1 zusammengefaßt.

Transfusion und Austauschtransfusion bei hämolytischer Fetalerkrankung

Die primäre Therapie des Morbus hämolyticus neonatorum beim Früh- und Neugeborenen umfaßt neben der Transfusion von Erythrozytenkonzentrat bei den Patienten, die eine neonatale Anämie ohne hydropischen Zustand aufweisen, die Blutaustauschtransfusion. Die Blutaustauschtransfusion hat in der Therapie mehrere Ziele, die in Tabelle 2 aufgeführt sind. Zu betonen ist, daß der erste Austausch der wichtigste für den postpartualen Verlauf des Morbus hämolyticus neonatorum ist. Selbst eine schwere Anämie läßt sich durch eine Austauschtransfusion, die auch als partielle Austauschtransfusion durchgeführt werden kann, korrigieren, ohne daß es zu Volumenüberladung kommt. Ein Blutaustausch mit 170 ml/kg Körpergewicht, was etwa dem doppeltem Blutvolumen entspricht, führt zur Entfernung von 85 bis 90% der zirkulierenden rhesussensitiven Erythrozyten und der plasmatischen Anti-D-Antikörper. Damit wird der weitere Ablauf der intravasalen Hämolyse weitestgehend unterbunden (31). Hinsichtlich der Elimination des Bilirubins ist die Blutaustauschtransfusion weit weniger effektiv. Etwa 25 bis 30% des Bilirubin-Pools werden mit einem doppelvolumigen Blutaustausch entfernt. Allerdings kann durch intravenöse Verabreichung von Humanalbumin vor der Austauschtransfusion und durch Zusatz von Humanalbumin zum Austauschblut die Bilirubinbindung um 10–20% erhöht werden (19). Dieses Vorgehen sollte jedoch auf Patienten beschränkt bleiben, bei denen kein hydropischer Zustand vorliegt.

Tabelle 1. Laboruntersuchungen unmittelbar nach Geburt

- Hämoglobin-Konzentration
- Hämatokrit
- Thrombozyten-Zahl

- Blutgruppe
- Coombs-Test

- Bilirubin-Konzentration

- Gesamt-Eiweiß
- Albumin-Konzentration
- onkotischer Druck
- Gerinnungsstatus

- Serum-Elektrolyte
- Blut-Glukose
- Virologie

Tabelle 2. Therapeutische Ziele der Austauschtransfusion

Korrektur der Hämoglobinkonzentration

Entfernung der antierythrozytären Antikörper, z. B. Anti-D-Antikörper

Entfernung der kindlichen Erythrozyten, die das sensibilisierende Merkmal tragen

Elimination von Bilirubin

Elimination von Häm-Pigment

Tabelle 3. Indikationen zur Austauschtransfusion am ersten Lebenstag

Gestationsalter	Hb-Wert (g/dl)	Gesamtbilirubin (mg/dl)
$\geq 35.$ SSW	<10,5 Austausch innerhalb 3 h post partum <8,0 Austausch innerhalb der 1. h post partum	$\geq 4,5$ $>6,0$
<35. SSW	$\leq 11,0$ Austausch innerhalb 3 h post partum	$\geq 3,5$

Unmittelbar postpartal ergibt sich die Indikation zur Austauschtransfusion in üblicher Weise aus der Höhe des indirekten Bilirubins in Relation zum Lebensalter sowie der Höhe der Hämoglobinkonzentration (Tabelle 3). Die an der Höhe der indirekten Serum-Bilirubinkonzentration orientierten Austauschindikationen richten sich nach den üblichen Kurven. In jedem Fall ist die Austauschgrenze in Anbetracht eines erhöhten Kernikterusrisikos dann um 1 bis 2 mg/dl indirekten Bilirubins niedriger anzusetzen, wenn es sich um Patienten unter apparativer Beatmung mit Hypoxämie, Azidose, Hypoglykämie und Sepsis handelt, oder wenn im Plasma freies Häm-Pigment nachweisbar ist, erkennbar an einer rotbraunen Verfärbung.

Die Anwendung von Medikamenten, welche die Bilirubinbindung an Albumin beeinflussen können, sollte sich auf ein Minimum beschränken. Zu diesen Medikamenten zählen in erster Linie Furosemid, Diazepam, Heparin und Fettemulsionen zur parenteralen Ernährung.

Zur Transfusion bzw. zur Austauschtransfusion darf nur Blut eingesetzt werden, dessen Erythrozyten das Antigen fehlt, gegen das die Mutter sensibilisiert ist. Zur Geburt eines Risikokindes mit einem zu erwartenden Morbus hämolyticus neonatorum, z. B. bei Rhesusinkompatibilität, muß bei unbekannten fetalen AB0-Merkmalen ein Erythrozytenkonzentrat der Gruppe 0 Rh-negativ zur Verfügung stehen, welches sich zuvor in einer Kreuzprobe gegen mütterliches Serum als kompatibel erwiesen hat. Der Anti-AB-Lysintiter sollte möglichst niedrig sein. Wird Blut für die erste Austauschtransfusion nach Geburt des Patienten ausgewählt, sollte im Falle gleicher kindlicher und mütterliche AB0-Blutgruppenmerkmale die AB0-Gruppe des Spenderblutes identisch gewählt werden (18). Andernfalls wird Anti-AB-Lysin-armes Blut der Gruppe 0 eingesetzt. Beim Vorliegen einer Anti-A-Konstellation ist die Verwendung von Spenderblut mit der Gruppe A_2 sinnvoll. Vielfach wird die Verwendung einer Mischung von Erythrozyten der Blutgruppe 0 mit AB Rh-positivem Frischplasma empfohlen, wobei ein derartiges Vorgehen die Verdoppelung der Spenderzahl und damit trotz sorgfältiger Spenderauswahl eine Erhöhung des Infektionsrisikos bedeuten kann (13). Bei wiederholten Austauschtransfusionen muß die Blutgruppe des jeweils verwendeten Spenderblutes identisch sein mit der Gruppe des zur ersten Transfusion eingesetzten Blutes und in der Kreuzprobe kompatibel zum kindlichen Blut sein, welches nach der letzten vorangegangenen Austauschtransfusion abgenommen wurde. Das Spenderblut sollte möglichst frisch sein, zumindest nicht älter als 48 Stunden, beim beatmeten Patienten und Patienten mit Hydrops nicht älter als 24 Stunden. Als Antikoagulanz für das Spenderblut empfiehlt sich die Verwendung von Citrat-Phosphat-Dextrose (CPD) dann, wenn es sich um Patienten handelt, die sich in einem respiratorisch und metabolisch stabilem Zustand befinden (6, 29). Die unter Verwendung von CPD-Blut zunächst auftretende leichte metabolische Azidose, die im Verlauf dann durch den hepatischen Abbau des Citrats meist von einer metabolischen Alkalose gefolgt ist, kann gut kompensiert werden.

ACD-Blut sollte nicht zur Austauschtransfusion eingesetzt werden, da es mit pH-Werten von 6,5 deutlich azidotischer ist als CPD-Blut mit pH-Werten um 7,0. Handelt es sich um Patienten in einem metabolisch schlechten Zustand mit Hydrops fetalis und respiratorischer Insuffizienz, sollte Heparin-Frischblut zum Austausch genommen werden. Metabolisch-azidotische Komplikationen lassen sich auf diese Weise vermeiden (1, 13, 20). Der Hämatokrit des Austauschblutes sollte bei 50% liegen. Höhere Hämatokritwerte verringern unter anderem die Effektivität der Austauschtransfusion. Durch den Zusatz von 5 g Humanalbumin zu jeder Konserve Austauschblut kann die Elimination an Bilirubin gesteigert werden. Vor Verwendung des Austauschblutes sollte neben dem pH-Wert, die Konzentration an Glukose, Natrium und Kalium geprüft werden.

Technik der Austauschtransfusion

Jede Austauschtransfusion muß auf einer neonatologischen Intensivstation durchgeführt werden. Die Vorbereitung des Patienten auf die Austauschtransfusion umfaßt zur Sicherung der Körpertemperatur die Lagerung in einem Inkubator oder auf einem Wärmetisch sowie ein kontinuierliches Temperatur-, EKG- und Atemmonitoring sowie eine oszillometrische Blutdrucküberwachung. Mageninhalt sollte entfernt werden und Sekret über eine offene Magensonde ablaufen können. Eine raschere Entleerung des Mekoniums ist mit dem Ziel einer Verminderung der enteralen Rückresorption von Bilirubin anzustreben. Als Standardtechnik empfiehlt sich das von Diamond im Jahre 1951 eingeführte Verfahren (8). Idealerweise ist die Austauschtransfusion über einen Katheter (3,5 bzw. 5 F) der Vena umbilicalis auszuführen, der möglichst über den Ductus venosus vorgeschoben und oberhalb des Diaphragmas positioniert werden sollte. Die Katheterlage sollte radiologisch kontrolliert werden um Fehlpositionen in peripheren Ästen der Pfortader oder im Lebergefäßsystem feststellen zu können. Jede Art von Medikamentenapplikation über den Nabelvenenkatheter ist zu unterlassen. Meist gelingt die Katheterisierung der Umbilikalvene bis zum 3. bis 4. Lebenstag. Ist die Anlage eines Nabelvenenkatheters nicht mehr möglich, kann die Vena jugularis interna bzw. die Vena femoralis herangezogen werden. Mittels Seldinger-Technik ist die Schaffung eines Zuganges möglich. Bei Patienten mit schweren hydropischen Zuständen und schlechten kardiorespiratorischen Bedingungen ist eine kontinuierliche Austauschtransfusion vorzuziehen, bei der das Blut über den Nabelvenenkatheter zugeführt und gleichzeitig Patientenblut über einen Nabelarterienkatheter abgezogen wird (29).

Das Austauschvolumen sollte im Idealfall für den ersten Austausch dem doppelten Blutvolumen, das mit 170 ml/kg angesetzt werden kann, entsprechen. Die Einzelheiten zur Durchführung der Austauschtransfusion sind in Tabelle 4 aufgeführt.

Wird CPD-Blut zum Austausch verwendet, muß zur Vermeidung von Hypokalzämien pro 50 ml ausgetauschten Blutes 1 bis 2 ml einer 10%igen Kalziumglukonatlösung verabreicht werden. Allerdings sollte die Kalziumsubstitution bedarfsorientiert unter regelmäßiger Kontrolle des Gesamtkalziums und des ionisierten Kalziums erfolgen. Treten während der Austauschtransfusion kardiorespiratorische Probleme auf, sollte versucht werden, den Austausch mit kleineren Schrittvolumina und länge-

Tabelle 4. Technik der Austauschtransfusion (AT)

Zugang:	Nabelvene
	Nabelarterie
	Vena jugularis interna
	Vena femoralis
AT-Volumen:	170 ml/kg Körpergewicht beim ersten Austausch; bei weiterem AT 85 ml/kg
AT-Dauer:	90–180 Minuten
AT-Schritte:	<1000 g – 5 ml
	1000–2500 g – 10 ml
	>2500 g – 15–20 ml
Zyklus-Dauer:	Entzug 2 min
	Zufuhr 3 min

ren Schrittzeiten fortzusetzen. Ein bis zwei Stunden nach Abschluß der Austauschtransfusion sind Gesamt-Bilirubin, Hämoglobinkonzentration, Hämatokrit-Wert, Thrombozytenzahl, Natrium, Kalium und Kalzium sowie Blutglukose und Säure-Basen-Status zu kontrollieren. Die Blutzuckerwerte müssen mittels Sticks 4stündlich und die Bilirubin- sowie Hb-Werte im Verlauf mindestens 6stündlich nach der ersten Austauschtransfusion gemessen werden. Bereits vor dem Beginn der Austauschtransfusion wird mit einer Fototherapie begonnen. Es muß hervorgehoben werden, daß nicht versucht werden sollte mit der Durchführung einer Fototherapie eine indizierte Austauschtransfusion zu vermeiden. Der Nabelvenenkatheter kann zumindest für die ersten 24 h nach Austauschtransfusion belassen werden, sollte aber mit einer Heparinlösung (5 E/kg/die mit 1 ml/h) perfundiert werden.

Besonders im Hinblick auf die Vermeidung einer nekrotisierenden Enterokolitis, die als Komplikation gefürchtet ist, erfolgt nach Austauschtransfusion eine antibiotische Therapie, wobei eine Kombination aus Ampicillin oder Mezlocillin mit Cloxacillin (100–150 mg/kg Körpergewicht pro Tag) sinnvoll ist.

Bambauer et al. (4) berichteten über die Möglichkeit einer Plasmapherese zur Behandlung der Hyperbilirubinämie Frühgeborener. Diese Methode wird allenfalls in Ausnahmefällen indiziert sein, nicht zuletzt aufgrund der Gefährdung durch den extrakorporalen Kreislauf.

Komplikationen der hämolytischen Fetalerkrankung

Komplikationen der Austauschtransfusion
Komplikationen, die in unmittelbarem Zusammenhang mit einer Austauschtransfusion stehen, sind bei korrekter Ausführung der Maßnahmen und bei ausreichender Erfahrung selten. Der nekrotisierenden Enterokolitis, die die häufigste Komplikation der Austauschtransfusion darstellt, läßt sich durch präventive Antibiotikagabe begegnen. Es ist darauf zu achten, daß sowohl der Entzug als auch die Zufuhr des Blutes über den Nabelvenenkatheter ohne jeden nennenswerten Sog oder Druck erfolgt. Der Nahrungsaufbau muß entsprechend vorsichtig durchgeführt werden. Die wichtigsten Komplikationen sind in Tabelle 5 zusammengefaßt dargestellt. Kardiale Komplikationen lassen sich vermeiden, wenn einer Hypervolämie, speziell bei hydropischen Patienten vorgebeugt wird. Eine schlechte myokardiale Kontraktilität erfordert die Anwendung von Katecholaminen. Eine nach Austauschtransfusion verstärkte

Tabelle 5. Komplikationen der hämolytischen Fetalerkrankung

Komplikationen der Austauschtransfusion
- kardiale: Hypervolämie, Rhythmusstörungen
- Elektrolytstörungen/Azidose
- Thrombose/Embolie: Luftembolie, Pfortaderthrombose
- Blutung/Thrombozytopenie
- Infektion: Sepsis, nekrotisierende Enterokolitis, Viren

Spätkomplikationen
- Bilirubin-Enzephalopathie infolge Kernikterus
- Anämie
- cholestatischer Ikterus

Thrombozytopenie verlangt nur bei Thrombozytenzahlen unter 20 000–30 000/µl eine Substitution.

Hämostasiologische Komplikationen können sich aus der Elimination und der gleichzeitig verminderten hepatischen Neubildung des Prothrombinkomplexes ergeben. Prophylaktisch empfiehlt sich eine Vitamin-K-Gabe von 0,5–1 mg am ersten Lebenstag, die am 3. bis 4. Lebenstag durch eine weitere Gabe ergänzt werden sollte.

Obwohl die derzeit zur Verfügung stehenden Blut- und Plasmakonserven bei routinemäßiger Untersuchung der Spender hinsichtlich des Übertragungsrisikos von Hepatitis B- und HIV-Virus sicher erscheinen, sollte die Zahl der Spender pro Patient möglichst klein gehalten werden. Durch Verwendung von Konserven mit der Blutgruppe 0 und gleichzeitig niedrigem Anti-AB-Lysintiter läßt sich die Spenderzahl halbieren, da ein Mischen von 0-Erythrozyten mit AB-Frischplasma unterbleiben kann (13).

Spätkomplikationen

Auf die neurologische Komplikation des Kernikterus soll an dieser Stelle nicht näher eingegangen werden. Hervorzuheben ist, daß es bei einer schweren hämolytischen Fetalerkrankung bereits intrauterin zu einer durch Bilirubin bedingten Schädigung der Basalganglien kommen kann. Häufig zu beobachten ist während der ersten Lebenswochen eine ausgeprägte Anämie, an der mehrere Faktoren ursächlich beteiligt sind. Neben dem fortschreitenden Abbau transfundierter Rh-negativer Erythrozyten ist die eigene Erythropoese aufgrund einer transitorischen Suppression des Knochenmarks sowie eines Hypersplenismus bei persistierenden Antikörpern gegen das sensibilisierende Blutgruppenmerkmal noch unzureichend. Die Indikation zur Transfusion ist zurückhaltend zu beurteilen. Je nach Gestationsalter sollten dabei Hämoglobinwerte zwischen 7 bis 10 g/dl toleriert werden. Während eines Zeitraumes von 6 bis 10 Wochen nach Geburt läßt sich regelmäßig eine Normalisierung der Erythropoese beobachten. Eine Eisensubstitution ist im allgemeinen nicht indiziert. Allerdings ist auf eine ausreichende Zufuhr von Vitamin E und Folsäure zu achten.

Nach schwer verlaufender hämolytischer Fetalerkrankung wird häufig ein über mehrere Wochen anhaltender cholestatischer Ikterus mit ausgeprägter Hepatomegalie beobachtet. Die Cholestasesymptomatik ist am ehesten zu erklären durch eine passagere Störung der Leberarchitektur aufgrund einer ausgedehnten extramedullären Blutbildung in diesem Organ, verbunden mit einer Leberzellfunktionsstörung und einer biliär-kanalikulären Obstruktion. Klinisch relevante Auswirkungen dieser Störungen, wie z. B. Malabsorptionssyndrome, ergeben sich zumeist nicht. Auf eine ausreichende Zufuhr fettlöslicher Vitamine, speziell Vitamin K, sollte geachtet werden.

Somatische und psycho-motorische Entwicklung nach hämolytischer Fetalerkrankung

Die Erfahrung der vergangenen Jahre zeigt, daß der weitaus größte Anteil der Früh- und Neugeborenen, die an einer hämolytischen Fetalerkrankung litten, eine normale körperliche und geistige Entwicklung erkennen lassen, insbesondere nach fetaler Transfusion (7, 9). Mit der Durchführung fetaler Transfusionen lassen sich auch bei schwerer hämolytischer Erkrankung dem Gestationsalter entsprechende Geburtsgewichte erzielen, im Gegensatz zu Neugeborenen, die keiner fetalen Transfusion bedurften (3). Psychometrische Untersuchungen ließen allerdings erkennen, daß Kinder, die als Neugeborene einer Austauschtransfusion bei Rh-Inkompatibilität bedurften, geringere kognitive Fähigkeiten zeigen als Kinder, bei denen keine Austauschtransfusion durchgeführt werden mußte (24). Weiterhin fand sich ein höherer Anteil mental retardierter Kinder nach Austauschtransfusion (24). In welchem Ausmaß das gleichzeitige Vorliegen anderer neonataler Risikofaktoren, wie Frühgeburtlichkeit, Atemnotsyndrom oder hypoxische Hirnschädigung die somatische und psychische Entwicklung dieser Kinder beeinflußt, bleibt zu klären.

Literatur

1. Abel M, Fürste HO, Pringsheim W, Sievers IW, Otto JC (1984) Transfusionsbedingte Säurebelastung durch Erythrozyten-Konzentrate im Neugeborenenalter. Infusionsther Klin Ernähr 11: 267–269
2. Abelson NM, Boggs TR (1956) Plasma pigments in erythroblastosis fetalis. I. Spectrophotometric patterns. Pediatrics 17: 452–460
3. Altmann P, Bruce JE, Karnicki J (1975) The influence of intrauterine transfusion upon birthweight in rhesus hemolytic disease. Eur J Obstet Gynecol Reprod Biol 5: 247–250
4. Bambauer R, Jesberger HJ, Limbach HG, Richter J (1986) Single-needle-Diafiltration und single-needle-Plasmapherese bei Frühgeborenen. Klin Pädiatr 198: 408–413
5. Bollmann R, Schilling H, Ihle W, Mockel A, Zievert A (1988) Intrauterine Austauschtransfusion bei Rh-Immunisierung. Zentralbl Gynäkol 110: 54–59
6. Bowmann JM (1986): Hemolytic disease of the newborn (Erythroblastosis fetalis). In: Roberton NRC (ed) Textbook of neonatology. Churchill Livingstone, Edinburg London Melbourne New York, pp 469–483
7. Bowmann JM (1978) The management of Rh-Isoimmunization. Obst Gynecol 52: 1–16
8. Diamond LK, Allen FH, Thomas W (1951) Erythroblastosis fetalis. VII. Treatment with exchange transfusions. N Engl J Med 244: 39–49
9. Ellis MI (1980) Follow-up study of survivors after intrauterine transfusion. Dev Med Child Neurol 22: 48–54
10. Filbey D, Berseus O, Lindeberg S, Wesstroem G (1987) A management programme for Rh-alloimmunization during pregnancy. Early Hum Dev 15: 11–20
11. Fischer K, Poschmann A, Grundmann A (1977) Hämolytische Neugeborenen-Erkrankungen infolge AB0-Unverträglichkeit. Z Geburtshilfe Perinatol 181: 227–240
12. Fischer K, Poschmann A, Hellwege HH, Kitschke HJ, Carstensen M, Sprotte Chr, Schreer I (1985) Pränatale Diagnose und Therapie des Morbus haemolyticus neonatorum. Monatsschr Kinderheilkd 133: 167–170
13. Fischer K (1988) Persönliche Mitteilung
14. Frigoletto FO, Grune MF, Benacerraf BR, Barss VA, Saltzman DH (1986) Ultrasonografic fetal surveillance in the management of the isoiummunized pregnancy. N Engl J Med 315: 430–432
15. Grant CJ, Hamblin TJ, Smith DS, Wellstead L (1983) Plasmapheresis in Rh-hemolytic disease: The danger of amniocentesis. Int J Artif Organs 6: 83–86
16. Mackenzie IZ, Bowell PJ, Ferguson J, Castle BM, Entwistle CC (1987) In-utero intravascular transfusion of the fetus for the management of severe Rhesus isoimmunization – a reappraisal. Br J Obstet Gynaecol 96: 1068–1073
17. Mc Master Conference on Prevention of Rh isoimmunization (1979). Vox Sang 36: 50–64
18. Metaxas-Bühler M (1986) Blutgruppen und Transfusion. Huber, Bern Stuttgart Toronto, S 360–383
19. Odell GB, Cohen SN (1961) Albumin priming in the management of hyperbilirubinemia by exchange transfusion. Am J Dis Childh 102: 699–703
20. Overall JC (1987) The fetus and the neonatal infants. In: Behrman RE, Vaughan VC (eds) Nelson: Textbook of Pediatrics, 13th ed. Saunders, Philadelphia, London, Toronto, Montreal, Sydney, Tokio

21. Parinand J, Blanc M, Grandjean H. Fournie A, Bierme S, Pontounier G (1985) IgG subclasses and Gm allotypes of anti-D-antibodies during pregnancy: correlation with the gravity of the fetal disease. Am J Obstet Gynecol 151: 1111–1115
22. Poschmann A, Fischer K (1979) Immunofluorescent detection of Rho (D) receptors on erythrocytes. Clinical applications. Eur J Pediatr 130: 35–40
23. Rodeck CH, Holmes CA, Karnicki (1981) Direct intravascular fetal blood transfusion by fetoscopy in severe rhesus isoimmunization. Lancet I: 625–627
24. Rösler HD, Springstein HJ (1988) Differentielle Entwicklungsverläufe nach Morbus hämolyticus neonatorum. Zentralbl Gynäkol 110: 25–34
25. Schellong G, Sandmann G, Fischer K, Poschmann A (1976) Hämolytische Neugeborenen-Erkrankungen durch Blutfaktoren – Unverträglichkeiten außerhalb des AB0-Systems. Dtsch Med Wochenschr 101: 1591–1597
26. Schoenitzer D, Frisch HL (1984) Frequenz, Laboratoriumsdiagnostik und serologische Voraussage des AB0-bedingten Morbus hämolyticus neonatorum. Pädiatr Pädol. 19: 263–278
27. Schwarzlos G, Stark KH, During R, Hille M, Müller S, Plesse R, Scheunemann P, Wilken H (1988) Erfahrungsbericht über 20 Jahre der Anwendung der intrauterinen fetalen Transfusion bei schwerem Rh-bedingten Morbus hämolyticus fetalis. Zentralbl Gynäkol 110: 18–24
28. Socol MC, Mac Gregor SN, Pielet BW, Tamura RK, Sabbagha RE (1987) Percutaneous umbilical transfusion in severe rhesus isoimmunization: resolution of fetal hydrops Am J Obstet Gynecol 157: 1369–1375
29. Speidel BD (1984) Pediatric management of the severly affected rhesus baby. Plasma Ther Transfus Technol 5: 43–46
30. Tovey D (1986) Haemolytic disease of the newborn – the changing scene. Brit J Obstet Gynecol 93: 960–966
31. Veall N, Mollison PL (1950) The rate of red cell exchange in replacement transfusion. Lancet I: 792–793
32. Younis J, Oehl G, Sadowsky E (1986) An unusual case of rhesus isoimmunization. Aust NZ J Obstet Gynecol 26: 313–316

Gestose, Präeklampsie, Eklampsie – Beeinträchtigung der fetalen Entwicklung

L. Heilmann

Universitäts-Frauenklinik, Essen

Einleitung

Das fetale Risiko bei Patientinnen mit Präeklampsie hängt ganz wesentlich von den pathophysiologischen Gegebenheiten ab (Tabelle 1). Das Ausmaß der arteriellen Vasokonstriktion und die Höhe des Prostacyclin-Defekts hat nur geringe Auswirkung auf das Herz-Zeit-Volumen und damit auf die uteroplazentare Durchblutung. Eine größere Bedeutung für die Reduktion des Herz-Zeit-Volumens hat der venöse Rückfluß zum Herzen, der zum größten Teil von den rheologischen Faktoren bestimmt wird (6). Darüber hinaus sind die vorliegenden Statistiken schwer zu beurteilen, da vielfach Unregelmäßigkeiten in der Nomenklatur vorliegen, wodurch z. B. Patientinnen mit chronischer Hypertonie und Präeklampsie vermischt werden.

In einer britischen Studie (5) an Primigravidae in Aberdeen aus den Jahren 1958–72 wurde die milde Präeklampsie dann diagnostiziert, wenn die Patientin einen diastolischen Blutdruck von 99 mmHg, aber keine Proteinurie hatte. Die mittelschwere Form wurde bis zu einem diastolischen Blutdruck von 109 mmHg, aber ohne Proteinurie definiert. Die schwere Präeklampsie betraf Frauen mit diastolischen Blutdruckwerten über 109 mmHg oder über 90 mmHg, aber mit Proteinurie. Nach dieser Definition stellte sich heraus, daß die Patientinnen mit den Hypertonieformen ohne Proteinurie – die wir als chronische Hypertonie bezeichnen – eine mit den normotensiven Frauen identische perinatale Mortalität haben. Wenn eine Proteinurie diagnostiziert wird, dann erhöht sich die perinatale Mortalität um den Faktor 3 (Tabelle 2). Andererseits hat die britische Perinatalstudie gezeigt, daß sich bei Frauen mit einem diastolischen Blutdruck von mehr als 90 mmHg vor der 20. SSW die Inzidenz der Proteinurie 5mal häufiger entwickelt als ohne Eiweißausscheidung. Gleichzeitig nimmt die perinatale Mortalität mit ansteigender Proteinurie zu (3, 13). Deshalb war es lange Zeit unentschieden, ob man mit der Behandlung der chronischen Hypertonie

Tabelle 1. Pathophysiologie der Präeklampsie

Arteriolen:	Vasokonstriktion
	Ansteigende Angiotension-II-Empfindlichkeit
	Prostacyclin-Defekt
Venolen:	Plasmavolumenkontraktion
	Hyperviskosität
	Hämokonzentration
Plazenta:	Verminderter diastolischer Flow
Herz:	Vermindertes Herzzeitvolumen

Tabelle 2. Perinatale Mortalität beim Schwangerschaftshochdruck (Daten nach I. Mac Gillivray, 1958–1972)

Parameter	N	Perinatale Todesfälle	%0
Normotension	10017	207	20,7
Chronische Hypertonie	3443	65	18,9
Proteinurische Hypertonie	528	29	55,0

einen Benefit für das Kind erreicht. Lange Zeit hat man mehr die Intensivüberwachung für wesentlich und die antihypertensive Therapie für unwesentlich gehalten (11). Therapiestudien der letzten Zeit konnten im Vergleich zur alleinigen Bettruhe sowohl die Inzidenz der Proteinurie als auch die perinatale Mortalität entscheidend senken (Tabelle 3).

Das Problem der Plasmavolumenverminderung

Zwischen Hämatokriterhöhung und Plasmavolumenverminderung besteht ein nichtlinearer Zusammenhang, so daß kleine Änderungen im Hämatokrit große Änderungen im Plasmavolumen nach sich ziehen können. Von Liley (10) wurde dieses Verhältnis mit 1:4 angegeben, so daß ein erhöhter Hämatokrit mit einer hohen Voraussagerate eine Plasmavolumenverminderung widerspiegelt.

Die klinische Bedeutung eines erhöhten Hämatokrits oder Hämoglobins ist aufgrund der Untersuchungen von Garn (4) und Murphy (14) bekannt. Nach diesen Erhebungen ist jede Steigerung des Hämatokrits über 38% mit einer signifikanten Zunahme von Schwangerschaftskomplikationen und der perinatalen Mortalität verbunden (Tabelle 4).

Nach diesen Ergebnissen tragen rheologische Mechanismen wesentlich zur Erhöhung des peripheren Widerstandes bei. Steigt die Anzahl der Zellen (Erythrozyten, Leukozyten) in der Endstrombahn an – auch sekundär bedingt durch Erhöhung des kapillären Filtrationsdruckes – so kommt es infolge der erhöhten Konzentration von hochmolekularen Proteinen (Fibrinogen, D-Dimer, Faktor VIII) zum Hyperviskositätssyndrom. Andererseits ist der Sauerstofftransport ins Gewebe über einen Diffusionsgradienten von der Fluidität des Blutes abhängig, wobei eine Erhöhung des Hämatokrits nicht in jedem Falle den Sauerstofftransport erhöht, weil die Fluidität des Blutes mit zunehmender Hämokonzentration abfällt. Veränderungen der rheologischen Parameter (Erythrozytenaggregation, Plasmaviskosität, Erythrozytenrigidität) und niedrige Schubspannungen in der primär geschädigten Mikrozirkulation (poststenotische Region der Plazenta oder generell durch ein niedriges Herzzeitvolumen bedingt) verstärken sich gegenseitig, so daß eine primäre arterioläre Minderperfusion verschlechtert werden kann (1, 6, 7).

Das Ausmaß der Plasmavolumenverminderung und damit der Hämokonzentration ist unterschiedlich, so daß die Frequenz der Mangelgeburten zwischen 30 und 60% liegt. Goodlin (5), der die größten Erfahrungen auf dem Gebiet der Plasmavolumenbestimmung hat, gibt unterschiedliche Zahlen an (Tabelle 5). Jedenfalls ist schon bei 81% der Frauen mit einem Hämatokrit über 41% eine Verminderung des Plasmavolumens unter 2 SD des Mittelwertes zu sehen. Das unterstreicht die Bedeutung der

Tabelle 3. Inzidenz von Proteinurie und Höhe der perinatalen Mortalität bei Schwangeren mit einem diastolischen Blutdruck > 105 mmHg

Therapie	N	Proteinurie	Perinatale Mortalität
Bettruhe	72	17‰	7%
Methyldopa	25	29‰	4%
Oxprenolol + Prazosin*	24	0	4%
Atenolol + Prazosin*	36	2‰	5%
Pindolol + Prazosin*	39	3‰	3%

* Prazosin wurde zusätzlich gegeben, wenn die Betablockertherapie den Blutdruck nicht senken konnte (Daten nach Lubbe 1987).

Tabelle 4. Perinatale Mortalität und Hämatokrit

Autor	SSW	HKT < 38%	HKT > 38%
Murphy	bis zur 19.	16‰	26‰
	bis zur 24.	26‰	> 30‰
Garn	Alle Wochen	2,7‰	7,8‰

Tabelle 5. Häufigkeit der Plasmavolumenkontraktion (Daten nach Goodlin 1983)

Diagnose	Prozent
Präeklampsie	67
Fetale Mangelentwicklung	64
Oligohydramnion	100
Hämatokrit > 41%	84

physiologischen Hämodilution für das fetale Wohlergehen, eine Tatsache, die schon von Hytten (8), Koller (9) und Mac Gillivray (12) herausgestellt wurde.

Ergebnisse

Die Unklarheiten und kontroversen Ansichten über die Therapiemöglichkeiten bei der chronischen Hypertonie in Beziehung zur perinatalen Mortalität haben uns veranlaßt, an der eigenen Klinik 91 Patientinnen, die intensiv hämodynamisch und hämorheologisch überwacht wurden, zu erfassen und hinsichtlich der Beziehungen zwischen Hämodynamik/Hämorheologie und Fetal outcome auszuwerten. Die charakteristischen Daten der 91 Frauen mit Schwangerschaftshypertonie und ihre Zuordnung zur Präeklampsie oder chronischen Hypertonie sind in Tabelle 7 zu sehen.

Die hämodynamischen und hämorheologischen Daten ergaben ausreichende Hinweise, daß bei der Präeklampsie ein maternales Hyperviskositätssyndrom verbunden mit einem Low-output-high-resistance-Zustand vorliegt. 49,02% der Präeklampsie-Patientinnen hatten ein Herz-Zeit-Volumen < 3 l/min gegenüber 25,6% der Patientinnen mit chronischer Hypertonie (Abb. 1). Eine ähnliche Verteilung war bei dem zentralvenösen Druck zu erheben; 57% vs. 33% der Patientinnen hatten Werte von Null und weniger (Abb. 2).

Tabelle 6. Hämodynamische und Hämorheologische Basisdaten bei Patientinnen mit Präeklampsie und chronischer Hypertonie

Parameter	Präeklampsie (A)	Chron. Hypertonie (B)	Normalwerte (C)
Herzzeitvolumen* (l/min)	3,11 ± 1,52	3,77 ± 1,6	6,56 ± 0,79
Peripherer Widerstand (dyn cm^{-5} × 10^3)	3,62 ± 1,41	2,99 ± 1,4	1,05 ± 0,11
Hämatokrit (%)	38,20 ± 4,80	37,20 ± 4,7	35,20 ± 3,4
Leukozyten (/nl)**	12,70 ± 4,50	10,51 ± 3,0	9,10 ± 1,6
Erythrozytenaggregation (−)	27,20 ± 6,1	26,80 ± 7,0	20,32 ± 4,9
Plasma-Viskosität (cst)*	1,29 ± 0,11	1,35 ± 0,1	1,31 ± 0,04
Erythrozyten-Flow (µl/s)	7,23 ± 4,51	8,28 ± 3,8	10,71 ± 2,73
Fibronectin (mg%)***	53,62 ± 16,3	44,10 ± 10,9	28,53 ± 1,76

*A vs. B: $P < 0,01$, ** $p < 0,02$, *** $p < 0,004$; alle anderen Differenzen (A vs. B) nicht signifikant

Tabelle 7. Patientendaten und Charakteristika

Parameter	Präeklampsie	Chronische Hypertonie
Anzahl	52	39
Alter	27,4 ± 5,3	30,0 ± 5,5
Para	50 × Nulliparae 2 × Erstparae	1,4 (0–5)
Gravida	1,4	2,8 (0–8)
SSW	32,8 (27–40)	33,1 (16–40)
Neugeborenengewicht	1835 ± 943	2647 ± 1106
Perinatal verstorben	9 (17,3%) 2 × intrauteriner Fruchttod 7 × Postnatal verstorben	5 (12,8%) 4 × intrauteriner Fruchttod 1 × postnatal verstorben

Betrachtet man die verstorbenen Kinder isoliert nach den initialen maternalen hämodynamischen und hämorheologischen Parametern, dann ergeben sich eine Verminderung des Herz-Zeit-Volumens in beiden Gruppen, eine ausgeprägte Hämokonzentration in der Präeklampsie-Gruppe und eine stark erhöhte Plasmaviskosität in der Gruppe der chronischen Hypertonien (Tabelle 8). Somit ist die gemeinsame pathophysiologische Basis für die hohe perinatale Mortalität in beiden Gruppen in der Verbindung von niedrigem Herzzeitvolumen und pathologischer Rheologie zu sehen.

Schlußfolgerungen

Neuere Daten aus der Literatur und unsere eigenen Erfahrungen lassen den Schluß zu, daß die fetale Beeinträchtigung in den Gruppen der Präeklampsien und denen der Schwangeren mit chronischer Hypertonie nicht unterschiedlich ist. Entscheidend für die Prävention einer hohen perinatalen Mortalität bei Patientinnen mit Schwangerschaftshypertonie ist, daß man möglichst früh die Zeichen einer Mikroangiopathie (Proteinurie, Hämokonzentration, Thrombozytenaktivierung, Harnsäureanstieg) erkennen und behandeln sollte (Tabelle 9).

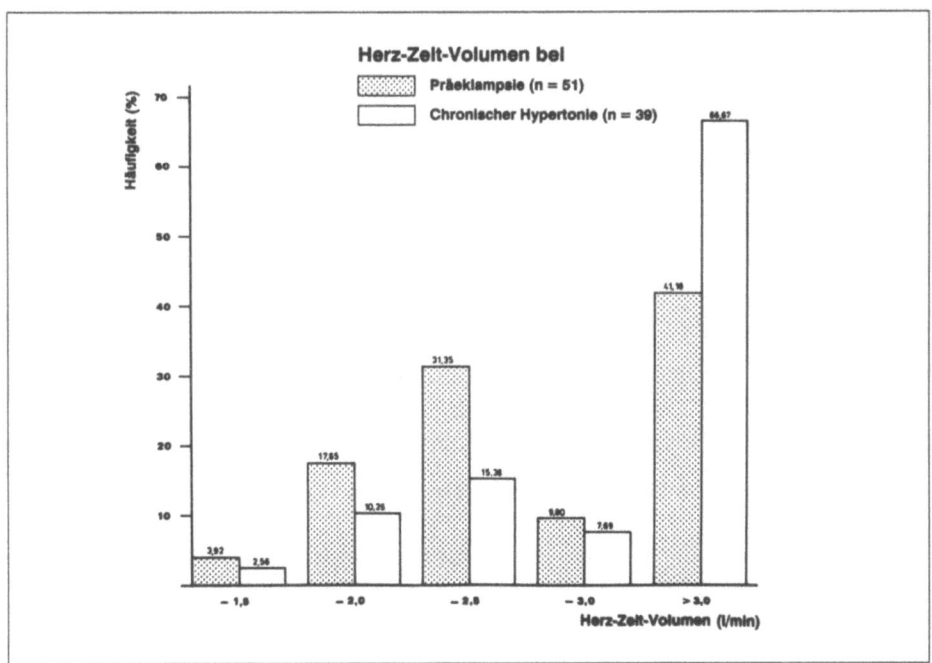

Abb. 1. Verteilung des Herzzeitvolumens bei Patientinnen mit Präeklampsie oder chronischer Hypertonie

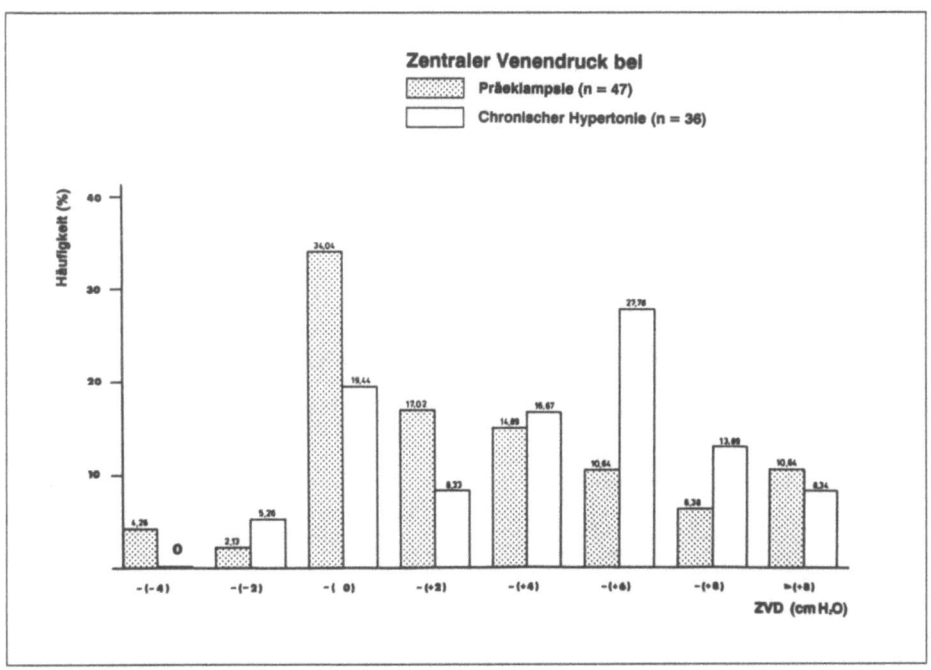

Abb. 2. Verteilung des zentralvenösen Druckes bei Patientinnen mit Präeklampsie oder chronischer Hypertonie

Tabelle 8. Maternale Faktoren im Zusammenhang mit der perinatalen Mortalität

Präeklampsie (n = 9)	Parameter	Chronische Hypertonie (n = 5)
1085 (500–2260)	Gewicht (g)	1168 (510–3200)
3,0 ± 1,2	Herzzeitvolumen (l/min)	3,2 ± 1,1
127 ± 13	MAD (mmHg)	122,0 ± 5,0
41,1 ± 5	Hämatokrit (%)	33,2 ± 8
1,32 ± 0,1	Plasmaviskosität (cst)	1,37 ± 0,1
0,1–1,8 ‰	Proteinurie (‰)	2 × negativ 3 × positiv (1,5–5,0 ‰)

Tabelle 9. Möglichkeiten der Prävention einer Mikroangiopathie beim Schwangerschaftshochdruck

Proteinurie } Harnsäureanstieg }	Behandlung der chronischen Hypertonie
Thrombozytenaktivierung	niedrig dosierte Azetylsalizylsäure
Hämokonzentration	Hämodilution mit Hydroxyäthylstärke

Literatur

1. Ernst E (1986) Determinanten der Blutfluidität. In: Ernst E (Hrsg) Hämorheologie für den Praktiker. W. Zuckschwerd, München, Berlin, Wien, S 5–22
2. Fan FC, Schuessler GB, Chen RYZ, Chien S (1980) Effect of hematocrit alteration on the regional hemodynamics and oxygen transport. Amer J Physiol 238: H 545–552
3. Friedmann EA, Neff RK (1976) Pregnancy outcome as related to hypertension, edema and proteinuria. In: Lindheimer MD, Katz AL, Zuspan FP (eds) Hypertension in pregnancy. John Wiley, New York, pp 13–22
4. Garn SM, Ridella SA, Patzold AS, Falkner F (1981) Maternal hematologic levels and pregnancy outcomes. Seminars in Perinatology 5: 155–162
5. Goodlin RC, Quaff MA, Smith JJ (1983) Hypovolaemic pregnant women and their risk determinants. Internat J Gynec Obstet 21: 45–50
6. Guyton AC (1963) Effect of peripheral resistance and capacitance on venous return. In: Guyton AC (ed) Circulatory Physiology. W. B. Saunders, London, Philadelphia, Toronto, pp 209–220
7. Groenendijl R, Trinbos JBMJ, Wallenburg HCC (1984) Hemodynamic measurements in preeclampsia: Preliminary observations. Amer J Gynec Obstet 150: 232–236
8. Hytten FE, Paintin DB (1963) Increase in plasma volume during normal pregnancy. Brit J Obstet Gynec 70: 402–408
9. Koller O (1982) The clinical significance of hemodilution during pregnancy. Obstet Gynec Survey 37: 649–655
10. Liley AW (1970) Clinical and laboratory significance and variations in maternal plasma volume in pregnancy. Intern J Gynec Obstet 8: 358–364
11. Lubbe WF (1987) Hypertension in pregnancy: whom and how to treat. In: Aellig W, George CF, Hansson L, Robertson JIS, Waite R, Zanchetti A (eds) The clinical relevance of intrinsic sympathomimetic activity. Brit J Clinical Pharmacology 24 (suppl 1): 15–20
12. Mac Gillivray I (1983) Effects of pregnancy hypertension on the fetus. In: Mac Gillivray I (ed) Pre-eclampsia. W. B. Saunders, London, Philadelphia, Toronto, pp 174–190
13. Mac Gillivray I (1983) Functional pathology of pre-eclampsia. In: Mac Gillivray I (ed) Pre-eclampsia. W. B. Saunders, London, Philadelphia, Toronto, pp 56–163
14. Murphy JF, Riordan JO, Newcombe RG, Cole EC, Pearson JF (1986) Relation of hemoglobin level in first and second trimester to outcome of pregnancy. Lancet I: 992–996

Die Betreuung der Schwangerschafts- und Geburtspathologie unter den Bedingungen der Intensivgeburtshilfe

G. Seidenschnur, E. Koepcke

Frauenklinik des Bezirkskrankenhauses und Poliklinik Rostock (Chefarzt: OMR Prof. Dr. sc. med. G. Seidenschnur)

Der vorliegende Beitrag gibt einen Überblick über die Bemühungen der letzten Jahre in Hinblick auf die Betreuung der Schwangerschafts- und Geburtspathologie einschließlich der EPH-Gestose, d. h. der hypertensiven Erkrankung.

In der DDR besitzt die Gestose nach wie vor bei der Müttersterblichkeit, peripartale Mortalität genannt, einen hohen Stellenwert. Sie folgt in der Häufigkeitsverteilung nach den Hämorrhagien mit Embolien und Infektionen als Ursache für direkt gestationsbedingte Müttersterbefälle (Tabelle 1).

Tabelle 1. Peripartale Mortalität nach Todesursachen 1984, 1985 und 1986 in der DDR (nach 7)

Todesursache	Gestorbene absolut			Gestorbene je 10 000 Geburten		
	1984	1985	1986	1984	1985	1986
Direkt gestationsbedingt	38	34	26	1,7	1,5	1,1
davon						
Hämorrhagien	5	9	7	0,2	0,4	0,3
EPH-Gestosen	10	9	4	0,4	0,3	0,2
Infektionen	7	7	5	0,3	0,3	0,2
Embolien	11	7	5	0,5	0,3	0,2
andere Ursachen	4	4	3	0,2	0,2	0,1
Ektopische Gravidität	1	1	2	0,04	0,04	0,08
Indirekt und nicht gestationsbedingt	31	28	27	1,3	1,2	1,1
Zusammen	69	62	53	3,0	2,7	2,2

Die aktuelle Situation bezüglich Totgeburtenrate, perinatale Mortalität und Säuglingssterblichkeit sowie gesamtkindliche Verluste in der DDR zeigt Tabelle 2. Die Werte lauten für die Totgeburtenrate 4,7‰, perinatale Mortalität 9,1‰ und für die Säuglingssterblichkeit 9,2‰.

Über den Trend der perinatalen, fetoneonatalen und fetoinfantilen Mortalität in den letzten Jahren gibt Abb. 1 Aufschluß (1).

Im Bezirk Rostock haben wir bereits in den 60er Jahren eine konsequente Regionalisierung vorgenommen, bei etwa 13 000–14 000 Entbindungen pro Jahr. Es wurde eine

Tabelle 2. Perinatale Mortalität, Säuglingssterblichkeit und gesamtkindliche Verluste 1975 bis 1986 in der DDR (nach 7)

Jahr	Perinatale Mortalität je 1000 Geborene			Säuglings-sterblichkeit je 1000 Lebendgeborene	„gesamtkindliche" Verluste Totgeborene und im 1. Lebensjahr Verstorbene je 1000 Geborene
	Totge-borene	bis 7. Lebenstag Verstorbene	insgesamt		
1975	7,8	9,7	17,5	15,9	23,6
1980	6,7	6,8	13,5	12,1	18,7
1981	6,9	6,7	13,7	12,3	19,1
1982	5,9	5,7	11,6	11,4	17,2
1983	5,6	5,3	10,9	10,7	16,0
1984	5,4	5,2	10,5	10,0	15,4
1985	5,2	4,8	9,9	9,6	14,7
1986	4,7	4,4	9,1	9,2	13,9

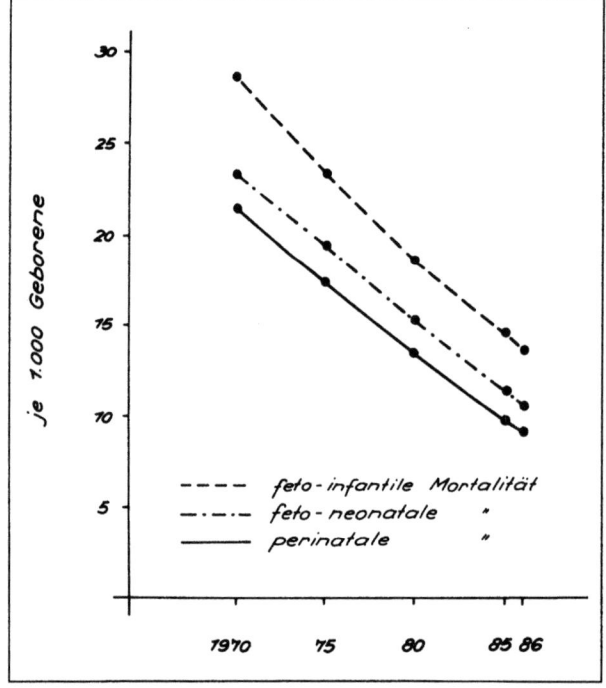

Abb. 1. Perinatale, feto-neonatale und feto-infantile Mortalität, DDR

Festlegung getroffen, daß in den Kreiskrankenhäusern nur die Grundbetreuung (Spontangeburten) erfolgt, die Geburtspathologie (Risikokollektiv) jedoch ausschließlich in den drei Bezirkskrankenhäusern und den beiden Universitätskliniken betreut wird (Abb. 2).

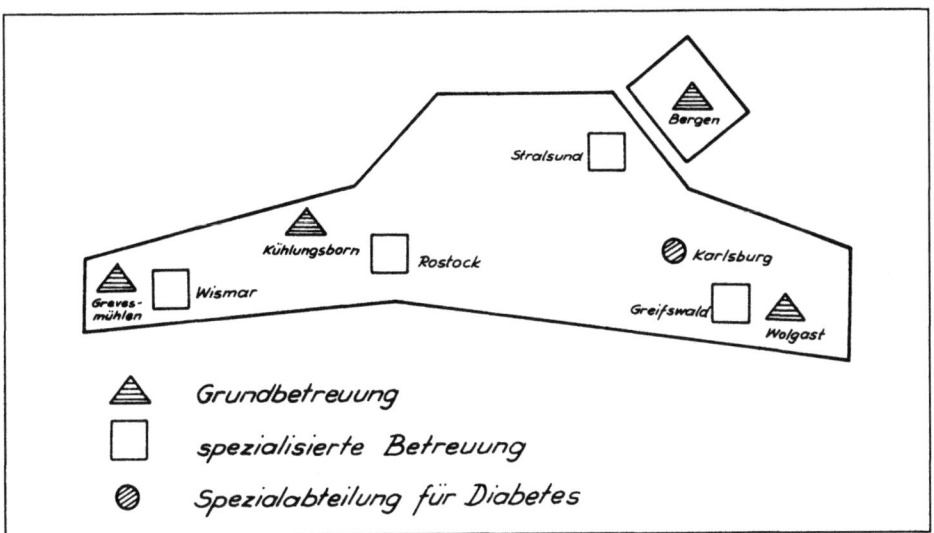

Abb. 2. Konzeption der stationären Betreuung in der Geburtshilfe

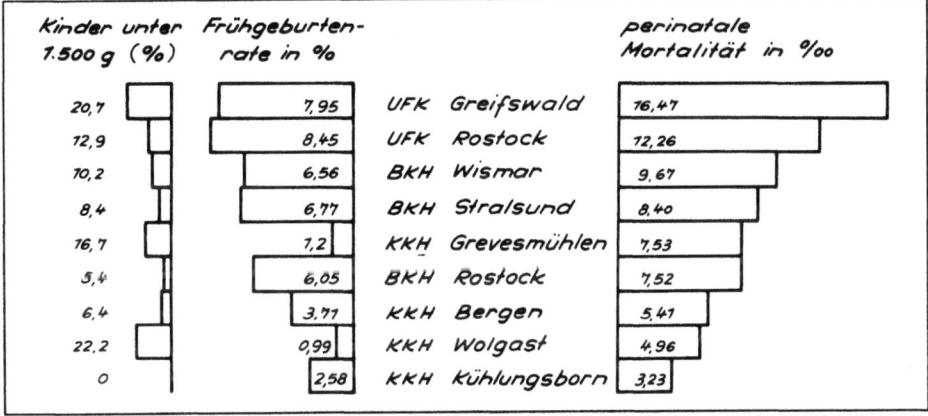

Abb. 3. Gegenüberstellung von perinataler Mortalität (‰) und Frühgeburtenrate (%) im Bezirk Rostock 1986 mit Darstellung des Anteils der Kinder mit einem Geburtsgewicht unter 1500 g (%)

Über eine jährliche Leistungskontrolle auf Computerbasis, auch Qualitätskontrolle genannt, werden die wesentlichsten Kennziffern jährlich ausgewiesen und den geburtshilflichen Einrichtungen zur Verfügung gestellt (2).

Für eine Leistungseinschätzung werden Zuordnungen unter Berücksichtigung des Leistungsprofils der jeweiligen Einrichtung vorgenommen. In Abb. 3 ist z. B. die Frühgeburtenrate, der Anteil der Kinder unter 1500 g und die perinatale Mortalität ausgewiesen (Abb. 3).

Tabelle 3. Indikationen für die Überweisung der Schwangeren zum gegebenen Zeitpunkt in eine Schwangerenbetreuungsstelle mit speziellen Aufgaben

Anamnestische Hinweise
- Reproduktive Insuffizienz (Zustand nach mehr als 2 Aborten oder nach intensiver Sterilitätsbehandlung)
- Zustand nach Totgeburt
- Zustand nach Frühgeburt
- Zustand nach Geburt eines hypotrophen, fehlgebildeten oder geschädigten Kindes
- Fehlbildung des Uterus
- Zustand nach Operationen am Uterus

Erkrankungen
- Herz-Kreislauf-Erkrankungen
- Erkrankungen der Nieren, Leber, Lungen, Schilddrüse
- Diabetes mellitus
- Infektionen
- Anämie (unter 6,2 mmol/l)
- extreme Adipositas
- Epilepsie

Störungen im Verlauf der Schwangerschaft
- Blutungen
- Zeichen der drohenden Frühgeburt
- Hypertonie über 150/95 mmHg
- Proteinurie über 1 g/24 h
- exzessiver Gewichtsanstieg über 500 g/Woche im letzten Trimenon
- mangelnde Gewichtszunahme der Mutter in der zweiten Schwangerschaftshälfte
- Diskrepanz zwischen Gestationsalter und Größe des Feten
- Poly- bzw. Oligohydramnion
- Überschreitung des Entbindungstermines
- Alkohol-, Nikotinabusus
- Nachweis irregulärer Antikörper
- Erstgebärende ab 35 Jahre
- Mehrgebärende ab 40 Jahre
- fetale Fehlbildungen
- Lageanomalien
- Thrombosen
- US-nachgewiesene Makrosomie

Die Schwangerenbetreuung ist in Grund- und spezialisierte Betreuungsstufe abgestimmt, wobei die letztere wiederum nur an dafür ausgewiesenen Einrichtungen erfolgt, die die erforderlichen personellen und apparativen Ausstattungen besitzen (Abb. 4). Diese Festlegungen erfolgten in Absprache mit den Gynäkologen des Gebietes im Sinne einer zweckmäßigen Arbeitsteilung.

Entsprechend den neuen Richtlinien für die Schwangerenbetreuung in der DDR (1988) werden Schwangere mit folgenden Belastungen bzw. Erkrankungen und Veränderungen den Schwangerenbetreuungsstellen mit besonderer Aufgabenstellung (früher Intensivschwangerenbetreuung) zugeführt (Tab. 3).

Der Vorteil eines solchen Betreuungsprogramms liegt auf der Hand. Als möglicher Nachteil ist jedoch zu nennen, daß die individuelle Betreuung, eine der wesentlichsten Voraussetzung für zweckmäßige Entscheidungsfindungen vernachlässigt werden kann. Wir sehen hierin eine Ursache dafür, daß es trotz der geschilderten Arbeitsteilung bei hoher Konsultationsfrequenz beispielsweise in den letzten Jahren nur unzureichend gelungen ist, die Totgeburtenrate zu senken und die Erfassungsrate der Retardierungen entscheidend zu verbessern.

Das Bezirkskrankenhaus Rostock wurde 1965 fertiggestellt, die Frauenklinik besitzt 102 Betten mit 6000–6500 Patientinnen pro Jahr.

Die Geburtenzahl beträgt jährlich 2800–3000, mit einer durchschnittlichen Verweildauer von 4–5 Tagen einschließlich der Schwangerschafts- und Geburtspathologie. Das zu betreuende Patientenkollektiv entspricht dem DDR-Durchschnitt, mit Ausnahme des Diabetes und der Therapie des Mhn. Schwangere mit Diabetes werden im Zentralinstitut für Diabetes in Greifswald-Karlsburg betreut und dort auch entbunden.

Die Konstellation des Geburtenmaterials der Jahre 1980–1986 ist in der Tabelle 4 zusammengestellt.

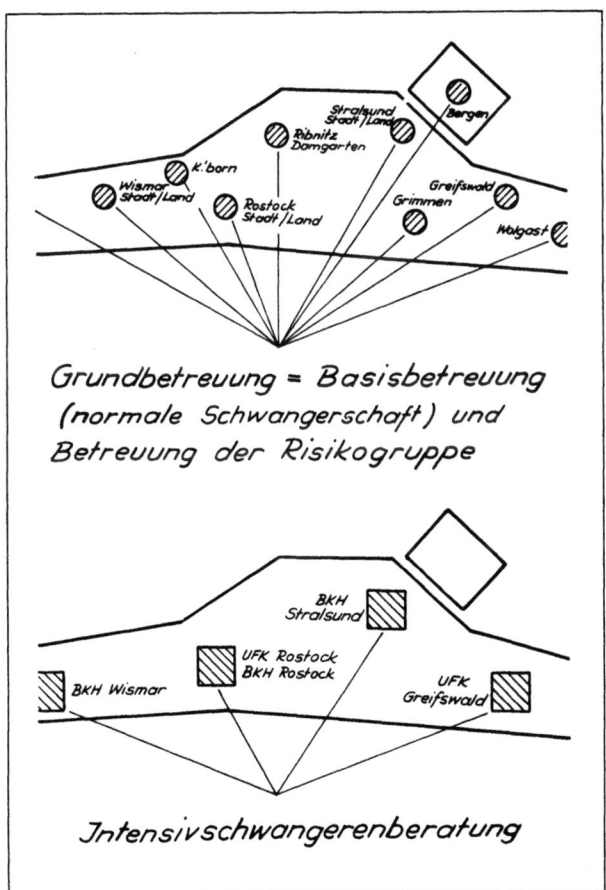

Abb. 4. Schwangerenbetreuung

Tabelle 4. Konstellation des jährlichen Geburtenmaterials 1980–1986

Geburten	2860 ± 150	(ges. 20 022)
Frühgeburten (≤ 36 voll. Wo.)	6,0 % ± 0,8 %	
Hypotrophie (< 5. Perz./KYANK)	3,4 % ± 0,3 %	entspricht
BEL	4,1 % ± 0,3 %	durchschnittl.
Mehrlinge	0,87 % ± 0,1 %	DDR-Werten

Der Aufbau und die Organisation der Intensivgeburtshilfe sind in Tabelle 5 und Abb. 5 dargestellt.

Tabelle 5. Entwicklung der Intensivgeburtshilfe (Geburtsüberwachung)

Zeitabschnitt	Überwachung	Rate
1966–1969	konventionell	
1970–1975	sporadisch bis max.	58 % (1975)
1976–1979	Aufnahme-CTG	63,3 %
	intrapartale CTG	90,9 %
	Fetalblutanalyse	3,5 %
	Azidiätsstatus	93,2 %
1980–1986	Aufnahme-CTG	88,8 %
	intrapartale CTG	93,9 %
	Fetalblutanalyse	4,0 %
	Azidiätsstatus	96,4 %

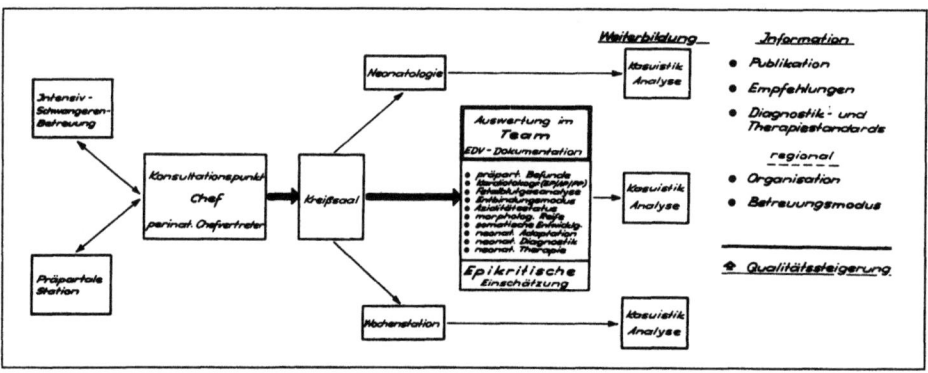

Abb. 5. Organisation der Intensivgeburtshilfe. *Zielstellung:* Einheitliche Betreuungskonzeption; Effektivitätssteigerung; Weiterbildung

Die Entwicklung der perinatalen Mortalität, der Operationsfrequenz, die erreichten Ergebnisse (Effektivitätskriterien) sowie die Neonatalazidosen zeigen die Abbildungen 6, 7, 8 sowie die Tabellen 6 und 7.

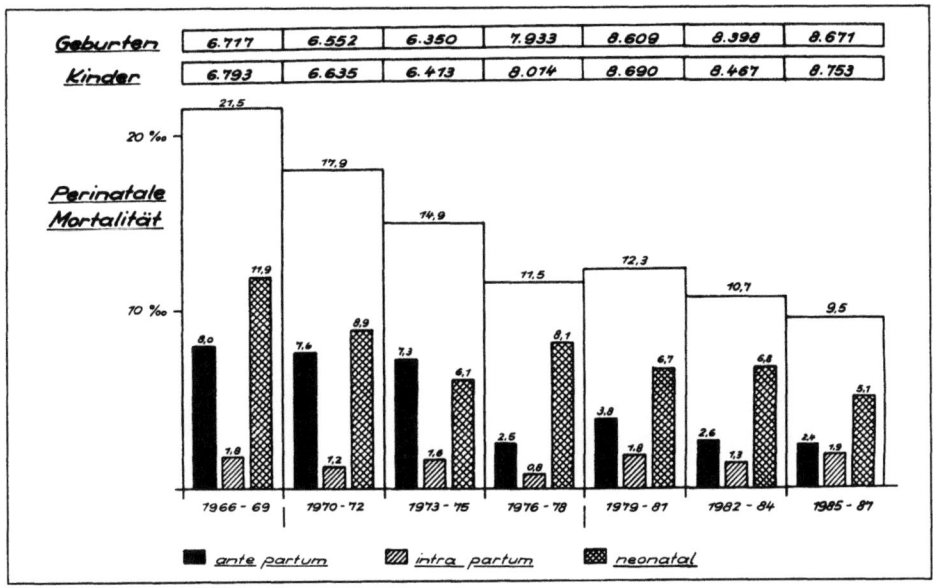

Abb. 6. Perinatale Mortalität

Tabelle 6. Operationsfrequenz

Zeitabschnitt	Geburten	Sectio	Forceps (Einlinge)	VE
1966–1979	30 433	1113 (3,7%)	2401 (7,9%)	456 (1,5%)
1980–1986	20 022	792 (4,0%)	2760 (13,8%)	192 (1,0%)
Gesamt	50 455	1905 (3,8%)	5161 (10,2%)	648 (1,3%)

Tabelle 7. Effektivitätskriterien

	erreicht 1980–1986
Azidose-Rate	
– $pH_{NA} < 7,20$ (gesamt)	2,9% ± 0,8%
– $pH_{NA} < 7,10$	0,4% ± 0,3%
Frühsterblichkeit	6,0‰ ± 2,4‰
	(1986: 2,4‰)
	(1987: 5,0‰)
Sectio-Rate (gesamt)	3,9% ± 1,1%
Vaginale Extraktionen	
– Forceps	14,0% ± 0,9%
– VE	1,0% ± 0,4%

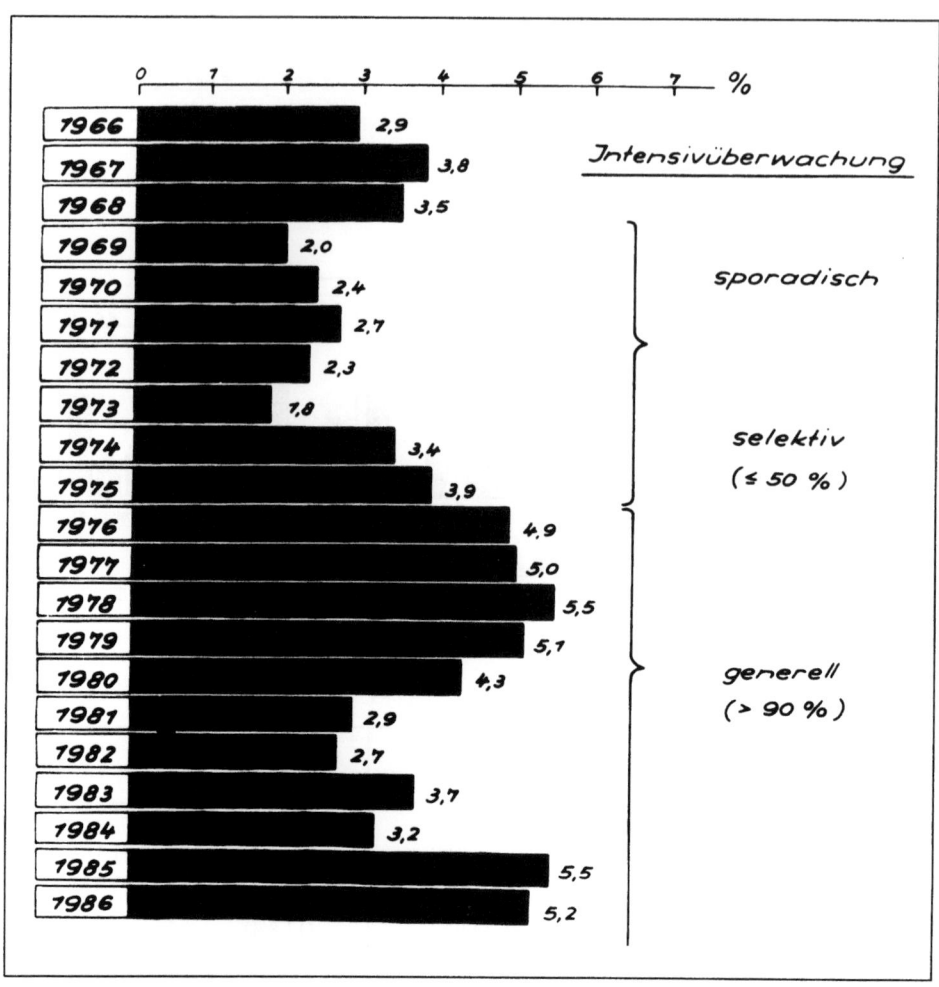

Abb. 7. Sectio-Frequenz

Tabelle 8. Eklampsie-Analyse 1966–1987

Zeitabschnitt	Geburten	Eklampsie		
		N	%	1/× Geburten
1966–1975	19617	10	0,051	1/1960
1976–1979	10816	4	0,037	1/2700
1980–1983	11212	6	0,054	1/1870
1984–1987	11583	3	0,026	1/3860
1966–1987	53228	23	0,043	1/2310

Mütterliche Mortalität: $1/23 \triangleq 4,3\%$ (435/10000)

Im Bezirk Rostock hatten wir 1986 bei rund 14 000 Geburten 8 Eklampsien (0,06%, d. h. 1 Eklampsie auf 1800 Geburten) und 83 schwere Gestosen (0,60%, ebenfalls bezogen auf die Geburten). In unserer Klinik betrug der Anteil exakt definierter schwerer Gestosen 1,29% der Geburten. Das erscheint ein sehr niedriger Anteil. Wir führen dies darauf zurück, daß es erstens eine Frage der Definition und damit der Zuordnung ist und zweitens in unserem Einzugsbereich in Zusammenarbeit mit der Klinik durch erfahrene Geburtshelfer eine gute ambulante Betreuung vorgenommen wird.

Die Analyse unserer Klinik weist 23 Eklampsien bei 53 228 Geburten (0,43%, d. h. 1 Eklampsie auf 2310 Geburten) aus (Tabelle 8).
In Bezug auf die Früherkennung und Behandlung der Gestose praktizieren wir eine gut aufeinander abgestimmte, kurzzeitige ambulant/stationäre und wiederum ambulante Betreuung, d. h. wir streben nur eine kurze stationäre präpartale Betreuung an.

In verschiedenen Studien sind wir der Frage nachgegangen, welche der vorgeschlagenen diagnostischen Verfahren und Methoden für die Voraussage einer Spätgestose praxisrelevant sind.

Untersucht wurde der klinische Aussagewert und damit die Relevanz von HPL-Bestimmungen sowie Gesamtöstrogene und Oxytocinase (4), Berechnung des MAP II-Wertes, Roll-over-Test, Gestoseselektionstest und die Harnsäurebestimmung im Serum im I. Trimenon (5), des weiteren der Angiotensin-Belastungstest (9). Die Ergebnisse zeigten, daß auch durch Kombination dieser Methoden die spätere Entwicklung einer hypertensiven Erkrankung nur mit ungenügender Treffsicherheit erkannt werden kann. Sie sind daher nicht praxisrelevant.

Die vielgestaltigen Therapieempfehlungen, die in den letzten Jahren vorgetragen und praktiziert wurden, haben wir nicht übernommen. Das trifft für die verschiedenen Infusionsprogramme zu, aber auch für die Osmo-Onko-Therapie sowie TENS und Sauerstoff. Der Nachweis der Effektivität dieser Therapievorschläge steht immer noch aus. Wir glauben, daß mittels Ultraschall und Kardiotokographie die fetale

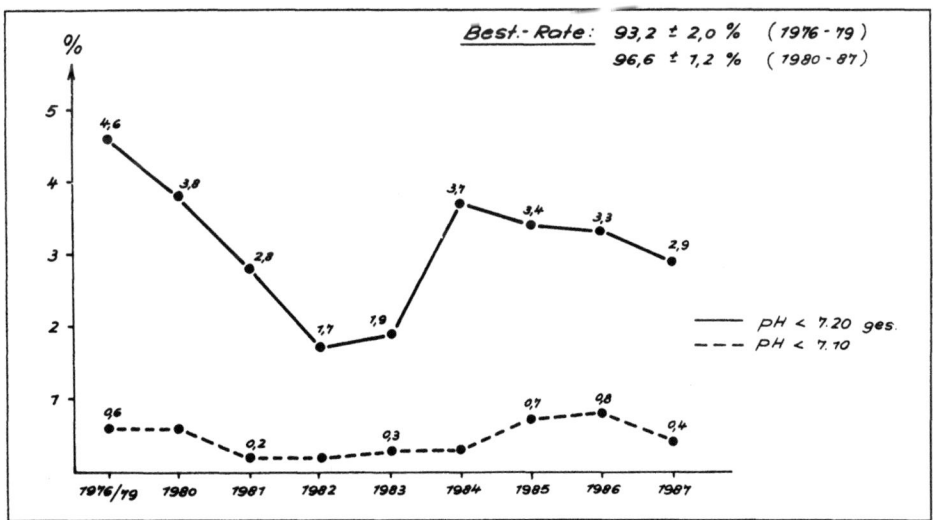

Abb. 8. Neonatalazidosen

Kondition ausreichend erfaßt werden kann; die mütterliche Belastung ist mit den bekannten medikamentösen Therapieschemata gut zu steuern. Einzige Zielstellung ist derzeit somit die Festlegung des optimalen Entbindungstermines für Mutter und Kind (Terminierung), und dies sollte selbstverständlich immer nur in Übereinstimmung mit der Leistungsfähigkeit der sich anschließenden neonatologischen Betreuungsqualität erfolgen.

Der Sonderfall „Vorzeitiger Blasensprung und Gestose" wird in unserer Klinik so gehandhabt, daß wir nach 3tägiger Lungenreifeinduktion unter Antibiotikaschutz ab etwa der 30. Schwangerschaftswoche, in Einzelfällen ab der 28. Schwangerschaftswoche entbinden (Tabelle 9).

Wir glauben nicht an den Vorteil der Protrahierung durch eine Tokolyse und fürchten die Infektion, die zu Lasten des Kindes geht. Wie aus der Abb. 9 entnommen werden kann, sind wir grundsätzlich zurückhaltend mit einer Tokolyse, im übrigen auch mit der Cerclage.

Die gleichzeitige Verabreichung von Glukokortikoiden und Tokolytika bei Gestosen halten wir für vertretbar.

Tabelle 9. Therapiestandard des vorzeitigen Blasensprunges

1. pflegerische Maßnahmen
Rasur und Desinfektion, antisept. Bedingung bei
vag. Untersuchung, Milchsäurespülung, Bettenwechsel

2. Überwachungsmaßnahmen für Mutter u. Fet
CTG, US,
Diff.-BB., FW-Farbe u. Geruch
Temp., Puls

3. Ab 28.1 SSW – „bedingt aggressiv"
3 Tage je 12 mg Dexamethason^R,
i. v. Tokolyse,
Ampicillin 6 g/d + Vagimid 1 g/d,
am 4. Tag entbinden

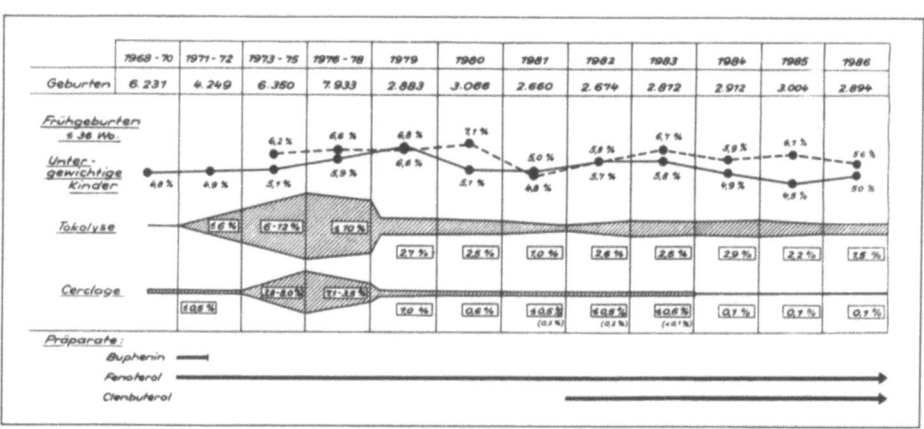

Abb. 9. Der Einfluß von Tokolyse und Cerclage auf die Frühgeburten- und Untergewichtigen-Rate, Frauenklinik BKH Rostock

Unser Management bezüglich der Geburtsleitung bei der hypertensiven Erkrankung unterscheidet sich nicht vom übrigen Risikokollektiv, wobei unserer Ansicht nach der Ausdruck „Risiko" zukünftig vermieden werden sollte, da er eine Verunsicherung der Schwangeren und Kreißenden mit sich bringen kann und eigentlich nur deswegen gewählt wurde, um bestimmte Organisationsmodelle und Ausrüstungsfragen im Bereich der Perinatalmedizin durchzusetzen.

Wir streben grundsätzlich die vaginale Entbindung an, selbstverständlich in Abhängigkeit vom Schweregrad der Gestose und – das soll besonders hervorgehoben werden – vom Gestationsalter. Der Trend in unserer Klinik geht dahin, bei hochgradiger Unreife mit Zusatzbelastung wie eine Gestose die Geburt durch Sectio zu beenden. Für alle übrigen Formen gilt folgendes Vorgehen:

Aufnahme-CTG

In einer retrospektiven Studie wurden 8264 Einlingsgeburten analysiert. Der Vorteil ist die schnelle Orientierung (übrigens eine Aufgabenstellung vorwiegend der Hebammen), ein Verzicht auf eine weitere intrapartale CTG-Überwachung ist damit aber nicht gerechtfertigt (3,9% pathologische Befunde bei normalem Aufnahme-CTG).

Intrapartales CTG

Wir führen die generelle CTG-Überwachung mittels invasiver Technik durch.

Wir sprengen grundsätzlich die Blase, legen die Kopfschwartenelektrode und nehmen die intrauterine Druckmessung vor. Es liegen in unserer Klinik Erfahrungswerte über 32768 Geburten vor. Die Infektionsrate bei den Kreißenden lag bei 0,99%, die im Wochenbett bei 1,7% und die der Neugeborenen bei 1,1%. Wie aus Abb. 7 und Tabelle 6 ersichtlich, lag die Sectiofrequenz bei diesem Management zwischen 3–5%.

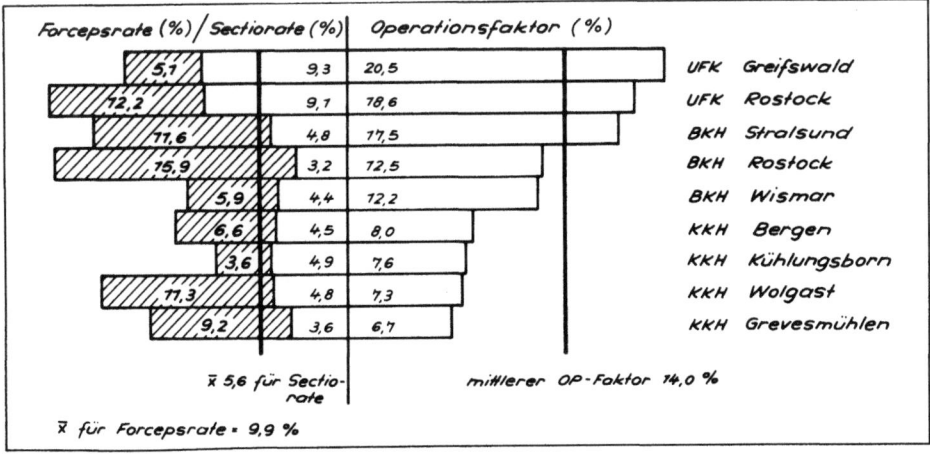

Abb. 10. Bezirksanalyse der Sectiorate und Forcepsrate

Tabelle 10. Intrapartales CTG

	CS (%)		monitoring (%)		<2500 g (%)	<37 w (%)		perin. mort. (‰)	
	R	L	R	L	L	R	L	R	L
1970	2,4	3,2	≤50	≤50	9,1		9,9	17,9	30,5
1975	3,9	3,3			11,3		11,6	14,9	19,4
1978	5,5	4,8			12,6		15,1	11,5	23,0
1981	2,9	5,0	>90	>90	13,5	~6	16,6	12,3	18,6
1985	5,5	6,2			16,3	~6	17,1	9,5	13,9
1987	5,4	6,7			16,0	~6	18,9	9,5	19,3

R = BKH Rostock, L = UFK Leipzig

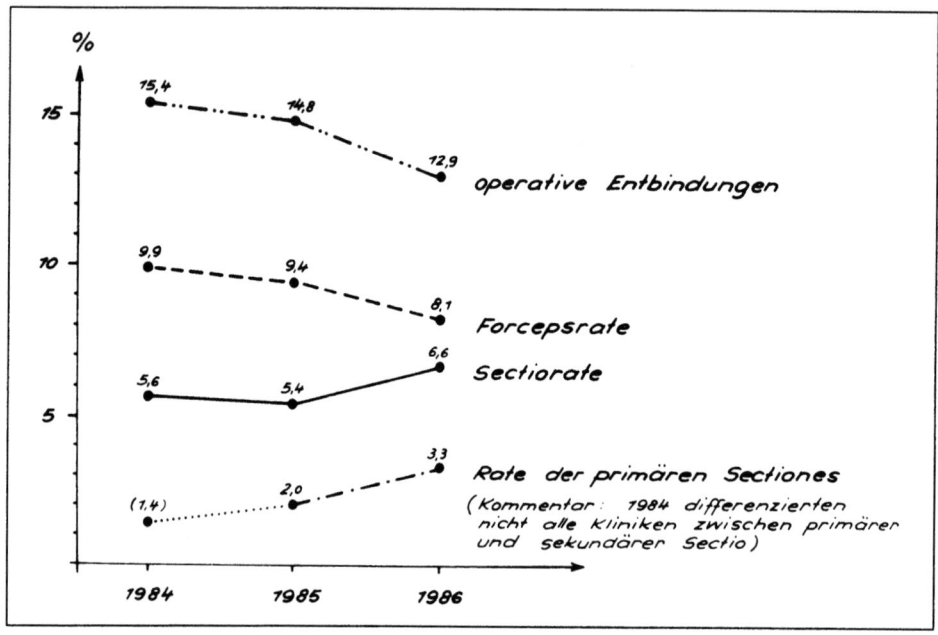

Abb. 11. Darstellung der operativen Entbindungen im Bezirk Rostock von 1984–1986

Tabelle 11. Kennziffern

Peripartale Mortalität	< 1/10 000 Geburten
Perinatale Mortalität	< 8/ 1 000 Geburten
– Totgeborene	< 4/ 1 000 Geburten
– Schnittentbindungen	<10/ 100 Geburten
Azidosen	
– pH-Nabelarterie <7,20–7,10	< 3/ 100 Lebendgeborene
– pH-Nabelarterie <7,10	<0,5/ 100 Lebendgeborene
Infektionen	
– Fieber sub partu	< 1/ 100 Geburten
– Fieber im Wochenbett	< 3/ 100 Wöchnerinnen

Selbst wenn wir die erweiterte Indikationsstellung bei hochgradiger Unreife einbeziehen, einem Vorgehen, dem wir uns nur zögernd anschließen, erwarten wir nicht, über 6% hinauszukommen. Wahrscheinlich liegt die optimale Sectiofrequenz bei der jetzt zu entbindenden Population bei 6–8%. Daß es sich nicht um eine klinikspezifische Einstellung handelt, ist an Hand der Bezirksanalyse (Abb. 10, Abb. 11) sowie den Kennziffern der beiden Universitäts-Frauenkliniken Rostock und Leipzig, Abb. 12 und Tabelle 10 zu belegen (2, 6, 8). Wir folgen damit nicht dem internationalen Trend.

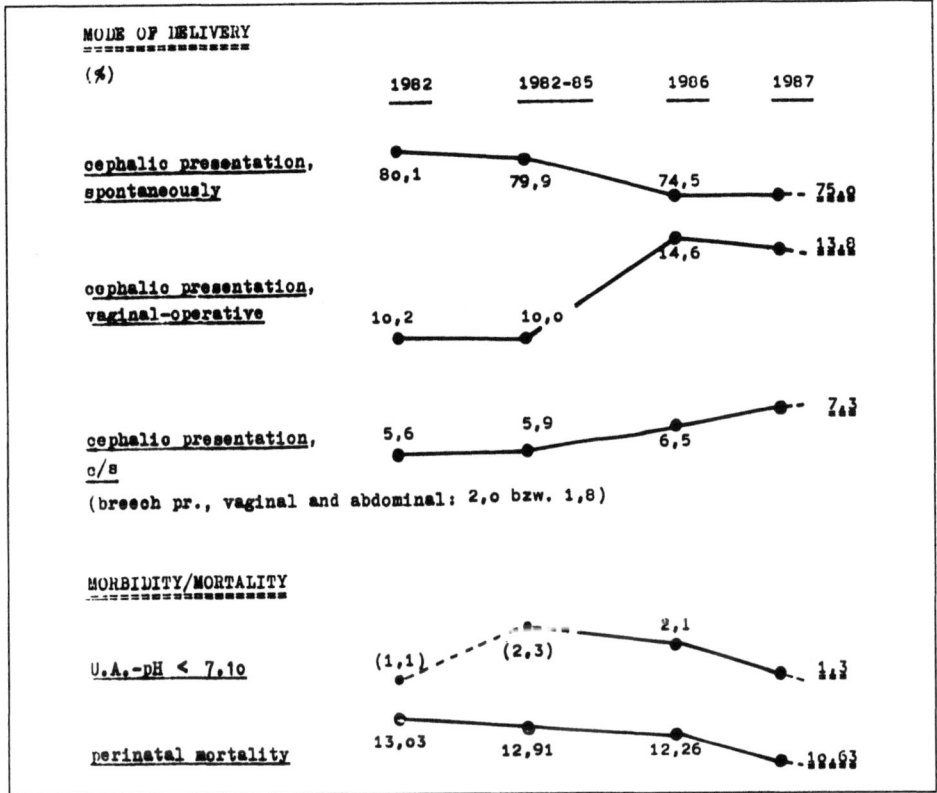

Abb. 12

Um zu einer weiteren Aussage über den aktuellen Stellenwert der Diagnostik, Therapie und Leitung der Geburt im Normal- und Risikokollektiv zu kommen, haben wir in unserer Klinik mit einer Morbiditätsstudie begonnen (Abb. 13) (3).

Erfaßt wurden 8500 Geborene, die über ein Rückmeldesystem im Krankheitsfall oder bei sonstigen Auffälligkeiten wie Entwicklungsstörungen registriert wurden. Des weiteren werden seit Jahren alle Gestosepatientinnen in einem Dispensairesystem zusammen mit Internisten, Nephrologen, Radiologen, nachuntersucht.
Abschließend einige Kennziffern, die aus unserer Sicht in den nächsten Jahren erreichbar sein sollten (Tabelle 11):

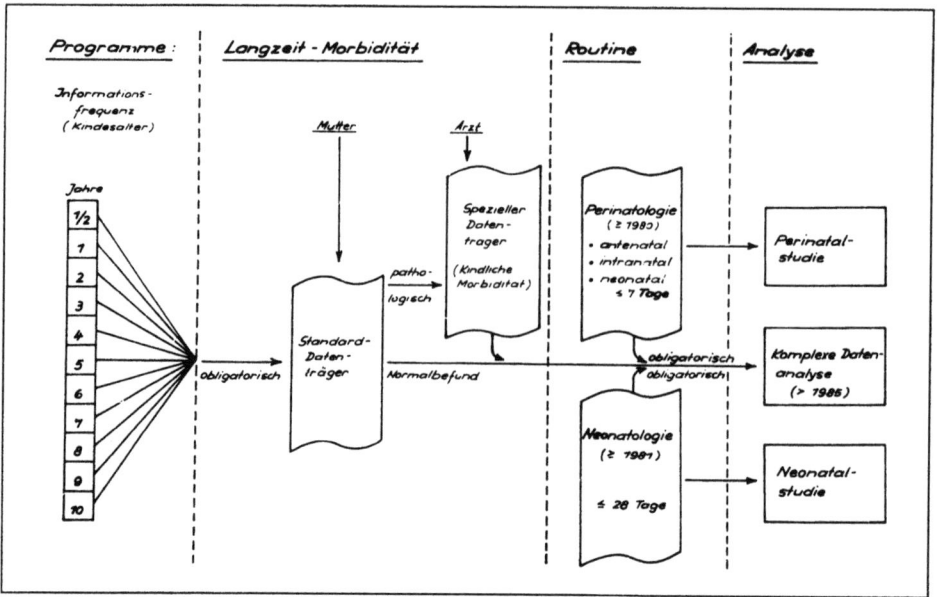

Abb. 13. Morbiditätsstudie

Das Hauptproblem ist, abgesehen von einigen gut erfaßbaren Krankheitsbildern, die durchaus einzugrenzen sind, die Frühgeburtlichkeit mit deren vielschichtigen Belastungen. Hierbei ist aber offensichtlich ein Grenzbereich erreicht, auf dessen Auswirkungen wir als Geburtshelfer zur Zeit nur bedingt Einfluß nehmen können.

Literatur

1. Fritsche U (1988) On the development of perinatal mortality in the GDR. Woche der Medizin Finnland – DDR, Rostock (im Druck)
2. Heinrich J (1988) Prenatal care in GDR. Woche der Medizin Finnland – GDR, Rostock (im Druck)
3. Koepcke E (1985) Computer-Programm „Langzeit-Morbidität" in der Perinatologie. 1. Mitteilung. Zent. bl. Gynäkol 107: 952–962
4. Kyank R (1984) Stellenwert der Bestimmung von Plazentalaktogen (HPL) in der Spätschwangerschaft im Vergleich zur Gesamtoestrogenausscheidung und zur Serumoxytocinase. Promotion A, Wilhelm-Pieck-Universität Rostock
5. Mader S (1988) Drei Testverfahren zur Früherkennung der Spätgestose. Roll-over-Test, Angiotensin-Belastungstest, Harnsäurebestimmung i.S. Promotion A. Akademie für Ärztliche Fortbildung der DDR, Berlin
6. Retzke F, Plesse R, Wilken H (1988) Perinatological data of obstetric unit of University Women's Hospital of Rostock. Woche der Medizin Finnland – DDR, Rostock (im Druck)
7. Rothe J Peripartale und perinatale Mortalität, Säuglingssterblichkeit. In: Praxis der Perinatalmedizin, Barth Verlag Leipzig (im Druck)
8. Ruckhäberle KE, Seidenschnur G (1988) Sectio indications under the conditions of Intensive Obstetrics. Woche der Medizin Finnland – DDR, Rostock (im Druck)
9. Zühlke G, Wahls K (1988) Die Wertigkeit von Bestimmungsmethoden zur Früherkennung der SIH/Gestose. Promotion A. Akademie für Ärztliche Fortbildung der DDR, Berlin

Intensivtherapie und Anästhesie bei Eklampsie

W. Buzello, L. Radbruch

Institut für Anästhesiologie der Universität Köln

Einleitung

Die Eklampsie stellt für den Geburtshelfer ein spezifisches Syndrom dar, das einer spezifischen Prophylaxe bzw. Therapie bedarf. Das Vollbild der Eklampsie ist ein lebensbedrohlicher Zustand, zu dessen Abwendung alle Mittel der heutigen Intensivtherapie eingesetzt werden müssen. Die nachfolgenden Ausführungen sollen untersuchen, inwieweit die Eklampsie auch vom Intensivmediziner als eigenständiges Krankheitsbild angesehen und behandelt werden muß bzw. inwieweit bei der Eklampsie Organschädigungen vorliegen, die dem Intensivmediziner aus anderer Genese geläufig sind. Diese Frage ist nicht zuletzt deshalb von Bedeutung, da wir aufgrund des heutigen Standes der Schwangerschaftsvorsorge die Eklampsie nur sehr selten als intensivmedizinisch zu versorgende Erkrankung sehen, so daß der einzelne Intensivmediziner auf diesem Gebiet kaum je auf eine besondere Erfahrung zurückgreifen können wird.

Organmanifestationen der Eklampsie

Tabelle 1 enthält Zahlen aus einer mexikanischen Studie über die Häufigkeit verschiedener Organmanifestationen der Eklampsie sowie deren Bedeutung als führende Todesursache (5). Unter ihnen spielen intrakranielle Blutungen eine herausragende Rolle, in großem Abstand gefolgt von respiratorischer Insuffizienz, disseminierter

Tabelle 1. Komplikationen bei 86 an Eklampsie verstorbenen Patientinnen (nach 5)

	Häufigkeit in %	
	des Vorkommens	als führende Todesursache
Intrakranielle Blutung	72	72
Respiratorische Insuffizienz	45	12
DIC	26	4
Akutes Nierenversagen	20	1
Leberruptur	2	1
Septischer Schock	1	1
Postpartale Blutung	6	6
andere	3	3

intravasaler Gerinnung sowie Versagen anderer Organe. Alle Komplikationen, außer der postpartalen Blutung, sind dem Intensivmediziner in der Tat aus anderer Genese vertraut, und zwar die intrakranielle Blutung aus dem internistischen und traumatologischen Bereich, die respiratorische Insuffizienz mit alveolärem bzw. interstitiellem Lungenödem beim akuten Linksherzversagen, z. B. beim Myokardinfarkt, bzw. als akutes Lungenversagen nach hämorrhagischem bzw. septischem Schock. Insbesondere kennen wir das Multiorganversagen einschließlich des akuten Nierenversagens und der disseminierten intravasalen Gerinnung als Epiphänomene der verschiedenen Formen des Schocks. Die lebensbedrohlichen Komplikationen der Eklampsie sind demnach für den Intensivtherapeuten nichts anderes als unspezische Organmanifestationen unterschiedlichster Schädigungsmechanismen, unter denen ein möglicher Mechanismus die Eklampsie ist. Der Vergleich mit den verschiedenen Schockformen, vor allem aber mit dem septischen Schock, drängt sich auf (Tabelle 2).

Tabelle 2. Unspezifität der Manifestationen der Eklampsie

Schock		Eklampsie
+	periphere Vasokonstriktion	+
*	hyperdynames Herzsyndrom	+
+	gesteigerte Kapillarpermeabilität	+
+	DIC	+

* septischer Schock

Für die Organmanifestationen der Eklampsie spielen humorale Mechanismen eine Rolle, unter welchen ein Ungleichgewicht in der plazentaren Thromboxan- und Prostacyclinproduktion eine besondere Bedeutung zu haben scheint (12) und mit denen die humoralen Phänomene des Schocks vielleicht sogar verwandt sind. Ihre unmittelbaren Auswirkungen sind eine periphere Vaskonstriktion, ein hyperdynames Herzsyndrom, eine gesteigerte Kapillarpermeabilität sowie eine disseminierte intravasale Gerinnung (DIC).

Vasokontriktion und hyperdynames Herzsyndrom (1) führen zum arteriellen Bluthochdruck. Von ihm gehen im Falle der Dekompensation zwei Gefährdungsmomente aus, nämlich ein kardiales und ein zerebrovaskuläres. Die gesteigerte Kapillarpermeabilität führt zur Bildung von Ödemen und Albuminurie. Für das Zustandekommen der Ödeme hat die gesteigerte Durchlässigkeit der Kapillaren wahrscheinlich eine größere ursächliche Bedeutung als der verminderte kolloidosmotische Druck des Blutplasmas. Das akute Nierenversagen ist sowohl mit der peripheren Vaskonstriktion als auch mit der gesteigerten Kapillarpermeabilität in Zusammenhang zu bringen. Die disseminierte intravasale Gerinnung (DIC) führt zu Blutungen, unter anderem in der Leber, die in Verbindung mit von der Peripherie der Leberläppchen ausgehenden Nekrosen für die Eklampsie besonders typisch sind.

Intensivtherapie der Eklampsie

Für die genannten Organschädigungen gibt es keine wirklich kausale Therapie, und zwar gleichgültig, ob sie durch die Eklampsie oder durch andere Noxen hervorgerufen wurden. Die Intensivtherapie bei lebensbedrohlichen Organdekompensationen ist

deshalb ganz allgemein eine weitgehend symptomatische. Die Intensivtherapie der schweren Eklampsie reduziert sich damit auf folgende symptombezogene Leitlinien:
1. Blutdrucksenkung mit dem Ziel der Verminderung des Sauerstoffverbrauchs des linken Herzventrikels durch Senkung des peripheren Gefäßwiderstandes unter gleichzeitiger Auffüllung des zirkulierenden Volumens.
2. Senkung der gesteigerten Herzfrequenz, ebenfalls mit dem Ziel der Senkung des myokardialen Sauerstoffverbrauchs, und zwar auf medikamentösem Wege, sofern eine Normalisierung nicht bereits durch Korrektur der Hypovolämie erzielt wurde.
3. Bei respiratorischer Insuffizienz (alveoläres oder interstitielles Lungenödem) Einsatz der maschinellen Beatmung.
4. Bei Koma oder Krämpfen Senkung des intrakraniellen Druckes durch maschinelle Hyperventilation, Lagerung und entwässernde Maßnahmen.
5. Prophylaxe bzw. Behandlung des akuten Nierenversagens.
6. Dämpfung der Hyperreflexie.
7. Vorbeugung gegen Sekundärkomplikationen, z. B. Sepsis, Multiorganversagen.

Bei der Behandlung der Hypertonie und Tachykardie kommt einem sorgfältigen Ausgleich zwischen Senkung des arteriellen Blutdruckes durch periphere Vasodilatation und entsprechender Auffüllung des zirkulierenden Volumens entscheidende Bedeutung zu. Zur Blutdrucksenkung gehört Hydralazin (5–10 mg alle 10–20 min) zu den in der Literatur favorisierten Medikamenten, jedoch sind andere Substanzen wie Nitrokörper, Betablocker etc. sicherlich ebenso geeignet. Die abnorme Kapillardurchlässigkeit macht den therapeutischen Spielraum zwischen Hypovolämie mit der Gefahr des akuten Nierenversagens einerseits und Hypervolämie mit Gefahr des Lungen- oder Hirnödems andererseits (1, 2, 8, 10, 11) schmal. Zwar ist eine Überwässerung bei intakter Nierenfunktion durch Einsatz von Diuretika in der Bilanz leicht korrigierbar, der Flüssigkeitsentzug führt jedoch nicht notwendigerweise zu einer hinreichenden Entlastung der ödematösen Organe. Das bereits eingetretene Lungen- oder Hirnödem zwingt deshalb im Gegensatz zur unkomplizierten hypertonen Krise zur Flüssigkeitsrestriktion, unter Umständen mit Inkaufnahme eines akuten Nierenversagens. Die Setzung der Prioritäten ist in dieser Weise gerechtfertigt, da die Dialyse einem vollständigen Ersatz der Nierenfunktion näher kommt als die Respiratorbehandlung einem Ersatz der Lungenfunktion: Die Dialyse übernimmt die gesamten exkretorischen und äquilibrierenden Funktionen der Niere, während der Respirator lediglich die Gasbewegungen besorgt und die Bedingungen für den Gasaustausch durch die kranke Lunge verbessert, den Gasaustausch selbst jedoch nicht zu übernehmen vermag.

Die Auffüllung des zirkulierenden Blutvolumens sollte an erster Stelle mit kristalloiden Lösungen erfolgen, während der Einsatz künstlicher oder natürlicher Kolloide nur gerechtfertigt erscheint, wenn eine abnorme Kapillarpermeabilität ausgeschlossen ist. Bei gesteigerter Kapillardurchlässigkeit muß dagegen auch mit dem Austritt von Kolloiden ins Interstitium gerechnet werden, die ihrerseits auf onkotischem Wege die Ödembildung begünstigen und bedeutend schlechter als kristalloide Lösungen wieder aus dem Interstitium zu mobilisieren sind. Aus denselben Gründen ist die Gabe von Humanalbumin zur Normalisierung des häufig erniedrigten kolloidosmotischen Druckes mit Zurückhaltung zu beurteilen, da unter pathologischen Bedingungen nicht unbedingt dieselbe Korrelation zwischen Serumeiweißkonzentration und kolloidosmotischem Druck besteht wie unter Normalbedingungen.

Zur Senkung der Herzfrequenz wird eine der medikamentösen Vasodilatation entsprechende Volumensubstitution per se bereits beitragen. Eine dennoch fortbestehende Tachykardie rechtfertigt den zusätzlichen Einsatz von Kalziumantagonisten oder Betablockern.

Die respiratorische Insuffizienz ist eine Indikation zur maschinellen Beatmung, die bei Einstellung auf eine leichte Hypokapnie ($PaCO_2$ < 35 Torr) zugleich zur Senkung eines gesteigerten intrakraniellen Druckes beiträgt.

Entscheidend für den Erfolg der genannten Maßnahmen, nicht zuletzt im Hinblick auf die Vermeidung von Sekundärkomplikationen, ist eine exakte hämodynamische Überwachung der Patientin, die, zumindest in schweren Fällen, auch die Überwachung des kleinen Kreislaufs mit Hilfe eines Swan-Ganz-Katheters einschließen muß. Zusätzlich liefert die Echokardiographie Informationen über die Ventrikelkontraktilität (4).

Anästhesie bei Eklampsie

Maßnahmen zur Regional- oder Allgemeinbetäubung können sowohl aus allgemeinen geburtshilflichen Gründen als auch speziell zur Vorbeugung gegen eine Eklampsie bzw. deren Komplikationen indiziert sein. Eine Übersicht findet sich bei Gutsche and Cheek (3). Bei der Auswahl der Methoden müssen sich Geburtshelfer und Anästhesist eines schmalen therapeutischen Spielraums zwischen hypertensiver Krise mit der Gefahr der intrakraniellen Blutung und des akuten Linksherzversagens bei unzureichender Schmerzausschaltung einerseits sowie der Gefahr der arteriellen Hypotension mit plazentarer Mangeldurchblutung infolge zu tiefer regionaler oder allgemeiner Betäubung bewußt sein. Als Verfahren zur regionalen Schmerzausschaltung gilt heute die Periduralanästhesie mit Katheter als die Methode der Wahl für die vaginale Entbindung. Sie ist nach Ausbreitung und Intensität steuerbar, so daß sich auf diese Weise auch die hypotensive Nebenwirkung kontrollieren läßt. Der Übergang in eine operationsgerechte komplette Periduralanästhesie ist jederzeit möglich. Die Spinalanästhesie ist wegen fehlender Steuerbarkeit der Betäubungsintensität, der weniger guten Kontrollierbarkeit der Kreislaufnebenwirkungen sowie wegen der Unmöglichkeit der Wirkungsverlängerung durch Nachinjektion in der Geburtshilfe weniger verbreitet. Sie hat ihren Platz als Anästhesiemethode zur vaginalen Entbindung. Ihre Anwendung zur Sectio caesarea mit einer erforderlichen Anästhesiegrenze bei Th 4 (gegenüber Th 10 zur vaginalen Entbindung) birgt insbesondere die Gefahr eines drastischen Blutdruckabfalls (3). Bei Beachtung der üblichen Dosisgrenzen der Lokalanästhetika sowie durch sorgfältiges Vermeiden intravasaler Injektionen ist eine konvulsive Nebenwirkung der Lokalanästhetika auch bei der Präeklampsie nicht zu befürchten. Gerade bei der Eklampsie ist jedoch auf Störungen der Blutgerinnung als Kontraindikation gegen die Anwendung rückenmarksnaher Leitungsanästhesien zu achten. Der Periduralanästhesie wurde sogar eine antikonvulsive und Antilungenödemwirkung zugeschrieben (6, 7). Auch wir machten kürzlich eine entsprechende eigene Beobachtung. Andererseits berichten dieselben Autoren über das Auftreten von Lungenödem und Krämpfen noch innerhalb der ersten 24 h nach der Entbindung und nach Abklingen der Periduralanästhesie. Eine retrospektive vergleichende Studie zwischen Periduralanästhesie und Narkose mit im Grundsatz ähnlichem Ergebnis wurde kürzlich veröffentlicht (9).

Für den Einsatz bei Sectio caesarea unter Notfallbedingungen haben alle regionalen Betäubungsverfahren gegenüber der Allgemeinanästhesie den Nachteil der protrahierten Einwirkzeit der Lokalanästhetika. Der Allgemeinanästhesie gebührt deshalb in eiligen Notfällen der Vorzug. Der eilige Notfall bleibt damit in aller Regel die Domäne der Intubationsnarkose, die den zusätzlichen Vorteil des Aspirationsschutzes durch den abgedichteten Endotrachealtubus bietet. Andererseits beinhaltet jedoch gerade der Intubationsvorgang bei einer im Hinblick auf die Erhaltung der Plazentadurchblutung eher flach eingeleiteten Narkose die Gefahr des exzessiven Blutdruckanstiegs mit den oben genannten Komplikationen. Für die Verwendung von Narkosemedikamenten gelten die allgemeinen Regeln der Narkoseführung bei Sectio caesarea. Besondere Aufmerksamkeit verdient lediglich die Dosierung nicht depolarisierender Muskelrelaxantien, sofern die Patientin mit Magnesium behandelt wurde, da letzteres die neuromuskulär blockierende Wirkung der Muskelrelaxantien verstärkt bzw. verlängert.

Literatur

1. Benedetti T, Kates R, Williams V (1985) Hemodynamic observations in severe preeclampsia complicated by pulmonary edema. Am J Obstet Gynecol 152: 330–340
2. Clark S, Greenspoon J, Alsdahl D, Phelan JP (1986) Severe preeclampsia with persistent oliguria: Management of hemodynamic subsets. Am J Obstet Gynecol 154: 490–494
3. Gutsche BB and Cheek TG (1987) Anesthetic Considerations in Preeclampsia-Eclampsia. In: Shnider SM, Levinson G (eds) Anesthesia for Obstetrics. Williams & Wilkins, Baltimore, pp 225–241
4. Kuzniar J, Piela A, Skret A (1983) Left ventricular function in preeclamptic patients: An echocardiographic study. Am J Obstet Gynecol 146: 400–405
5. Lopez-Llera M (1982) Complicated eclampsia, fifteen years' experience in a referral medical center. Am J Obstet Gynecol 142: 28–35
6. Merrell DA, Koch MAT (1980) Epidural anaesthesia as an anticonvulsant in the management of hypertensive and eclamptic patients in labour. S Africa Med J 58: 875–877
7. Moir DD, Victor-Rodrigues L, Willocks J (1972) Extradural analgesis during labour in patients with preeclampsia. J Obstet Gynaecol Br Commonw 79: 465–469
8. Phelan J, Yurth D (1982) Severe preeclampsia. I. Peripartum hemodynamic observations. Am J Obstet Gynecol 144: 17–22
9. Ramanathan J, Khalil M, Sibai B, Chauhan D (1988) Anesthetic Management of the Syndrome of Hemolysis, Elevated Liver Enzymes, and Low Platelet Count (HELLP) in Severe Preeclampsia Reg Anesth 13: 20–24
10. Sibai B, Mabie B, Harvey C et al. (1987) Pulmonary edema in severe preeclampsia-eclampsia: Analysis of thirty-seven consecutive cases. Am J Obstet Gynecol 156: 1174–1179
11. Strauss R, Keefer R, Burke T et al. (1981) Hemodynamic Monitoring of Cardiogenic Pulmonary Edema complicating Toxemia of Pregnancy. Obstet Gynecol 58: 170–174
12. Walsh SW (1985) Preeclampsia: An imbalance in placental prostacyclin and thromboxane production. Am J Obstet Gynecol 152: 335–340

Gestose, Präeklampsie, Eklampsie – Prognose des Neugeborenen

E. Schmidt

Abteilung für Allgemeine Pädiatrie, Neonatologie, Gastroenterologie, Universitäts-Kinderklinik Düsseldorf

Einleitung

Das Thema „Prognose des Neugeborenen bei EPH-Gestose der Mutter" ist nicht ohne Probleme, denn es ist schwierig, die Prognose eines Zustandes zu analysieren, der schon bei der Mutter, geschweige denn beim Kind nicht eben homogen ist und der doch auch sehr unterschiedliche Ausprägungsgrade aufweisen kann. Wenn man im Hinblick auf das Kind davon ausgeht, daß die utero-plazentare Durchblutungsstörung das pathogenetische Leitmotiv ist, so mag dieses von einer intrauterinen Wachstumsretardierung bis unter die 3. Perzentile bis zur annähernden Normalgewichtigkeit reichen und dennoch in jedem Fall mit Auswirkungen auf Organfunktionen, so z. B. auf die Hirnfunktion, einhergehen.

Untersuchungen zur Prognose der intrauterinen Wachstumsretardierung liegen in der Literatur durchaus vor. Sie betreffen aber meist Kollektive, in denen die Ursachen für die Wachstumsretardierung gemischt sind und die EPH-Gestose nur eine unter vielen Diagnosen ist. Langfristige Prognosen an Kollektiven, die ausschließlich aus Kindern von Müttern mit EPH-Gestose bestehen, sind mir nicht bekannt – mit Ausnahme der Daten aus der Nachfolgestudie zur Münchener Perinatalstudie (4), der als ARVO YLLPÖ-Studie bekannten, langfristigen vergleichenden Nachuntersuchung bayerischer und finnischer Neugeborener zur Mortalität und Morbidität.

Ergebnisse bis zum 4. Lebensjahr

Es handelt sich um ein Kollektiv von 7468 Neugeborenen, von denen 794, also 10,4%, von Müttern mit EPH-Gestose stammten. Die Diagnose EPH-Gestose wurde dabei nicht weiter unterteilt, weshalb vergleichende Erwägungen über die hier beobachtete Häufigkeit nicht sinnvoll sind. Wohl ist das Kollektiv aber nach dem Gestationsalter in 4 Kategorien (<29, $29-31$, $32-36$, >36 Wochen) aufgegliedert worden (Tabelle 1).

Die Mortalität bis zum Alter von 20 Monaten in jedem einzelnen Kollektiv zeigt

---

Ich verdanke die Freigabe dieser speziellen, in Teilen noch nicht voll ausgewerteten und noch nicht publizierten Daten Herrn Riegel und möchte an dieser Stelle ihm und den Koautoren Selbmann, Frau Ohrt und Österlund danken.

Tabelle 1. Das Kollektiv in 4 Gestationsaltersabschnitten, unterteilt in Kinder von Müttern mit Gestosen und ohne Gestosen: Mortalität bis zum Alter von 20 Monaten (ARVO YLLPÖ)

	<29		29–31		32–36		>36	
1. Gestationsalter in Wochen	202		356		2185		4725	
2. Alle NG: N=7468								
3. EPH-Gestose	Ja	Nein	Ja	Nein	Ja	Nein	Ja	Nein
N=794 (=10,6%)	11	191	34	322	256	1929	493	4230
4. davon verstorben	6	108	3	47	7	52	6	126
in %	54	56	9	14	2,7	2,6	1,2	29

Tabelle 2. Verteilung- der Geburtsgewichte nach Perzentilen (Kollektiv wie in Abb. 1)

	<29		29–31		32–36		>36	
1. Gestationsalter in Wochen								
2. EPH-Gestose	Ja	Nein	Ja	Nein	Ja	Nein	Ja	Nein
N=794	11	191	34	322	256	1929	493	4230
=10,6%								
3. Percentile <3	3	23	19	92	125	504	187	1202
in %	27	12	55	28	49	26	38	28
4. 10–90	8	163	13	223	122	1388	230	2689
in %	72	85	38	70	47	72	47	64

keine wesentlichen Unterschiede zwischen Gestose- und Nicht-Gestose-Kindern in den 4 Rubriken des Gestationsalters, sie ist bei Gestose-Kindern eher etwas niedriger.

Tabelle 2 zeigt die Geburtsgewichte der überlebenden Kinder. Die Neugeborenen mit Geburtsgewicht unter der 3. Gewichtsperzentile für die Schwangerschaftsdauer überwiegen deutlich. Die Unterschiede zur Nicht-Gestose-Gruppe sind jeweils signifikant. Die Wachstumsdaten der Nachuntersuchung nach 20 Monaten konnten bisher noch nicht ausgewertet werden, für die Wachstumsprognose wird also auf Daten aus der Literatur zurückzugreifen sein.

Tabelle 3 wendet sich den Ergebnissen bei den nach 20 Monaten nachuntersuchten Kindern zu. Der Schwund in den einzelnen Gruppen ist unterschiedlich und schwankt zwischen 4 und 22%, wobei er desto kleiner zu sein scheint, je unreifer die Kinder waren.

Der Nachuntersuchung wurden zwei Kategorien von „auffälligen Befunden" zugrunde gelegt. Die erste umfaßt die „definitiven Störungen", unter denen Fehlbildungen (FB), Fehlbildungen mit mentaler Retardierung (FB + MR), Zerebralparesen (CP) und Zerebralparesen mit mentaler Retardierung (CP + MR) aufgelistet wurden. Diese Störungen, vor allem Fehlbildungen mit mentaler Retardierung, z. B. Trisomie 21, gehören nicht zum Folgebild der mütterlichen EPH-Gestose, aber auch Zerebralparesen mit und ohne Retardierung traten bei den Gestosekindern im allgemeinen seltener auf (siehe Abb. 3).

Anders verhält es sich, zieht man auch solche Beobachtungen hinzu, bei denen Kinder schlechthin als „auffällig" gelten können, diese Auffälligkeiten aber nicht sicher einzuordnen sind. Hierzu gehören leichte Entwicklungsverzögerungen, leichtere neurologische Störungen und Verhaltensauffälligkeiten, deren Stellenwert noch unsicher ist.

Wir Pädiater sind diesen Befunden gegenüber wachsamer geworden – skeptischer einerseits, weil wir wissen, daß sie wieder verschwinden können, wachsamer aber

Tabelle 3. Kinder, die mit 20 Monaten nachuntersucht werden konnten und der Anteil von „definitiv Gestörten" und „Auffälligen" (aus dem Kollektiv der Abb. 1 und 2)

1. Gestationsalter in Wochen	< 29		29–31		32–36		> 36	
EPH-Gestose	Ja	Nein	Ja	Nein	Ja	Nein	Ja	Nein
2. Nachuntersucht	4	71	30	248	225	1586	395	3211
davon								
3. definitiv gestört (FB, FB+MR, CP, CP+MR)	–	27	5	53	5	83	23	191
in %	0	38	17	21	2,2	5,2	5,8	5,9
„auffällig" N =	2	19	12	59	43	219	60	392
in %	50	27	40	24	19	14	15	12

FB = Fehlbildung, MR = mentale Retardierung, CP = Cerebralparese

auch, weil ihre Tragweite nicht sofort eingeschätzt werden kann. Jeder Student lernt heute, daß wenn die Schwester sagt „das Kind gefällt mir nicht" höchste Wachsamkeit am Platze ist. Nimmt man diese unklaren Befunde dazu, ändert sich das Bild deutlich in Richtung auf ein vermehrtes Auftreten solcher „Unsicherheiten" bei den Gestose-Kindern (wenn auch der Fehler der kleinen Zahl nicht auszuschließen ist).

Prognose der intrauterinen Wachstumsretardierung

Dieser Befund nun läßt uns fragen, was mit diesen Kindern zum Zeitpunkt des ersten Schuljahres sein wird. Werden wir es vermehrt mit MCD (minimal cerebral damage) zu tun haben, oder wird sich die Störung im IQ niederschlagen? Bislang ist diese spezielle Untersuchung des Münchener Kollektives nur bis zum 4. Lebensjahr vorgesehen. Gibt es vielleicht anderweitig bereits Ergebnisse, die wegweisend sein könnten?

Es gibt sie, wenn sie sich auch nicht speziell auf Kinder von Müttern mit EPH-Gestose, sondern generell auf Kollektive von Kindern nach intrauteriner Wachstumsretardierung beziehen. Solche Kollektive umfassen eine Vielzahl von Ursachen sowie meist auch Kinder, die aus genetischen Gründen klein sind.

Fitzhardinge aus Toronto hat seit 1972 (2) mehrere Studien zur Prognose der intrauterinen Wachstumsretardierung nach Ausschluß der genetisch Kleinen durchgeführt. Studie I im Jahre 1972 (1) verfolgte 96 ehemalige mangelgeborene Kinder mit einem Geburtsgewicht 2–3 Standardabweichungen unter der 50. Perzentile über zunächst 6 Jahre. Es zeigte sich ein gewisser Wachstumsspurt bis zum 6. Lebensmonat, der dann in ein kontinuierliches Wachstum entlang einer relativ niedrigen Perzentile überging. Warum dieser Wachstumsspurt nur 6 Monate anhielt, ist noch unklar. Westwood (5) verfolgte dann 33 dieser Kinder weiter bis in die Pubertät und stellte sie 33 passenden Kontrollen gegenüber. Es zeigten sich signifikante Unterschiede in Größe, Gewicht und Kopfumfang, nicht aber z. B. in Knochenalter und Geschlechtsreife. Wichtiger in unserem Zusammenhang ist die Verfolgung der neurologischen und kognitiven Entwicklung: Hier kam Westwood zu einem klaren Ergebnis im Sinne einer signifikanten Beeinträchtigung der Kinder mit intrauteriner Wachstumsverzögerung bei der Anwendung des Wechsler-Intelligenztests mit verschiedenen Aspekten der verbalen, abstrakten und handlungsbezogenen Intelligenz. Hier ergab sich jedoch schließlich, daß bei Korrekturen hinsichtlich des sozio-ökonomischen

Status die Signifikanz verflog. Wohl aber läßt die Studie von Westwood erkennen, daß niedrige IQs eher mit zusätzlichen postnatalen Asphyxien oder gröberen neurologischen Auffälligkeiten korreliert waren.

Diese Ergebnisse werfen ein Schlaglicht auf die Problematik der Prognosen bei intrauteriner Wachstumsverzögerung. Die Probleme liegen meist in der methodischen Konzeption der zugrundeliegenden Studien:
1. Die Kriterien für intrauterine Wachstumsretardierung müssen klar definiert und minutiös angewendet und niedergelegt werden.
2. Die Dauer der Nachbeobachtung ist entscheidend für das Ergebnis – 2 Jahre reichen nicht aus, um kleinere neurologische Auffälligkeiten, wie leichte Dystonien oder Koordinationsstörungen, zu erfassen.
3. Lernprobleme und Schulversagen sind nicht vor Ablauf der ersten Schuljahre zu identifizieren.
4. Selbst wenn die Untersuchung minutiös bis ins Schulalter fortgeführt wird, bleibt die Zuordnung insbesondere von leichteren Störungen zur intrauterinen Wachstumsverzögerung und zur EPH-Gestose problematisch. Suboptimale postnatale Faktoren könnten bedeutsam sein. Deshalb müssen Kontrollen sorgfältig Faktoren wie Geschlecht, ethnische Zugehörigkeit, sozioökonomischen Hintergrund, Pflegebefähigung der Eltern etc. berücksichtigen.
5. Letztlich muß Art und Ausmaß der Schwangerschaftsnoxe und die Dauer der Einwirkung sowie ihr Niederschlag auf das mittels Ultraschall gemessene intrauterine Wachstum, besonders des Schädels als objektive Grundlage jeder Prognose gelten. So hat Harvey (3) zeigen können, daß die Beeinträchtigung der kognitiven Leistung bei Kindern mit früher intrauteriner Wachstumsretardierung kaum zum Defizit von Gewicht und Länge, wohl aber zur Dauer der Beeinträchtigung des Schädelwachstums korreliert werden konnte. Gerade diese Kinder werden in besonders starker Weise von zusätzlichen postpartalen Asphyxien betroffen, die daher bei intrauteriner Wachstumsretardierung durch besonders sorgfältige Überwachung vermieden werden müssen.

Zusammenfassung

1. Bei mütterlicher EPH-Gestose sind grobe neurologische Auffälligkeiten des Kindes selten.
2. Leichtere Auffälligkeiten des neurologischen Status oder des Verhaltens können erst im Schulalter abschließend beurteilt werden.
3. Schwere intrauterine Wachstumsstörungen gleichen sich nur begrenzt aus.
4. Befunde sind nur gegen sorgfältig ausgewählte Kontrollen deutbar.
5. Datensammlungen, die zur prognostischen Beurteilung der Auswirkungen einer mütterlichen EPH-Gestose auf das Kind dienen könnten, sind derzeit noch nicht sehr aufschlußreich.

Literatur

1. Fitzhardinge PM (1985) Follow-up studies on small-for-dates infants in „Feeding the Mother and Infant". In: Winick M (ed) Current concepts in nutrition. John Wiley and Sons New York, Chichester, Brisbane, Toronto, pp 147–161
2. Fitzhardinge PM, Steven EM (1972) The small-for-date infant. I. Later Growth Patterns. Pediatrics 49:671
3. Harvey D, Prince J, Bunton J (1982) Abilities of Children who were Small-for-Gestational-Age babies. Pediatrics 69:296
4. Riegel K, Selbmann HK, Österlund K (1985) Perinatalrisiken und kindliche Mortalität und Morbidität. ARVO YLLPÖ Studie, BPT-Bericht 5/856, GSF München
5. Westwood M, Kramer MS, Munz D (1983) Growth and development of Full-Term Nonasphyxiated Small-for-Gestational-Age Newborns: Follow-up through adolescence Pediatrics 71:376

Leitung der Hochrisikogeburt – Methoden des Fetal Monitoring

S. Schmidt

Universitäts-Frauenklinik Bonn

Die zeitlich begrenzte und gut definierte Periode der Geburt stellt für den Feten eine Phase der Gefahrenkumulation dar. Das wichtigste Ziel der Überwachung des Feten sub partu ist die Früherkennung hypoxischer Gefahren während der Geburt (29). Neben der Hypoxie und Hyperkapnie kommt es nach Zentralisierung des Kreislaufs zur Ausbildung einer metabolischen Azidose (28). Da der fetale Organismus nur über eine geringe Sauerstoffreserve verfügt, kann der kritische Grenzwert an fixen Säuren innerhalb weniger Minuten erreicht werden (3, 18, 20).

Während früher der Zustand der Kinder während der Geburt in der Regel durch intermittierende Auskultation beurteilt wurde, konnten in den letzten 25 Jahren neuzeitliche Verfahren in die klinische Routine eingeführt werden, die eine weitaus präzisere Diagnostik ermöglichen (24). Durch konsequenten Einsatz der heute zur Verfügung stehenden Methoden ist es weitgehend möglich, eine Gefährdung des Feten rechtzeitig zu erkennen und die Mehrzahl der potentiell vermeidbaren Schäden abzuwenden (31).

Die *Kardiotokographie* ist heute das von der großen Mehrheit verwendete Routineverfahren zur Überwachung des Feten sub partu (25). Hammacher hatte 1962 ein Gerät zur kontinuierlichen Registrierung der fetalen Herzaktion angegeben (10). Die neuerdings entwickelten Ultrasonokardiographen mit Autokorrelationstechnik stellten hier eine Verbesserung dar (27). Ihr Vorteil liegt in der leichten Ausrichtbarkeit des Transducers und der guten Registrierqualität mit nur wenigen Ausfallstrecken. Während einige Anwender hinreichend auswertbare Kurvenverläufe sub partu fanden, sehen andere für die subpartuale Anwendung neben Signalausfällen das Problem einer fälschlichen Registrierung mütterlicher Signale. Alternativ kommt subpartual die interne Kardiotokographie in Betracht.

Die Kardiotokographie ist ein Verfahren, das nur indirekt Auskunft über die fetale Oxygenierung gibt. Zur semiquantitativen Analyse der kardiotokographischen Phänomene wurden von verschiedenen Autoren CTG-Scores angegeben (7, 11, 19, 26). Das Kardiotokogramm ist heute eine unverzichtbare Überwachungsmethode des Feten sub partu. Allerdings sollten nach Huch folgende Gesichtspunkte beachtet bleiben (Huch 1984): „Ein normales CTG-Muster ist gleichbedeutend mit einem zum Zeitpunkt der CTG-Schreibung gesunden Feten, dessen Säure-Basen-Haushalt ungestört ist. Ein gefährdeter Fetus zeigt immer ein pathologisches Muster der Herzfrequenz. Ein pathologisches Herzfrequenzmuster ist seinerseits jedoch in einem hohen Prozentsatz falsch positiv. Zahlreiche physiologische Parameter können ein suspektes Herzfrequenzmuster bewirken." Somit kann eine durch Hypoxie verursachte Komplikation durch die konsequente Anwendung des Kardiotokogramms und eine korrekte Interpretation des Herzfrequenzmusters mit großer Sicherheit erkannt werden (18).

Andererseits gibt es bei alleiniger Anwendung der Kardiotokographie so viele falsch positive Befunde, daß dieses Verfahren lediglich als Selektionsmethode angesehen wird und der nachgehenden, zuverlässigen Diagnostik bedarf (32). Die fehlende Beachtung dieses Aspekts war ein Anlaß, den Nutzen einer generellen kontinuierlichen Anwendung der Kardiotokographie infrage zu stellen (12, 42).

Als zusätzliche Methode zur Überwachung des Feten wurden bislang neben der intermittierenden Fetalblutanalyse (FBA) die kontinuierliche Messung des Gewebe-pH (TpH) und die transkutane Messung des Sauerstoffpartialdrucks (tc PO_2) und des Kohlendioxydpartialdrucks (tc PCO_2) an größeren Kollektiven durchgeführt.

Die *Fetalblutanalyse* wurde 1961 als ein neues Vorgehen zur Untersuchung des Kindes während der Geburt angegeben.

Neben der Kardiotokographie als zuverlässiger Suchmethode kommt der Fetalblutanalyse als direkter diagnostischer Methode im Falle des Auftretens eines suspekten oder pathologischen Kardiotokogramms zur Abklärung des Verdachtes einer Hypoxie besondere Bedeutung zu (31). Zur Durchführung dieses Verfahrens wird bei eröffneter Fruchtblase der vorangehende Teil des Kindes mittels Endoskop oder durch Spekula eingestellt und die Haut nach Reinigung und Auftragen einer Fettschicht mit einer speziellen Inzisionsklinge florettartig eingestochen. Der Blutstropfen wird mit einer heparinisierten Glaskapillare ohne Luftbeimengung aufgesogen und anschließend in ein Analysegerät gegeben.

Durch Bestimmung der Blutgase und der Parameter des Säure-Basen-Haushaltes aus dem fetalen Blut war es erstmals möglich, Rückschlüsse auf die entsprechenden Parameter im Kopfkreislauf des Feten zu ziehen. Adamson und Mitarbeiter konnten im Tierexperiment zeigen, daß sowohl der pH-Wert als auch der Partialdruck der Blutgase (PO_2 und PCO_2) des Skalblutes gut mit dem zentralen Blut in der A. carotis übereinstimmen (Adamson et al. 1970). O'Connor hat für den menschlichen Feten während der Geburt eine Beeinflussung der Perfusion im Bereich der Kopfschwarte durch die Schnürringwirkung des Muttermundes beschrieben (5). Das Argument, hierdurch erfolge eine Abkopplung von den Veränderungen im zentralen Blut, konnte durch Untersuchungen widerlegt werden, die für die Fetalblutanalyse beim menschlichen Feten eine gute Übereinstimmung mit Blutproben der Nabelgefäße ergaben (1). Die Entwicklung der Blutgase und des pH-Wertes beim ungestörten Geburtsverlauf ist durch einen kontinuierlichen Abfall des pH-Wertes, des PO_2-Wertes sowie durch einen Anstieg des PCO_2-Wertes gekennzeichnet. Da sub partu eine physiologische Azidätssteigerung beim Feten auftritt, war es erforderlich, Grenzwerte für das klinische Vorgehen anzugeben (2). Als kritischer Grenzwert bei der Überwachung des Feten sub partu ist ein pH-Wert von 7,25 anzusehen (9). Fällt der pH unter diesen Wert, so ist entweder eine operative Entbindung oder aber der Versuch einer intrauterinen Reanimation mit Kontrolle des pH-Wertes angezeigt. Ein pH-Wert von unter 7,20 wird als Azidose bezeichnet und bedarf in jedem Fall der sofortigen Therapie.

Durch die Kombination der Fetalblutanalyse mit dem CTG kann man nicht nur die Anzahl der subpartual durch Hypoxie gefährdeten Kindern senken, sondern umgeht darüber hinaus die durch alleinige Anwendung des CTG bedingte Zunahme der operativen Entbindungen (12, 24, Saling 1974). Nachteil des Verfahrens einer kombinierten Überwachung mit Hilfe der Fetalblutanalyse ist zum einen die Tatsache, daß der biochemische Parameter nur intermittierend erfaßt wird, und zum anderen, daß eine Traumatisierung der fetalen Haut durch die zur Blutentnahme erforderliche Inzision nötig ist. Aus diesem Grund stellen Verfahren, die eine kontinuierliche und weniger invasive Erfassung der Meßgrößen erlauben, eine Ergänzung der fetalen Überwachung dar (30, 32).

Die *TpH-Messung* beim Feten sub partu wurde mit dem Ziel durchgeführt, einen Parameter des Säure-Basen-Haushaltes kontinuierlich zu erfassen. Für die pH-Messung im Gewebe wird eine miniaturisierte Glas-pH-Elektrode eingesetzt. Die Zuverlässigkeit der TpH-Messung wurde sowohl im Tierexperiment als auch durch den Vergleich mit den kapillären pH-Werten beim menschlichen Feten untersucht (41). Während Weber eine gute Übereinstimmung des TpH mit dem pH-Wert im Blut fand, kann der TpH-Wert im Einzelfall um 0,07 Einheiten niedriger liegen (6, 43). Neben dieser Abweichung ist die verzögerte Ansprechzeit der TpH-Elektrode bei akuten pH-Veränderungen im arteriellen Blut zu beachten; eine akute Störung wird erst mit einer Verzögerung von 5 bis 15 Minuten angezeigt (6). Aufgrund der hohen Pufferkapazität des Gewebes kommt es weiterhin zu einer Abflachung der TpH-Kurve im Vergleich zu dem Verlauf der pH-Werte im fetalen Blut.

Die kontinuierliche pH-Messung ist beim gegenwärtigen Stand der Technik für die klinische Anwendung noch nicht ausgereift. Neben der problematischen Interpretation der im Gewebe gemessenen pH-Werte wird die Eindringtiefe der derzeit verwendeten TpH-Elektroden kritisiert.

Der grundsätzliche Vorteil der *transkutanen Blutgasmessung* ist die Tatsache, daß hier eine Verletzung der Haut umgangen wird. Weiterhin können der Gaspartialdruck kontinuierlich gemessen und der zeitliche Verlauf aufgezeichnet werden. Grundlage der transkutanen Messung der Blutgase ist das physiologische Phänomen der Hautatmung (8).

Nach Modifikation der auf dem polarographischen Prinzip nach Heyrosky (1923) basierenden Clark-Elektrode steht der Medizin mit Elektroden ein grundsätzliches Instrument zur transkutanen Sauerstoffpartialdruckmessung zur Verfügung (13). Mit dieser beheizten Elektrode kann nach Applikation auf dem zuvor präparierten Hautareal des fetalen Kopfes der Sauerstoffpartialdruck $tcPO_2$ gemessen werden (14, 21).

Beim menschlichen Feten wurde die Meßgenauigkeit der $tcPO_2$-Messungen durch den Vergleich des transkutanen Meßwertes mit dem PO_2 im fetalen Blut untersucht. Weber und Mitarbeiter fanden eine gute Übereinstimmung mit dem PO_2 aus der Umbilikalarterie. Schneider et al. und Fall et al. erhielten eine gute Übereinstimmung mit den Meßdaten aus der Fetalblutanalyse für einen Zeitraum von 2 Stunden (40). Die Abweichung bei lang anhaltender $tcPO_2$-Messung wurde durch eine Veränderung des Gewebes im Meßareal erklärt. Andere Autoren beschreiben eine Zunahme der transkutanen arteriellen PO_2-Differenz aufgrund der Zentralisation des Kreislaufes beim fetalen Schocksyndrom (17). Auch durch die Kompression zwischen dem fetalen Skalp und dem knöchernen Becken bzw. den Weichteilen des Geburtskanales können die Kapillaren komprimiert werden, wodurch ein methodisch bedingter $tcPO_2$-Abfall entsteht. Ebenso kann ein caput succedaneum die Kapillardurchblutung verändern und zu unzuverlässigen Werten führen (4, 21).

Während sich beim Einsatz der $tcPO_2$-Messung beim Feten unter günstigen Meßbedingungen sub partu wertvolle Erkenntnisse für das Verständnis der fetalen Oxygenierung erarbeiten ließen, konnte sich das Verfahren als Routinemethode zur Überwachung des Kindes während der Geburt nicht durchsetzen.

Eine Elektrode zur transkutanen Messung des PCO_2 wurde erstmals von Huch und Mitarbeitern im Jahre 1973 beschrieben (Huch et al. 1973). Heute stehen zur transkutanen Messung des Kohlendioxydpartialdruckes mehrere Verfahren zur Verfügung, die in unterschiedlichem Maße für die Messung beim Feten geeignet sind.

Die elektrochemische $tcPCO_2$Elektrode nach dem Stow-Severinghaus-Prinzip besitzt eine CO_2-durchlässige Membran. Mittels einer gläsernen pH-Elektrode wird die Veränderung der H-Ionenkonzentration einer Pufferlösung bestimmt, die bei CO_2-Diffusion in die Meßkammer entsteht. Besondere Beachtung verdient die methodisch bedingte PCO_2-Erhöhung im Meßareal. Die Erhöhung der Elektrodenkerntemperatur führt zu einer vermehrten Dissoziation des im Blut chemisch gebundenen CO_2. Pro 1° C Erhöhung der Elektrodenkerntemperatur kommt es zu einer Erwärmung des Hautareals der Meßstelle um 0,8° C. Ein zusätzlicher Faktor, der zur Erhöhung des transkutanen PCO_2-Wertes beiträgt, ist die CO_2-Produktion der betroffenen Hautpartie. Severinghaus hat versucht, diese beiden Faktoren in eine Korrekturformel zu fassen, die nach Maßgabe der entsprechenden Meßtemperatur die transkutanen Kohlendioxydpartialdruckwerte dem Blutgasniveau angleicht:

$$tcPCO_2 = R(P_aCO_2 + D)$$

D ist hierbei der Korrekturfaktor, der die CO_2-Produktion des Gewebes kompensiert; R ist der Korrekturfaktor zum Ausgleich der PCO_2-Erhöhung durch die Elektrodenkerntemperatur (Severinghaus 1981). Details über die Funktionsweise dieser Severinghaus-Elektrode für die fetale Anwendung sind in Abb. 1 dargestellt (33).

Nach ersten Erfahrungen mit der transkutanen Kohlendioxydpartialdruckmessung beim Feten berichteten Huch und Mitarbeiter über die im Vergleich zur $tcPO_2$-Messung bessere Erfolgsrate (16). Die Meßgenauigkeit der transkutanen Kohlendioxydpartialdruckmessung wurde in eigenen Untersuchungen durch den Vergleich des transkutan gemessenen PCO_2-Wertes mit dem PCO_2-Wert im fetalen Blut ermittelt. Für die $tcPCO_2$-Messung beim Feten während der Geburt ergab sich eine signifikante Korrelation mit den PCO_2-Werten der Fetalblutanalyse, auch bei reduzierter Meßtemperatur, bei prolongierter Messung, bei Auftreten eines caput succedaneum und trotz der mechanischen Beeinträchtigung, wie sie für die transkutane Blutgasmessung mit dem Fortschreiten der Geburt gegeben ist (35). Dieses im Vergleich zur transkutanen Sauerstoffpartialdruckmessung günstige Ergebnis erklärt sich möglicherweise dadurch, daß die $tcPCO_2$-Messung aufgrund der unterschiedlichen biophysikalischen Voraussetzungen auf eine optimale Arterialisierung nicht in gleichem Maße angewiesen ist (23).

Während die Literatur für den Vergleich zwischen dem pH-Wert und dem PCO_2 auch bei transkutaner Erfassung des Kohlendioxydpartialdruckes übereinstimmend eine statistisch signifikante Korrelation ausweist, ist die Höhe des Korrelationskoeffizienten niedriger als für den Vergleich von transkutan und im Blut gemessenen Kohlendioxydpartialdruckwerten. Im Rahmen einer akuten intrauterinen Störung erwarten wir einen initialen PCO_2-Anstieg bei einer respiratorischen Azidose. Auch während einer subakuten bzw. chronischen Komplikation kann in dieser Situation aufgrund einer Störung des fetomaternalen CO_2-Transfers der PCO_2 beim Feten anstei-

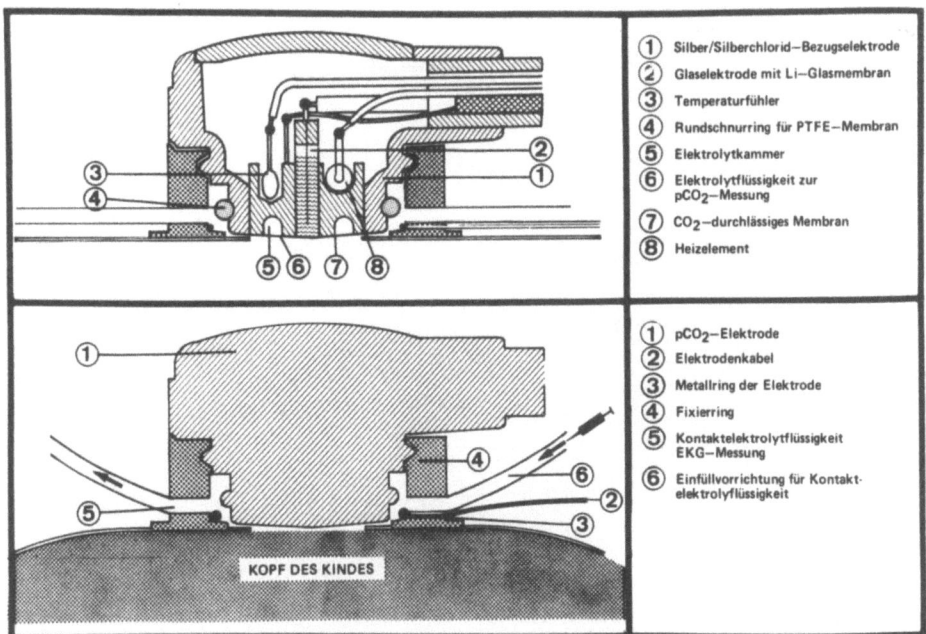

Abb. 1. Schematische Darstellung der nichtinvasiven Kombinationselektrode zur Messung des tcPCO$_2$ und zur gleichzeitigen Ableitung der fetalen Herzaktionspotentiale ohne Penetration der Haut (33)

gen. Da mit der tcPCO$_2$-Messung nur einer der Faktoren erfaßt wird, die den aktuellen pH-Wert bestimmen, muß dieses erwartet werden. Eine Zunahme der Milchsäurekonzentration aufgrund materno-fetaler Laktattransfusion bzw. fetaler Laktatbildung wird durch die tcPCO$_2$-Messung nicht direkt erfaßt. Es kann jedoch zum PCO$_2$-Anstieg kommen, wenn aufgrund der zunehmenden Laktatkonzentration CO$_2$ aus dem Puffersystem freigesetzt wird (32).

Der klinische Nutzen der tcPCO$_2$-Registrierung liegt im wesentlichen in der Möglichkeit, durch die kontinuierliche Erfassung eines biochemischen Parameters auch im Falle des Auftretens von suspekten oder pathologischen Herzfrequenzmustern eine fetale Gefährdung auszuschließen. In der Mehrzahl der Fälle wird in dieser Situation die Notwendigkeit zur Durchführung einer Fetalblutanalyse entfallen (Abb. 2).

Eine weitere potentielle Anwendung des Verfahrens ergibt sich aus den folgenden, wenn auch seltener auftretenden Befunden: der nicht befundbaren CTG-Registrierung in Fällen extremer Tachykardie bzw. Tachyarrhythmie sowie der kritischen Azidiätssteigerung bei noch normalem CTG.

In der Literatur wird über Fälle berichtet, bei denen das Auftreten einer Komplikation nicht mit einem auffälligen Herzfrequenzmuster einherging (44). Wie Beispiele zeigen, kann in Fällen, bei denen das Ausmaß einer intrauterinen Störung durch die Kardiotokographie nicht ausreichend deutlich dargestellt wird, ein schnell fortschreitender pH-Wert-Abfall durch die tc-PCO$_2$-Registrierung rechtzeitig erkannt werden. Daraus könnte man für die klinische Anwendung die Konsequenz ziehen, daß in dem Kollektiv, welches hinsichtlich der hypoxischen Gefährdung während der Geburt als

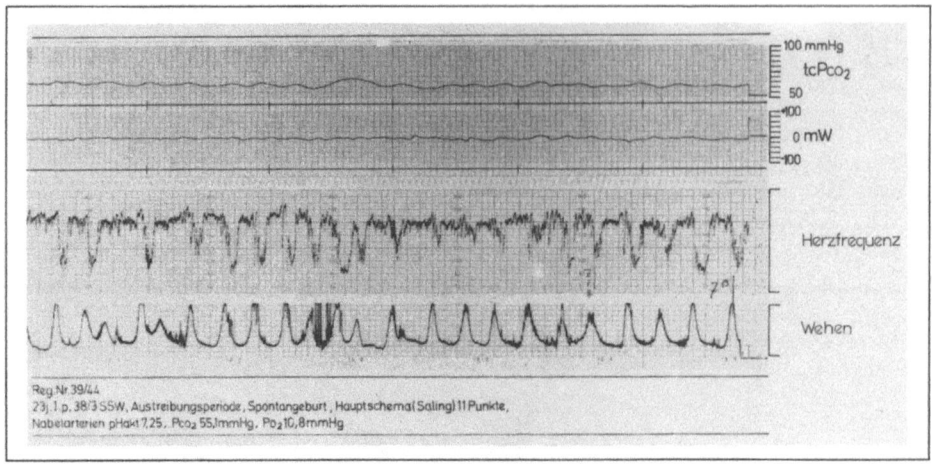

Abb. 2 Synchron aufgezeichnete Meßgrößen der Kardiotokographie (Wehen, Herzfrequenz des Feten) und der transkutanen Kohlendioxydpartialdruckmessung (relative Heizleistung der Elektrode in mW und tcPCO$_2$ in mmHg)

besonders prädisponiert erscheint, die tcPCO$_2$-Elektrode als erweiterte Überwachung zusätzlich eingesetzt werden sollte, um die fetale Gefährdung in diesen Fällen rechtzeitig, gegebenenfalls vor dem Auftreten von Herzfrequenzalterationen, zu erkennen. Die der Herzfrequenzalteration vorausgehende Anzeige einer Gasstoffwechselstörung durch den tcPCO$_2$ wurde in einem der ersten Fälle der Anwendung dieser Methode von Löfgren berichtet (22). Durch ein frühzeitiges operatives Einschreiten könnte das Kind in einem solchen Fall, bevor es zur Ausbildung eines klinischen Depressionszustandes käme, geboren werden.

Für die Leitung der Hochrisikogeburt ist hinsichtlich der Methode des Fetal Monitoring festzustellen: Durch konsequenten Einsatz der kombinierten Überwachung des Feten mittels der Kardiotokographie und der Fetalblutanalyse kann die Gefahr für Mutter und Kind während der Geburt weitgehend reduziert werden. Die transkutane Messung des Kohlendioxydpartialdruckes mit einer neuerdings entwickelten Severinghaus-Elektrode bietet durch die kontinuierliche und wenig invasive Erfassung eines biochemischen Parameters potentiell eine sinnvolle Ergänzung der Überwachung des Feten sub partu.

Literatur

1. Boenisch H, Saling E (1976) The reliability of pH-values in fetal blood samples. A study of the second stage. J Perinat Med 4: 45
2. Bretscher J, Saling E (1967) pH values in the human fetus during labour. Am J Obstet Gynecol 97: 906
3. Cherniak NS, Longobardo GS (1970) Oxygen and carbon dioxide gas stores of the body. Physiol Rev 50: 196
4. O'Connor MC, Hytten FE, Zanelli: GD (1979) Is the fetus scalped in labour? Lancet II: 947
5. O'Connor MC, Hytten FE (1979) Measurement of fetal transcutaneous oxygen tension: problems and potentials. Brit J Obstet Gynaecol 86: 86
6. Dunn LK, Redstone D, Roe HL, Steer PJ, Beard RW (1978) The relationship between tissue and arterial pH in hypercarbic rabbits. Arch Gynecol 226: 31

7. Fischer WM (1981) Kardiotokographie. Thieme, Stuttgart
8. Fitzgerald LR (1957) Cutaneous respiration. Physiol Rev 37: 325
9. Grimwade JC (1970) The management of fetal distress with the use of fetal blood pH. A clinical review. Am J Obstet Gynecol 107: 266
10. Hammacher K (1962) Neue Methode zur selektiven Registrierung der fetalen Herzschlagfrequenz. Geburtshilfe Frauenheilkde 22: 1552
11. Hammacher K, del Re RB, Gaudenz R, de Grandi P (1974) Kardiotokographischer Nachweis einer fetalen Gefährdung mit einem CTG-Score. Gynäkol Rundsch 14: 61
12. Haverkamp AD, Orleans M, Langendörfer S, McFee J, Murphy J, Thompson HE (1979) A controlled trial of the differential effects of intrapartum fetal monitoring. Am J Obstet Gynecol 134: 399
13. Huch A, Huch R, Lübbers DW (1969) Quantitative polargraphische Sauerstoffdruckmessung auf der Kopfhaut des Neugeborenen. Arch Gynekol 207: 443
14. Huch A, Huch R, Schneider H (1977) Continuous transcutaneous monitoring of fetal oxygen tension during labour. Br J Obstet Gynecol 84: 4
15. Huch R, Huch A (1981) Fetal and maternal $tcPO_2$ monitoring. Crit Care Med 9: 694
16. Huch R, Lysikiewicz A, Vetter K, Huch A (1982) Fetal transcutaneous carbon dioxide tension – promising experiences. J Perinat Med 10 (suppl 2): 103
17. Jensen A, Künzel W (1980) The difference between fetal transcutaneous PO_2 and arterial PO_2 during labour. Gynecol Obstet Invest 11: 249
18. Kastendieck E (1983) Diagnose und Therapie der fetalen Hypoxie sub partu. Gynäkol Rundsch 23: 91
19. Kubli F, Rüttgers H (1969) Kontinuierliche Registrierung der fetalen Herzfrequenz bei gleichzeitiger Wehenschreibung. I. Nomenklatur, Interpretation u. klin. Anwendung. Gynäkologe 2: 73
20. Künzel W, Mann L, Bhakthavathsalan A, Ayramlooi J (1980) Cardiovascular, metabolic and fetal brain function observation following total cord occlusion. J Perinat Med 8: 73
21. Löfgren O, Jacobson L (1977) Monitoring of transcutaneous pO_2 in the fetus and mother during labour. J Perinat Med 5: 252
22. Löfgren O (1981) Continuous transcutaneous oxygen monitoring in fetal surveillance during labour. Am J Obstet Gynecol 141: 729
23. Lübbers DW, Grossmann U (1983) as exchange through the human epidermis as a basis of $tcPO_2$ and $tcPCO_2$ measurements. In: Huch R, Huch A (eds) Continuous transcutaneous blood gas monitoring. Dekker, New York, Basel
24. Parer J (1978) Benefits and detriments of fetal heart rate monitoring. Semin Perinatol 2: 113
25. Römer VM, Kieback DG, Bühler K (1985) Zur Frage der fetalen Überwachung sub partu in der Bundesrepublik Deutschland. Geburtshilfe Frauenheilkde 45; 147
26. Rüttgers H, Kubli F, Haller U, Bachmann M, Grunder E (1972) Die antepartuale fetale Herzfrequenz. I. Verhalten von Grundfrequenz, Fluktuation und Dezeleration in der ungestörten Schwangerschaft. Z Geburtshilfe Perinatol 176: 294
27. Rüttgers H, Auer L (1983) Ergebnisse und Erfahrungen mit einem autokorrelierenden Ultraschall-Kardiotokographen. Z Geburtshilfe Perinatol 187: 69
28. Saling E (1970) O_2-conserving adaptation of the foetal circulation. Modern Trends in Paediatrics 3: 51
29. Saling E, Dudenhausen JW (1973) The present situation of clinical monitoring of the fetus during labour. J Perinat Med 1: 75
30. Saling E (1979) Continuous pH-measurement during labour. In: Thalhammer O, Baumgarten K, Pollack A (eds) Perinatal Medicine, 6th European Congress, Vienna 1978. Thieme, Stuttgart
31. Saling E (1981) Fetal scalp blood analysis. J Perinat Med 9: 165
32. Saling E (1984) Pathophysiology, clinical relevance of continuous measurement of pH and, or CO_2 in the fetus. J Perinat Med 12: 234
33. Schmid S, Langner K, Rothe J, Saling E (1982) Ein neues EKG-Elektroden-Konzept zur Ableitung fetaler Herzaktionspotentiale ohne Penetration der Haut. Z Geburtshilfe Perinatol 186: 242
34. Schmidt S, Langner K, Rothe J, Saling E (1982) A new combined non-invasive electrode for $tcPCO_2$-measurement and fetal heart rate recording. J Perinat Med 10: 297
35. Schmidt S, Langner K, Gesche J, Dudenhausen JW, Saling E (1983) Der transkutan gemessene Kohlendioxydpartialdruck beim nichthypoxischen Feten während der Geburt. Geburtshilfe Frauenheilkde 43: 538

36. Schmidt S, Kakatschikaschwili T, Langner K, Dudenhausen JW, Saling E (1984) Beobachtung der Kreislaufumschaltung des Neugeborenen unmittelbar post partum durch bilokale Messung des transkutanen PCO_2. Z Geburtshilfe Perinatol 188:21
37. Schmidt S, Langner K, Saling E (1984) Klinische Ergebnisse der $tcPCO_2$-Messung beim Feten sowie der kombinierten Gasmessung und deren Korrelation zu den Blutwerten. In: Dudenhausen JW, Saling E (Hrsg) Perinatale Medizin, Bd. X. 11. Deutscher Kongreß für Perinatale Medizin, Berlin. Thieme, Stuttgart
38. Schmidt S (1984) Clinical trials on continuous measurement of fetal $tcPCO_2$. J Perinat Med 12:241
39. Schmidt S, Langner K, Laiblin Ch, Dudenhausen JW, Gesche J, Saling E (1984) Ansprechzeit der $tcPCO_2$-Elektrode – eine tierexperimentelle Untersuchung. Biomed Tech 29:289
40. Schneider H, Huch R, Schachinger H (1979) Correlation between scalp $tcPO_2$ and microblood samples. In: Huch A, Huch R, Lucey JF (eds) Original Article Series-Birth Defects. The National Foundation March of Dimes. Liss New York 15, pp 235
41. Sturbois G, Uzan S, Rotten D, Breart G, Sureau C (1977) Continuous subcutaneous pH measurement in human fetuses – correlation with scalp and umbilical blood pH. Am J Obstet Gynecol 128:901
42. Sykes FS, Molloy PM, Johnson P, Stirrat GM, Turnbull AC (1983) Fetal distress and the condition of newborn infants. Br Med J 287:943
43. Weber T (1980) Continuous fetal pH monitoring and neonatal Apgar score. J Perinat Med 8:158
44. Weber T (1980) Perinatal asphyxia in spite of a normal cardiotocogram and a normal acid base state at the time of delivery. Acta Obstet Gynecol Scand 59:371

Geburtseinleitung – Terminierung

P. Husslein, Ch. Egarter

Universitätsfrauenklinik Wien

Einleitung

Jede Geburtseinleitung stellt einen Eingriff in den natürlichen Ablauf des Geburtsmechanismus dar und erfordert daher eine Indikation. Ein solcher Eingriff führt zwangsläufig zu einer Zunahme der Verantwortung des Geburtshelfers – auch in forensischer Sicht. Schon allein deshalb, aber vor allem aus dem Verständnis unserer ärztlichen Tätigkeit heraus sind eine entsprechende Aufklärung und das Einholen des Einverständnisses der betroffenen Schwangeren, gegebenenfalls auch die Einbeziehung des Kindesvaters, eine wichtige Voraussetzung zur Geburtseinleitung (7).

Der Geburtsmechanismus ist ein komplexes, zum Teil noch unverstandenes Geschehen, in dem zahlreiche mechanische, neurale, vor allem aber hormonelle Faktoren ineinander greifen und einwirken (Abb. 1). Dabei kommt es üblicherweise zu einem koordinierten Zusammenspiel von Faktoren, die die Kontraktilität des Myometriums erhöhen, und solchen, die eine Auflockerung des Bindegewebes der Zervix herbeiführen (8). Prostaglandine (PG) scheinen dabei eine zentrale Rolle zu spielen. Dem Oxytocin (OT) kommt wahrscheinlich die Rolle des „Triggers" des Geburtsbeginns zu. Wichtig ist in diesem Zusammenhang hervorzuheben, daß dieser Trigger nur bei vorhandenen Voraussetzungen, nämlich einer ausreichenden Anzahl von OT-Rezeptoren wirksam werden kann. Lange vor dem erwarteten spontanen Wehenbeginn ist die Konzentration von OT-Rezeptoren noch sehr niedrig und somit von OT nicht allzuviel zu erwarten (5).

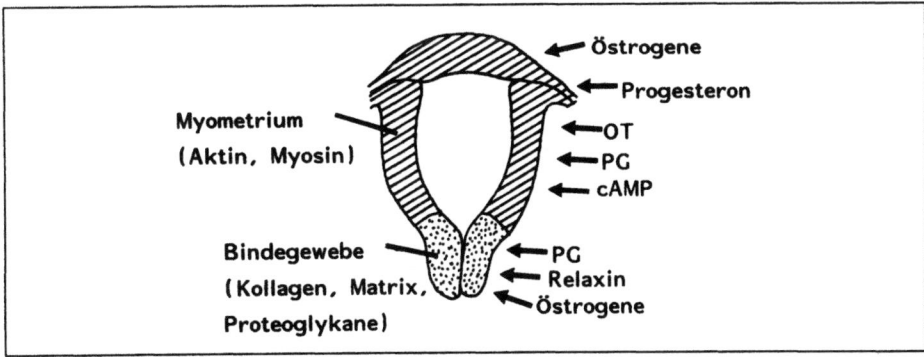

Abb. 1. Schematische Darstellung der verschiedenen hormonellen Faktoren des Geburtsmechanismus

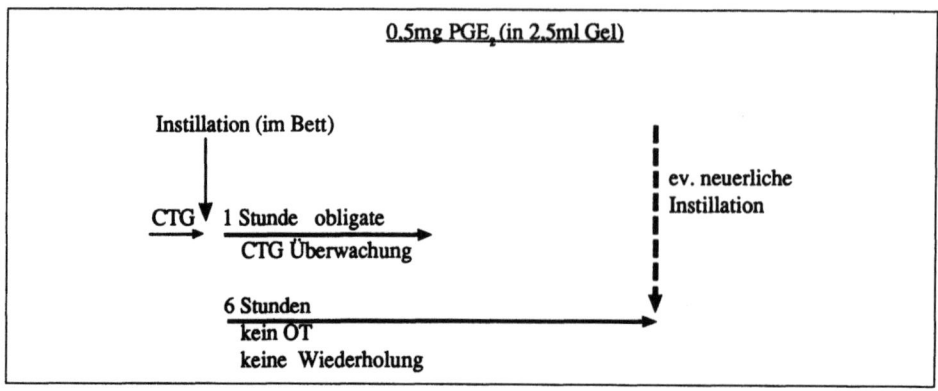

Abb. 2. Schematische Anleitung zur Durchführung der endozervikalen PG-Instillation

Im allgemeinen kann man davon ausgehen, daß der Zustand der Zervix einen Hinweis auf die „Reife" des Geburtsmechanismus gibt (9). Bei reifer Zervix ist der spontane Wehenbeginn zumeist nahe und bei einer Einleitung der Eingriff in die Natur gering. Umgekehrt ist bei unreifer Zervix üblicherweise in nächster Zeit nicht mit dem Einsetzen von spontanen Wehen zu rechnen. Eine Geburtseinleitung in einer solchen Situation ist oftmals langwierig, für die Schwangere unangenehm und mit erhöhten Risiken verbunden; sie stellt somit einen recht dramatischen Eingriff in den natürlichen Ablauf der Ereignisse dar.

Daraus ergibt sich eine wichtige Konsequenz bei der Betrachtung der Frage der Geburtseinleitung:

Eine Geburtseinleitung bei unreifer Zervix muß sehr streng indiziert sein, da trotz der heute vorliegenden besseren Einleitungsverfahren das Risiko der Ausbildung einer Zervixdystokie, von protrahierten Geburten und generell des Versagens der Einleitung hoch ist.

Andererseits bedeutet das aber, daß bei reifer Zervix zumeist so günstige Einleitungsvoraussetzungen vorliegen, daß man bei den heute vorhandenen wirksamen Einleitungsverfahren mit einem unkomplizierten und raschen Geburtsverlauf rechnen kann. Deshalb kann die Indikation in einer solchen Situation deutlich weniger streng, „weicher" gestellt werden. Hier kann unter Umständen bereits der Wunsch der Schwangeren z. B. bei Terminüberschreitung ausreichen, die Entscheidung zur Geburtseinleitung zu treffen (6).

Geburtseinleitung bei unreifer Zervix

Auf der Basis unserer physiologischen Kenntnisse ergibt sich, daß Oxytocin zur Geburtseinleitung bei unreifer Zervix nicht befriedigen kann. Die Einführung lokaler Prostaglandinapplikationen und hier speziell die endozervikale Instillation eines PGE2-Gels hat in zahlreichen prospektiv randomisierten Untersuchungen eine höhere Erfolgsrate, eine Reduktion der Inzidenz operativer Geburtsbeendigungen, eine Verkürzung der Geburtszeiten und bessere perinatale Ergebnisse erbracht (11).

Tabelle 1. Verschiedene Möglichkeiten zur Geburtseinleitung bei unreifer Zervix (Kubli et al.)

	Effektivität	Steuerbarkeit	Risikopotential	Allg. NW	Akzeptanz
Prostaglandin Gel endozervikal	+++	−	++		+
Prostaglandin Vaginaltablette	++	−	+++*		++
Prostaglandin i.v.	+	++	+	+++	+
Oxytocin i.v.	(+)	+++	+		−

* bedingt durch das späte z. T. unvorhersehbare Einsetzen von Wehen

Die endozervikale Instillation eines 0,5 mg Prostaglandin (PG) E2 enthaltenden Gels in einem Volumen von 2,5 ml stellt hier die Methode der Wahl dar (Abb. 2). Die Instillation erfolgt am besten im Bett, um ein Ausfließen des PG-Gel-Gemisches aus der Zervix nach Möglichkeit zu vermeiden. Nachdem die Resorption des PGE2 aus dem Gel relativ rasch erfolgt, muß in jedem Fall eine CTG-Überwachung eine Stunde unmittelbar nach der Instillation hindurch durchgeführt werden. Aus Sicherheitsgründen soll eine Re-Applikation frühestens nach 6 Stunden erfolgen. Dies ist auch die Zeitspanne, die für eine zusätzliche Gabe von OT abgewartet werden muß. Obwohl aus physiologischen Überlegungen PG und OT durchaus synergistisch wirken müßten, hat sich in der klinischen Praxis gezeigt, daß die gleichzeitige exogene Gabe dieser beiden Hormone zu einer inakzeptabel hohen Rate an Hyperstimulationen führt. Es ist daher außerordentlich wichtig, vor einer gleichzeitigen OT- und PG-Applikation zu warnen.

Vergleicht man die bei unreifer Zervix zur Geburtsinduktion vorliegenden Möglichkeiten (Tabelle 1), so zeigt sich, daß die endozervikale Instillation eines PGE2-haltigen Gels die wirksamste Methode darstellt. Sie ist frei von systemischen Nebenwirkungen, wenig invasiv und wird somit von der Schwangeren durchaus akzeptiert. Aber als naturgemäß nicht steuerbare Form der Wehenmittelgabe ist sie mit einem gewissen Risikopotential behaftet.

Die PG-Vaginaltablette ist zur Geburtseinleitung bei unreifer Zervix weniger gut geeignet und sollte hier auch nicht angewandt werden, weil ihre Wirksamkeit gegenüber dem PG-Gel niedriger ist und sich häufiger Zervixdystokien entwickeln. OT ist in dieser klinischen Situation aufgrund eines Mangels an OT-Rezeptoren nicht wirksam und sollte daher erst bei reifer Zervix zum Einsatz kommen (4).

Für die Anwendung von intravenösem PGE2 gibt es nur einen sehr schmalen Indikationsbereich, nämlich die Wehenverstärkung sub partu bei Oxytocinversagern. Eine Verwendung zur primären Geburtseinleitung erscheint nicht sinnvoll, da die Vorzüge der Prostaglandinwirkung auf die Zervix aufgrund der dort vorhandenen ungenügenden Konzentration nicht wirklich zum Tragen kommen. Gleichzeitig führen die großen zirkulierenden Mengen zu einer inakzeptablen hohen Rate von systemischen Nebenwirkungen wie Übelkeit, Erbrechen und Durchfall.

Die Amniotomie hat zur Geburtseinleitung bei unreifer Zervix keinerlei Berechtigung, da sie oft in dieser klinischen Situation nicht wirksam ist und mit der Gefahr einer aufsteigenden Infektion verbunden ist. Zur Wehenverstärkung kann sie im Einzelfall zum Einsatz kommen.

Nachdem eine Geburtseinleitung bei unreifer Zervix sehr streng indiziert sein muß, ist es zumeist notwendig, die Geburt ab dem Moment der PG-Instillation kontinuierlich zu überwachen. Für diese intensive apparative Überwachung wird der Großteil der Schwangeren aufgrund der vorliegenden Risikosituation Verständnis aufbringen, vorausgesetzt man hat die betroffene Schwangere entsprechend informiert.

Geburtseinleitung bei reifer Zervix

Die Wirksamkeit jeder hier zur Verfügung stehenden Maßnahme ist naturgemäß, da es sich nur um das kurzfristige Vorverschieben des ohnehin unmittelbar bevorstehenden spontanen Wehenbeginns handelt, hoch. Zur Auswahl stehen die intravenöse Infusion von OT und die intravaginale Gabe von PGE2, vornehmlich in Form der 3-mg-PGE2-Vaginaltablette (Tabelle 2). Der Vorzug von OT ist bei hoher Wirksamkeit die Steuerbarkeit aufgrund der kontrollierten Zufuhr. Störend ist zweifellos der hohe Aufwand, die Notwendigkeit der intravenösen Infusion bzw. die fehlende Mobilität der Schwangeren, woraus die geringe Akzeptanz bei den Schwangeren resultiert. Der Nachteil der PG-Vaginaltablette, nämlich die fehlende Steuerbarkeit, ist hier oft von geringer Bedeutung, da bei weniger strenger Indikation die Kinder kräftig und im wesentlichen gesund sind und daher einem möglichen Streß während der Geburt mehr Widerstand entgegenbringen als beispielsweise ein dystropher Fet bei Plazentainsuffizienz (4).

Tabelle 2. Möglichkeiten zur Geburtseinleitung bei reifer Zervix (Kubli et al.)

	Effektivität	Steuerbarkeit	Akzeptanz
Oxytocin i.v.	+ +	+	–
Prostaglandin E₂ Vaginaltablette	+ +	–	+

Nachdem die Resorption des intravaginal applizierten PGs relativ langsam vor sich geht, ist eine Tablettenwirkung vor zwei bis drei Stunden nach Applikation sehr ungewöhnlich, was die Überwachung etwas schwieriger gestaltet (Abb. 3). Würde man hier jede Geburt kontinuierlich ab Tablettenapplikation überwachen, hätte man einen großen Vorzug der Vaginaltablette, nämlich die Mobilität der Schwangeren, aufgegeben. Bei geringem Risiko, also bei „weicher" Einleitungsindikation, ist ein Kompromiß, wie wir ihn an der I. Universitätsfrauenklinik praktizieren, denkbar und, wie wir bei nunmehr über 3000 solchen Einleitungen zeigen konnten, auch offenbar nur mit sehr geringen Risiken verbunden (10). Wir führen grundsätzlich drei Stunden nach Tablettenapplikation oder aber bei Auftreten von Wehen das erste Kardiotokogramm

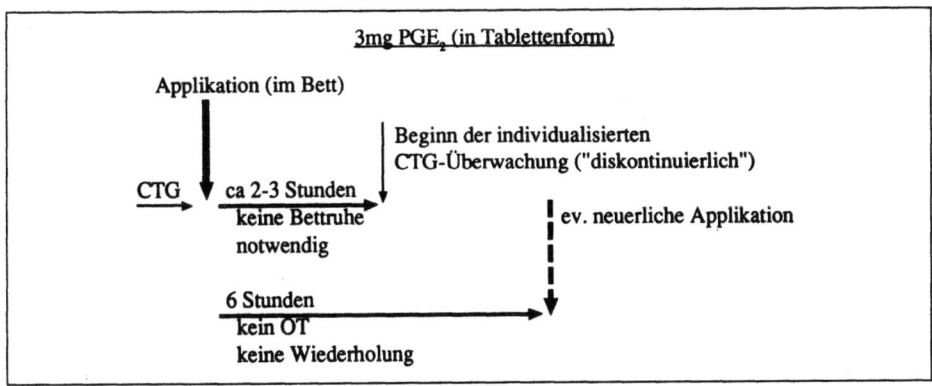

Abb. 3. Schematische Anleitung zur Applikation der PG-Vaginaltablette

durch und wiederholen dieses diskontinuierlich, je nach klinischer Situation, im Intervall von 1–3 Stunden bis zu einer Weite des Muttermundes von ca. 4–5 cm, ab der wir glauben, daß eine Dauerüberwachung zwingend notwendig ist. Wichtig erscheint hier die Überlegung, daß bei „weicher" Einleitungsindikation die Geburtseinleitung auch jederzeit wieder abgebrochen werden kann, was wir bei fehlender Wirkung nach zweimaliger Tablettengabe empfehlen. Dementsprechend erscheint eine solche Geburtseinleitung auf der präpartalen Station und nicht im Kreißsaal zielführend. Auch werden durch eine frühzeitige Amniotomie zahlreiche Vorzüge dieses Verfahrens in Frage gestellt.

Komplikationen der Geburtseinleitung mit PG

Nach lokaler Applikation von PG kommt es gelegentlich zu Überstimulationen, die jedoch nur sehr selten bedrohlichen Charakter annehmen. Es ist zielführend, zwei Arten von Überstimulation zu unterscheiden (2):

1. Unkoordinierte Wehen, mit hoher Frequenz und gelegentlich erhöhtem Basaltonus bei zumeist niedriger Amplitude im Sinne einer Zervixdystokie, die vor allem bei unreifer Zervix zu beobachten sind (Abb. 4). Solche dystoke Wehen führen gelegentlich auch zu Herztonalterationen, die entsprechende Beachtung finden müssen. Sowohl die Interpretation, vor allem aber die Konsequenz bei solchen CTG-Veränderungen werden von der klinischen Gesamtsituation abhängen. Abbildung 5 soll vor allem das Faktum untermauern, daß solche Hyperstimulationen durch intravenöse Gabe eines Betamimetikums innerhalb kürzester Zeit zu durchbrechen sind. Zumindest kann dadurch ausreichend Zeit für die geordnete Planung einer Schnittentbindung gewonnen werden, die allerdings wegen der Hyperstimulation alleine nur selten indiziert wird.

2. Außerordentlich kräftige normofrequente Wehen mit extrem hoher Amplitude, die zu einem ungewöhnlich raschen Geburtsfortschritt („Sturzgeburt") führen können. Diese Form der Überstimulation ist naturgemäß bei Mehrgebärenden mit günstigem Zervixbefund gehäuft und kann gelegentlich zu niedrigen 1-min-Apgarwerten führen. In unserem Patientengut haben wir keine Erniedrigung des Nabelschnur-pH finden können. Üblicherweise sind bereits die 5-min-Apgarwerte normal. Der Großteil der Frauen empfindet diese Überstimulationen allerdings als unangenehm, ja bedrohlich.

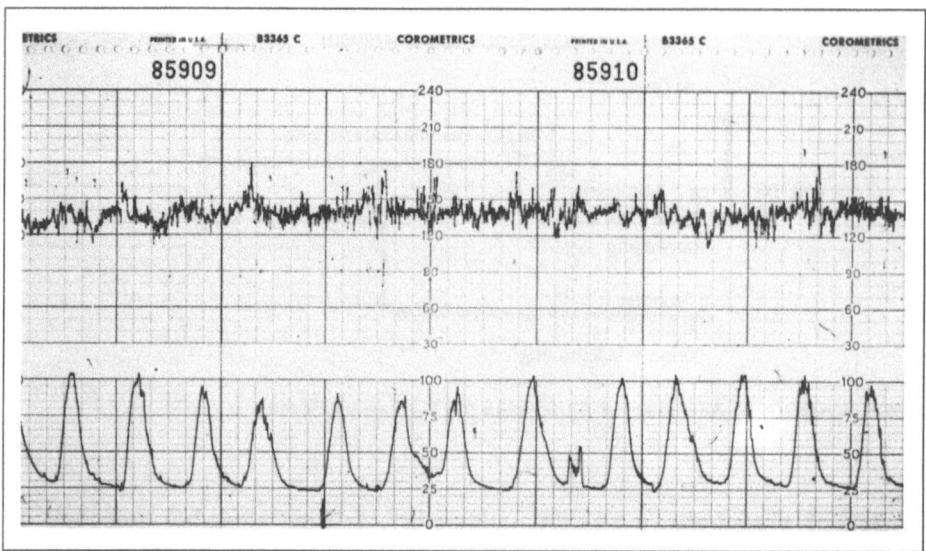

Abb. 4. Tachysystole Wehentätigkeit nach PG-Applikation (externe Tokometrie)

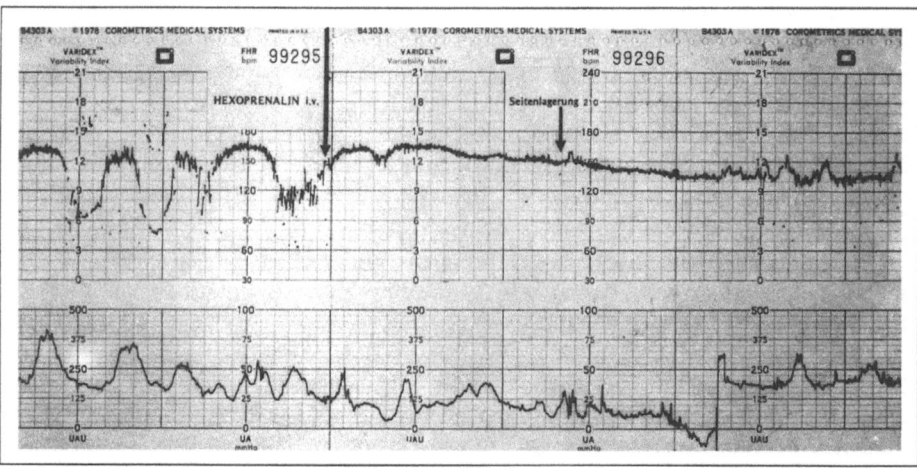

Abb. 5. „Intrauterine Reanimation" durch i.v. Gabe eines Betamimetikums

Eine Uterusruptur nach Lokalapplikation der erwähnten Mengen PG scheint außerordentlich selten zu sein. Nahezu alle in der Literatur berichteten Fälle traten nach Voroperationen am Uterus auf, oder es wurden exzessive Dosen (20 mg PGE2), wie sie in den USA im zweiten Trimenon eingesetzt werden, verwendet (1). Zweifelsohne stellt ein Status post sectionem eine Risikosituation für die Ausbildung einer Uterusruptur dar, aber keine generelle Kontraindikation gegen eine Geburtseinleitung. In einem solchen Fall wäre die interne Druckmessung überlegenswert.

Ein spontaner Blasensprung stellt ebenso keine Kontraindikation gegen eine lokale PG-Applikation dar. Eine Erhöhung der Infektionsgefahr ist zwar theoretisch gegeben, aber praktisch offenbar nicht von Bedeutung (3). Der vorzeitige Blasensprung bei unreifer Zervix wird von uns als typische Indikation für die Verwendung des PGE2-Gels angesehen.

Zusammenfassend läßt sich zur Geburtseinleitung folgendes festhalten:
1. Jede Geburtseinleitung muß wohlüberlegt und mit der betroffenen Familie abgesprochen sein.
2. Vor jeder Geburtseinleitung muß die klinische Situation in ihrer Gesamtheit erfaßt werden, insbesondere muß ein CTG geschrieben, der Zervixbefund erhoben und das spezifische fetale Risiko eingegrenzt werden.
3. Zur Geburtseinleitung bei unreifer Zervix eignet sich die endozervikale PGE2-Gel-Instillation. Sie sollte solange wiederholt werden, bis die Zervix gereift oder regelmäßige Geburtswehen ausgelöst werden konnten. Die Gabe von OT bei unreifer Zervix ist mit einer hohen Rate von dystoken Wehen und einer fetalen Gefährdung ohne ausreichenden Geburtsfortschritt vergesellschaftet. Nachdem eine Geburtseinleitung bei unreifer Zervix nur bei strenger Indikation erfolgen darf, ist hier in der Regel eine kontinuierliche Überwachung des Zustandes der Mutter und des Kindes im Kreißsaal erforderlich.
4. Bei reifer Zervix stellt die PG-Vaginaltablette eine für die Schwangere und den Geburtshelfer angenehme Form der Geburtseinleitung dar. Nachdem hier die Indikation oft weiter gestellt wird, kann die Frage der Geburtsüberwachung individualisiert werden. Letztlich kann hier auch die Entscheidung zur Geburtseinleitung bei mangelndem Erfolg revidiert werden.
5. Die Geburtseinleitung nach exogener Wehenauslösung ist prinzipiell nicht anders als nach spontanem Wehenbeginn. Lediglich auf die Zunahme der Verantwortung des Geburtshelfers durch den Eingriff in den natürlichen Ablauf der Ereignisse sei hingewiesen.

Literatur

1. Claman P, Carpenter RJ, Reiter A (1984) Uterine rupture with the use of vaginal PGE for induction of labor. Am J Obstet Gynecol 150: 889
2. Egarter CH, Husslein P (1986) Überstimulierung bei elektiver Geburtseinleitung mit intravaginaler PGE2-Applikation. Geburtsh Perinat 190: 87
3. Göschen K, Saling E (1982) Induktion der Zervixreife mit Oxytocin versus PGF2alpha-Infusion versus PGE2-Gel intrazervikal bei Risikoschwangeren mit unreifer Zervix. Geburtsh Frauenheilk 11: 810
4. Haller U, Kubli F, Husslein P (1988) Prostaglandine in Gynäkologie und Geburtshilfe. Springer, Berlin, Heidelberg, New York, Tokyo
5. Husslein P (1984) Die Bedeutung von Oxytocin und Prostaglandinen für den Geburtsmechanismus beim Menschen. Wien Klin Wschr 96 (Suppl 155)
6. Husslein P, Egarter CH, Salzer H, Genger H, Sevelda P (1986) Geburtseinleitung mit 3 mg PGE2 Vaginaltabletten – Eine Renaissance der programmierten Geburt? Geburtsh Frauenheilk 46: 83
7. Husslein P (1988) Geburtseinleitung. In: Martius G (Hrsg) Therapie in Geburtshilfe und Gynäkologie, Band 1, S 109–117
8. Huszar G (1986) The physiology and biochemistry of the uterus in pregnancy and labor. CRC Press, Boca Raton

9. Jung H (1984) Reifungsprozesse der Zervix uteri und ihre Bedeutung für die Geburt. Geburtsh Perinat 188: 1
10. Kofler E, Egarter CH, Husslein P (1986) Erfahrungen an 2132 Geburtseinleitungen durch intravaginale Applikation von PGE2-Tabletten. Geburtsh Frauenheilk 46: 863
11. Thiery M, Decoster JM, Parewijck W, Noah ML, Derom R, van Keets H, Deefort P, Aertensens W, Debruyne G, de Geest F, Vandekerckhove F (1984) Endocervical prostaglandin E2-gel for preinduction and cervical softening. Prostaglandins 27: 429

Hochrisikogeburtshilfe: Indikationen zum Kaiserschnitt und zur vaginaloperativen Entbindung

A. Bolte

Universitäts-Frauenklinik, Köln

Die Geburtsleitung bei Hochrisikoschwangerschaft wird vorwiegend in Zusammenhang mit Früh- und Mangelgeburt, hämolytischer Fetalerkrankung, Präeklampsie und anderen Schwangerschaften mit bekannten Risiken basierend auf dem Erfahrungsgut klinischer Zentren erörtert. Seltener erfolgt die prospektiv aussagefähigere Gegenüberstellung zu normal verteilten, überregionalen geburtshilflichen Kollektiven. Aus diesem Grund sollen die Geburtsleitung nach Hochrisikoschwangerschaften und die geburtshilflichen Resultate im folgenden am Zahlenmaterial der Rheinischen Perinatalerhebung (RPE)* von 1987 dargestellt werden, um an diesen Beispielen auch auf Verbesserungsansätze hinweisen zu können.

Überblick über das Geburtengut der RPE 1987

Im Jahre 1987 wurden im Bereich der Ärztekammer Nordrhein 97 554 geborene Kinder im Rahmen der RPE dokumentiert. Diese Zahl entspricht einer Geburtenzunahme von 3,9% gegenüber dem Vorjahr. Die Repräsentanz der RPE liegt bei 84% aller Geburten im Bereich der Ärztekammer Nordrhein (10).

Perinatal verstarben 595 Kinder (7,5‰), 314 Kinder wurden tot geboren (3,9‰ aller Tot- und Lebendgeborenen), zwischen dem ersten und siebten Lebenstag verstarben 281 Neugeborene (3,5‰ aller Lebendgeborenen).

Spontangeburten aus Schädellage erfolgten in 73,6% der Fälle, aus Beckenendlage in 1,1%. Die Häufigkeit der Vakuumextraktion betrug 6,3%, die der Zangenentbindung 3,4%. Schnittentbindungen wurden bei 15,7% aller Geburten durchgeführt, wobei in 8,6% der Fälle der Kaiserschnitt primär und in 7,1% sekundär, d. h. aus dem Geburtsverlauf heraus indiziert wurde (Abb. 1).

Nach *Spontangeburten aus Schädellage* wurde eine perinatale Sterblichkeit von 6,6‰ nachgewiesen. Hierunter befanden sich 4,2‰ Totgeburten und 2,4‰ Sterbefälle zwischen dem ersten und siebten Lebenstag.

Unter den *Spontangeburten aus BEL* war die perinatale Mortalität 67,1‰, 24,4‰ Totgeburten und 43,8‰ Sterbefälle zwischen dem ersten und siebten Lebenstag.

Nach *Vakuumextraktion* war die Mortalitätsrate 5,7‰, 3,4‰ Totgeburten und 2,3‰ Sterbefälle zwischen dem ersten und siebten Lebenstag.

---

* Herrn Dr. H. G. Wolf, Ärztekammer Nordrhein (RPE) gilt der besondere Dank für zusätzliche Auswertungsarbeit.

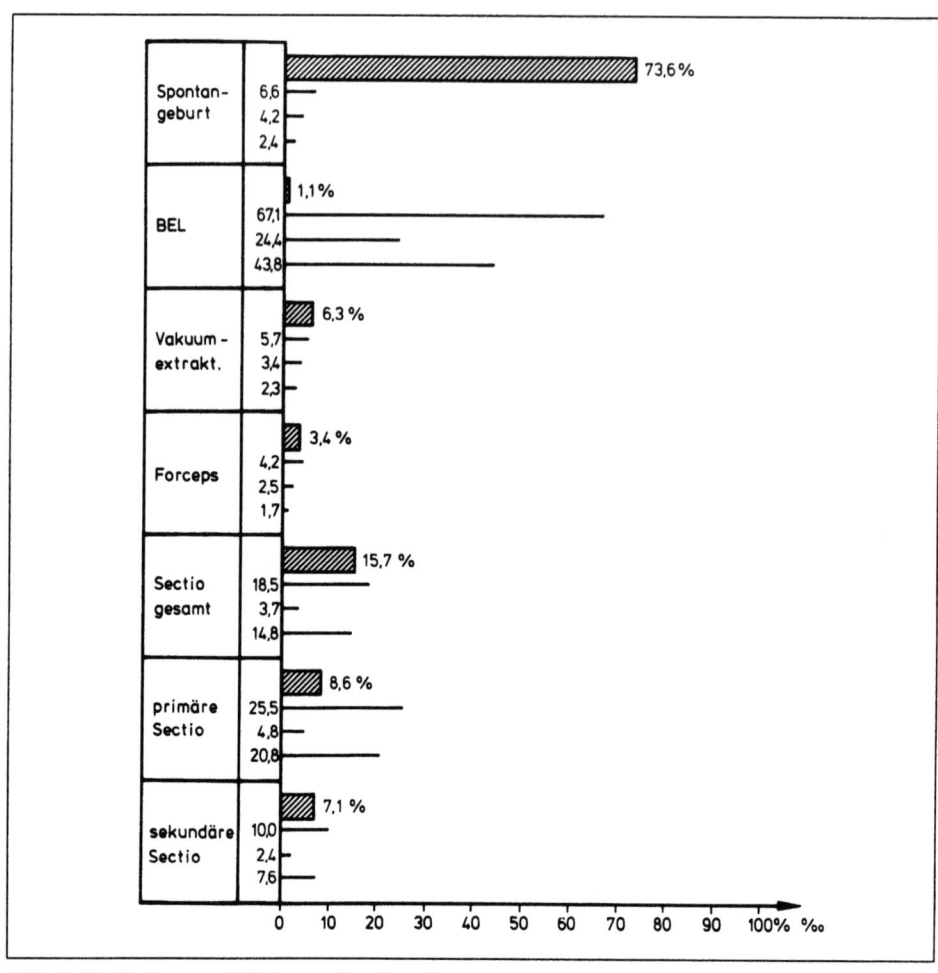

Abb. 1. Entbindungsmodalitäten und perinatale Mortalität bei 97 554 Geburten der RPE 1987. Erfassungsumfang 84%.
PM (perinatale Mortalität): 7,5‰.
TG (Totgeburten): 3,9‰.
M 1–7 (Sterbefälle zwischen 1.–7. Lebenstag): 3,5‰ der Lebendgeborenen

Die perinatale Mortalität nach *Zangengeburten* betrug 4,2‰, Totgeburtenrate 2,5‰ und Sterbefälle zwischen den ersten und siebten Tag 1,7‰.

Nach *Kaiserschnitten* lag die perinatale Sterblichkeit bei 18,5‰, Totgeburtenrate 3,7‰ und Sterbefälle zwischen dem ersten und siebten Lebenstag 14,8‰. Wurde der Kaiserschnitt primär durchgeführt, betrug die perinatale Mortalität 25,5‰ (4,8‰ Totgeburten, 20,8‰ Sterbefälle zwischen dem ersten und siebten Lebenstag). Bei sekundär ausgeführter Schnittentbindung wurde eine perinatale Mortalität von 10‰ nachgewiesen (Totgeburtenrate 2,4‰, Sterbefälle zwischen dem ersten und siebten Lebenstag 7,6‰).

Im Zusammenhang mit Schwangerschaft und Geburt wurden 7 mütterliche Todesfälle innerhalb der RPE dokumentiert. Bezogen auf 78 583 Entbindungen entspricht

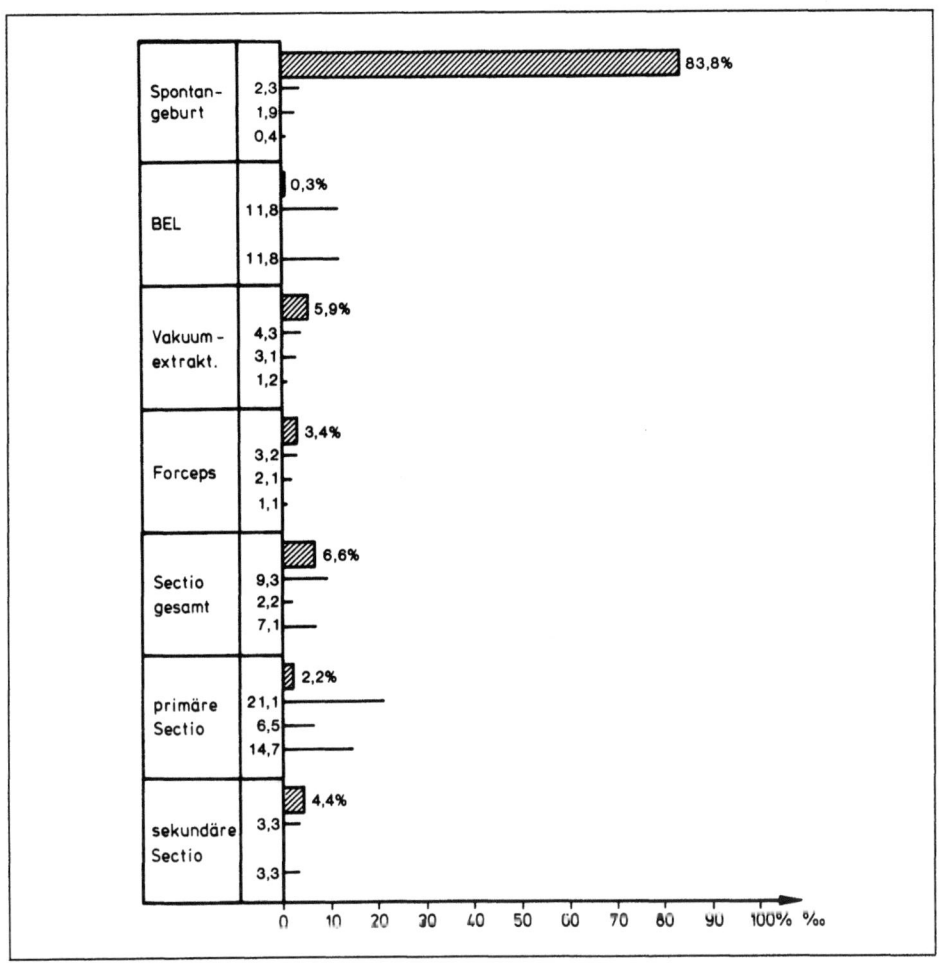

Abb. 2. Entbindungsmodalitäten und perinatale Mortalität nach risikofreien Schwangerschaften. 41,8% aller erfaßten Geburten RPE 1987.
PM: 2,8‰, TG: 2,0‰, M 1–7: 0,8‰

dies einer Müttersterblichkeit von 8,9 auf 100 000 Schwangerschaften und Geburten. In der Bundesrepublik sind 1987 44 mütterliche Sterbefälle entsprechend einer Müttersterblichkeit von 8,5 auf 100 000 Schwangerschaften und Geburten registriert worden.

Geburten nach risikofreien Schwangerschaften (RPE 1987)

Die in Abb. 2 dargestellten Geburtsverläufe und das Fetal outcome nach risikofreien Schwangerschaften beziehen sich auf 33 277 Geburten (41,8% aller erfaßten Geburten der RPE). Die perinatale Mortalität betrug hierbei 2,8‰ bei einer Totgeburtenrate von 2,0‰ und einer Sterblichkeit zwischen dem ersten und siebten Lebenstag der Neugeborenen von 0,8‰.

Spontangeburten aus Schädellage erfolgten in 83,8% und aus Beckenendlage in 0,3% der Fälle. Die Notwendigkeit zur Vakuumextraktion ergab sich bei 5,9%, zur Zangenentbindung bei 3,4% aller Geburten nach risikofreien Schwangerschaften. Die Gesamtsektiorate lag bei 6,6%, wobei in 2,2% der Fälle eine primäre und in 4,4% eine sekundäre Schnittentbindung durchgeführt wurde.

Die perinatale Mortalität nach Spontangeburten aus Schädellage betrug 2,3‰ und setzte sich zusammen aus 1,9‰ Totgeburten und 0,4‰ Sterbefällen zwischen dem ersten und siebten Lebenstag. Im Zusammenhang mit der spontanen Steißlagengeburt war die perinatale Mortalität 11,8‰, wobei alle Todesfälle zwischen dem ersten und siebten Lebenstag der Neugeborenen erfolgten. Die Vakuumextraktion ging mit einer perinatalen Mortalität von 4,3‰ einher (Totgeburten 3,1‰, Sterbefälle zwischen dem ersten und siebten Lebenstag 1,2‰). Nach Zangenentbindungen betrug die Sterblichkeit 3,2‰, bedingt durch 2,1‰ Totgeburten und 1,0‰ Sterbefälle zwischen dem ersten und siebten Lebenstag. Nach Schnittentbindungen fand sich eine perinatale Mortalität von 9,3‰, bei einer Totgeburtenrate von 2,2‰ und einer Sterblichkeit zwischen dem ersten und siebten Lebenstag von 7,1‰. Die höhere perinatale Sterblichkeitsrate wurde mit 21,1‰ nach primärer Schnittentbindung festgestellt, wobei die Totgeburtenrate 6,5‰ und die Sterblichkeit zwischen dem ersten und siebten Lebenstag 14,7‰ betrug. Nach sekundärem Kaiserschnitt lag die perinatale Sterblichkeit bei 3,3‰, alle Sterbefälle kamen bei Neugeborenen zwischen dem ersten und siebten Lebenstag vor.

Geburten nach Risikoschwangerschaften

46 281 Geburten der RPE (58,2%) erfolgten nach Schwangerschaften, die mit mindestens einem Risiko (entsprechend Risikokatalog der RPE) belastet waren (Abb. 3). Die gesamte perinatale Sterblichkeit betrug 10,2‰, bedingt durch eine Totgeburtenrate von 5,0‰ und eine Sterblichkeit zwischen dem ersten und siebten Lebenstag von 5,2‰.

Die Spontangeburt aus Schädellage erfolgte in 67,8% aller Geburten, aus Beckenendlage in 1,4%. Vakuumextraktionen wurden bei 6,5% der Geburten und Zangenentbindungen bei 3,4% erforderlich. Die Gesamtsektiorate betrug 20,9%, davon 12,2% primäre und 8,7% sekundäre Schnittentbindungen.

Die Rate der perinatalen Todesfälle betrug unter den Spontangeburten aus Schädellage 8,4‰, bedingt durch 5,0‰ Totgeburten und 3,4‰ Todesfälle zwischen dem ersten und siebten Lebenstag. Die perinatale Mortalität nach spontaner Beckenendlagengeburt betrug 76,7‰ bei einer Totgeburtenrate von 27,7‰ und einer Sterblichkeit zwischen dem ersten und siebten Lebenstag von 49‰. Vakuumextraktionen gingen mit einer perinatalen Sterblichkeit von 6,1‰ einher (Totgeburtenrate 3,2‰, Sterblichkeit zwischen dem ersten und siebten Lebenstag 2,9‰). Nach Zangenentbindungen fand sich eine perinatale Mortalität von 4,9‰ (2,8‰ Totgeburten und 2,1‰ Sterbefälle zwischen dem ersten und siebten Lebenstag). Alle durchgeführten Kaiserschnitte gingen mit einer perinatalen Mortalität von 18,5‰ einher, Totgeburtenrate 2,9‰ und Sterblichkeit zwischen dem ersten und siebten Lebenstag 15,6‰. Die primäre Schnittentbindung wies mit 24‰ wiederum die höhere perinatale Mortalität auf

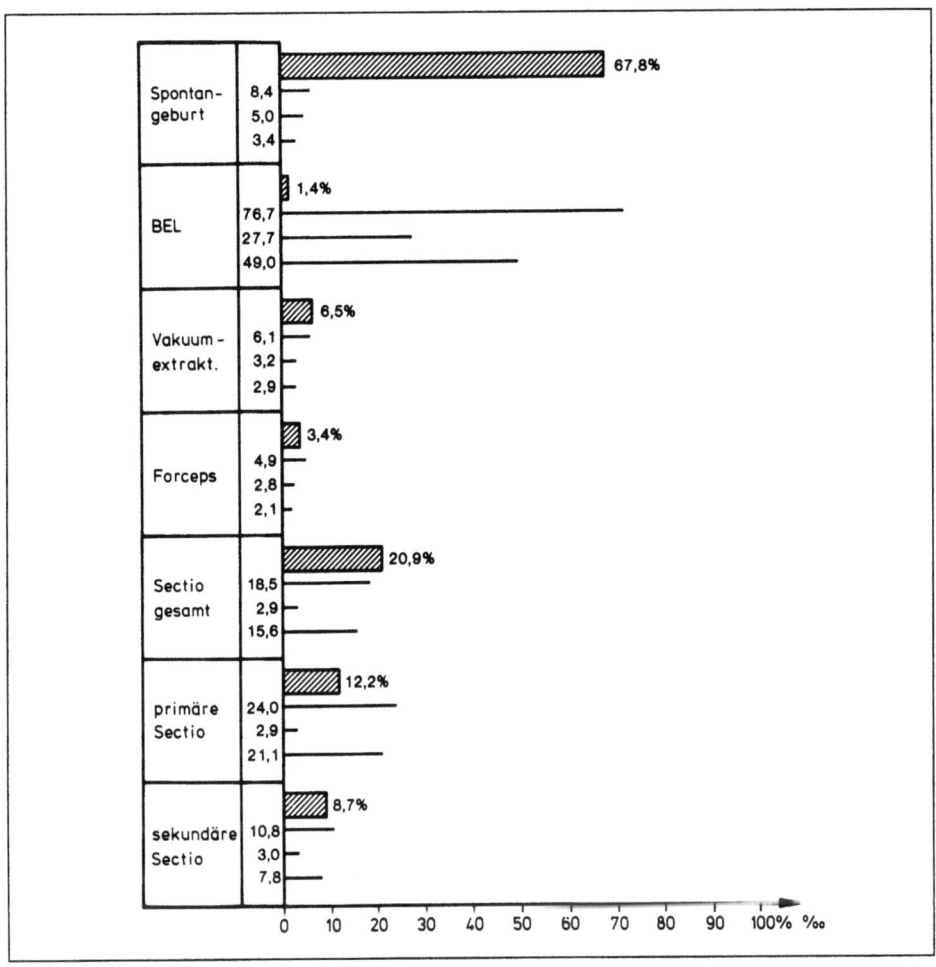

Abb. 3. Entbindungsmodalitäten und perinatale Mortalität nach Risikoschwangerschaften.
58,2% aller erfaßten Geburten RPE 1987.
PM: 10,2‰, TG: 5,0‰, M 1–7: 5,2‰

(2,9‰ Totgeburten und 21,4‰ Sterbefälle zwischen dem ersten und siebten Lebenstag). Demgegenüber wurde nach sekundären Kaiserschnitten eine perinatale Mortalität von 10,8‰ nachgewiesen (Totgeburtenrate 3,0‰, Neugeborenensterbefälle zwischen dem ersten und siebten Lebenstag 7,8‰).

Frühgeburten vor der 37. Schwangerschaftswoche

Im Jahre 1987 wurden im Bereich der Rheinischen Perinatalerhebung 2538 Kinder vor der 37. Schwangerschaftswoche geboren, entsprechend einem Anteil von 3,2% am Gesamtgeburtengut (Abb. 4). Von diesen Kindern verstarben 244, entsprechend einer perinatalen Mortalität von 96,1‰, Totgeburtenrate 23,2‰, Sterblichkeit zwischen dem ersten und siebten Lebenstag 74,3‰.

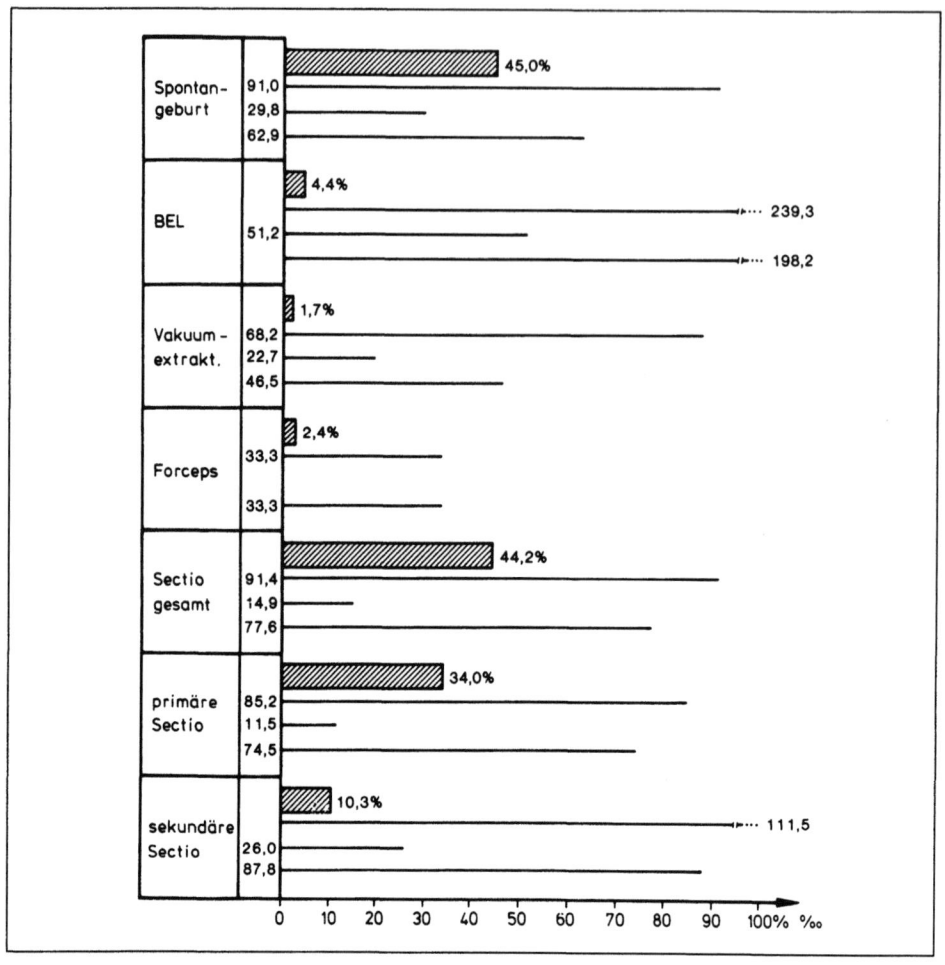

Abb. 4. Entbindungsmodalitäten und perinatale Mortalität bei Frühgeburten (<37. SSW).
3,2% aller erfaßten Geburten RPE 1987.
PM: 96,1‰, TG: 23,2‰, M 1-7: 74,3‰

Spontangeburten aus Schädellage erfolgten bei 45% aller Frühgeburten vor der 37. Schwangerschaftswoche, aus Beckenendlage bei 4.4%. Die Vakuumextraktion erfolgte in 1,7% und die Zangenextraktion in 2,4% aller Frühgeburten. Die Gesamtsektiorate betrug 44,4%, darunter primäre Schnittentbindungen in 34% und sekundäre Kaiserschnitte in 10,4% der Fälle.

Die perinatale Sterblichkeit nach Spontangeburten aus Schädellage betrug 91‰, darunter 29,8‰ Totgeburten und 62,9‰ Sterbefälle zwischen dem ersten und siebten Lebenstag. Nach spontaner Beckenendlagengeburt betrug die Sterblichkeit 239‰ mit einer Totgeburtenrate von 51,2‰ und einer Sterblichkeit zwischen dem ersten und siebten Lebenstag von 198‰. Nach Vakuumextraktion lag die perinatale Mortalität bei 68,2‰ (Totgeburten 22,7‰ und Sterbefälle zwischen dem ersten und siebten Lebenstag 46,5‰). Die Zangenentbindung ging mit einer perinatalen Mortalität von 33,3‰ einher, alle Sterbefälle erfolgten bei Neugeborenen zwischen dem ersten und siebten Lebenstag. Bei Kaiserschnitten wurde eine Mortalität von 91,4‰ registriert, darunter 14,9‰ Totgeburten und 77,6‰ Sterbefälle zwischen dem ersten und siebten Lebenstag. Die primäre Schnittentbindung war mit einer perinatalen Sterblichkeit von 85,2‰ belastet (11,5‰ Totgeburten, 74,5‰ Sterbefälle zwischen dem ersten und siebten Lebenstag) und die sekundäre Schnittentbindung mit einer Sterblichkeit von 111,5‰ bei 26‰ Totgeburten und 87,8‰ Sterbefällen zwischen dem ersten und siebten Lebenstag.

Frühgeburten mit extrem niedrigem Geburtsgewicht (< 1200 g)

Die Häufigkeit von Frühgeborenen mit einem Geburtsgewicht von weniger als 1200 g betrug 1987 319 Kinder, entsprechend einem Gesamtanteil von 0,4%. 127 dieser Kinder verstarben perinatal (399,4‰), Totgeburtenrate 40,8‰, Sterbefälle zwischen dem ersten und siebten Lebenstag 373,7‰ (Abb. 5).

Die Spontangeburt aus Schädellage erfolgte in 29,3% aller Schwangerschaften, die spontane Beckenendlagengeburt in 9,9% der Fälle. Vakuumextraktionen wurden nicht durchgeführt, die Rate der Zangenentbindung war mit 0,3% niedrig. Entsprechend hoch war die Gesamtsektiofrequenz mit 56,5%, hierunter 45% primäre und 11,5% sekundäre Kaiserschnitte.

Die perinatale Mortalität war nach Spontangeburten extrem hoch. Über die Hälfte aller Kinder gingen verloren. Die gleiche Feststellung trifft auch für die Sterblichkeit nach sekundärer Schnittentbindung zu, während die Überlebenschancen nach primärem Kaiserschnitt mit einer perinatalen Sterblichkeit von 220‰ verhältnismäßig günstig waren.

Früh- und Mangelgeburten mit extrem niedrigem Geburtsgewicht

Unter den Gesamtgeburten der Rheinischen Perinatalerhebung kamen im Jahre 1987 102 Früh- und Mangelgeburten mit einem Geburtsgewicht von weniger als 1000 g vor, was einer Häufigkeit von 0,1% entspricht. 32 dieser Kinder sind perinatal verstorben, entsprechend einer Mortalität von 314‰. Alle Todesfälle ereigneten sich zwischen dem ersten und siebten Lebenstag der Neugeborenen (Abb. 6).

Ganz im Vordergrund stand bei dieser Gruppe die Geburtsleitung durch primäre Schnittentbindung, während nur knapp 16% der Kinder aus Schädel- oder Beckenendlage spontan geboren wurden. Während ein Überleben nach Spontangeburten die Ausnahme darstellte, betrug die perinatale Mortalität nach primärer Schnittentbindung immerhin auch 220‰.

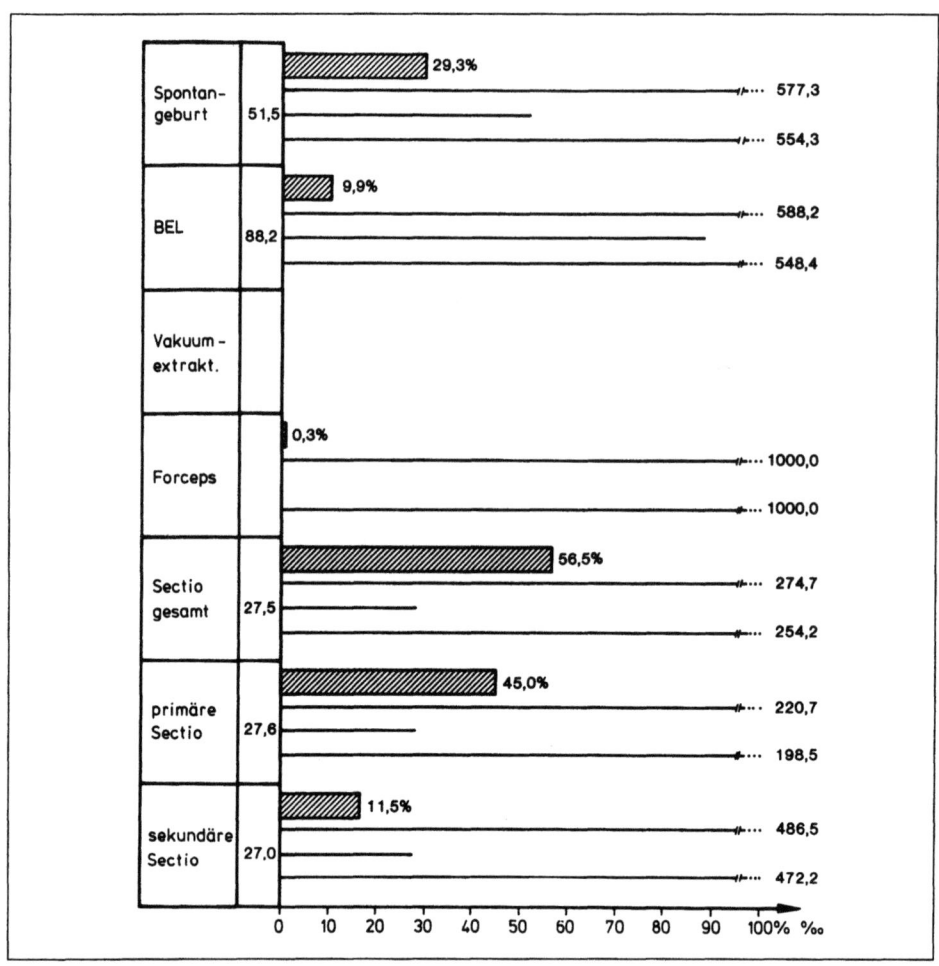

Abb. 5. Entbindungsmodalitäten und perinatale Mortalität bei Frühgeburten mit niedrigem Geburtsgewicht (<1200 g).
0,4% aller erfaßten Geburten RPE 1987.
PM: 399,4‰, TG: 40,8‰, M 1–7: 373,7‰

Geburtsleitung bei Schwangeren mit Diabetes mellitus

291 Kinder wurden im Jahre 1987 von diabetischen Schwangeren geboren (Abb. 7). Der Anteil am Gesamtgeburtengut der Rheinischen Perinatalerhebung entspricht damit 0,37%. Zehn Kinder gingen perinatal verloren, entsprechend einer Mortalität von 34,4‰, Totgeburtenrate 10,4‰, Sterblichkeit zwischen dem ersten und siebten Lebenstag 24,3‰.

Etwa je zur Hälfte wurden die Kinder von Diabetikerinnen spontan aus Schädellage – nur zwei Geburten erfolgten spontan aus Beckenendlage – und auf abdominalem Wege geboren. Die Rate der Vakuumextraktion betrug 5,2%, die der Zangenentbindung 7,2%.

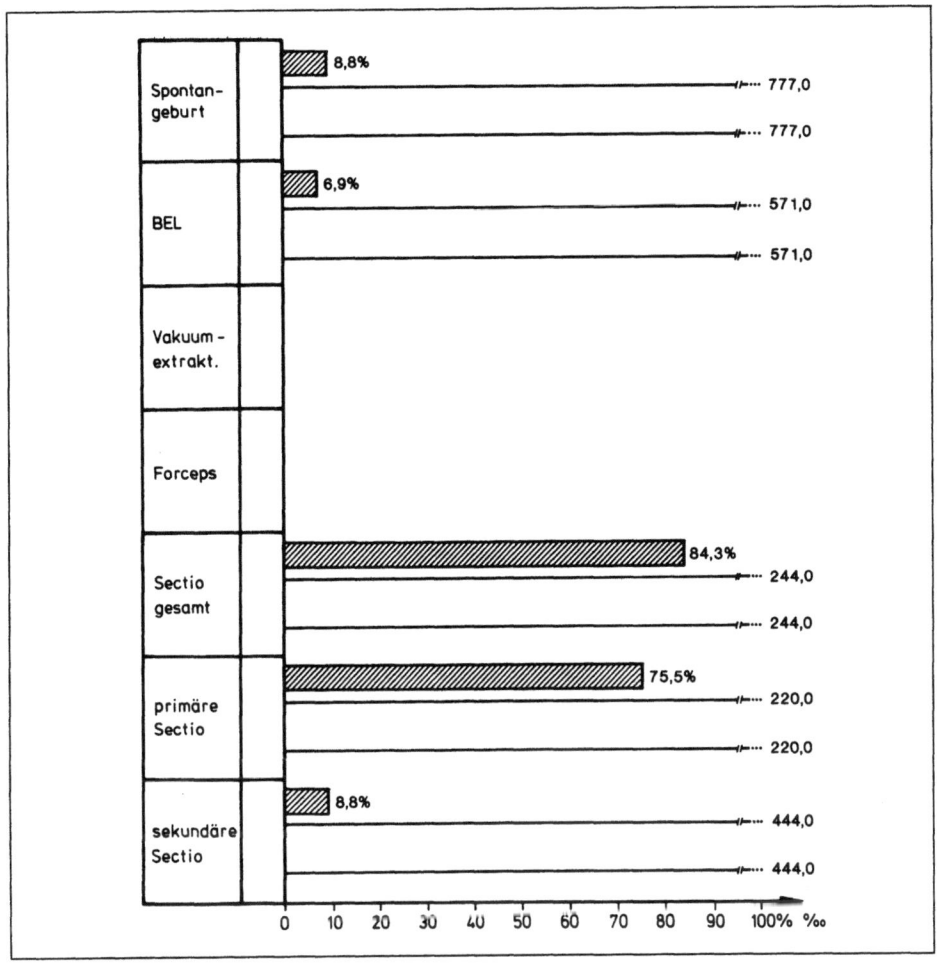

Abb. 6. Entbindungsmodalitäten und perinatale Mortalität bei Früh- und Mangelgeburten mit extrem niedrigem Geburtsgewicht (< 1000 g).
0,1% aller erfaßten Geburten RPE 1987.
PM: 314‰, TG: keine, M 1–7: 314‰

Während nach Spontangeburten aus Schädellage die perinatale Mortalität 37,9‰ betrug (22,7‰ Totgeburten und 15,5‰ Sterbefälle zwischen dem ersten und siebten Lebenstag), war auch die Sterblichkeit nach Schnittentbindungen mit 33,1‰ unverhältnismäßig hoch, wobei die kindlichen Todesfälle ausschließlich nach primärem Kaiserschnitt bei den Neugeborenen zwischen dem ersten und siebten Lebenstag vorkamen und die sekundäre Schnittentbindung durch perinatale Todesfälle unbelastet blieb.

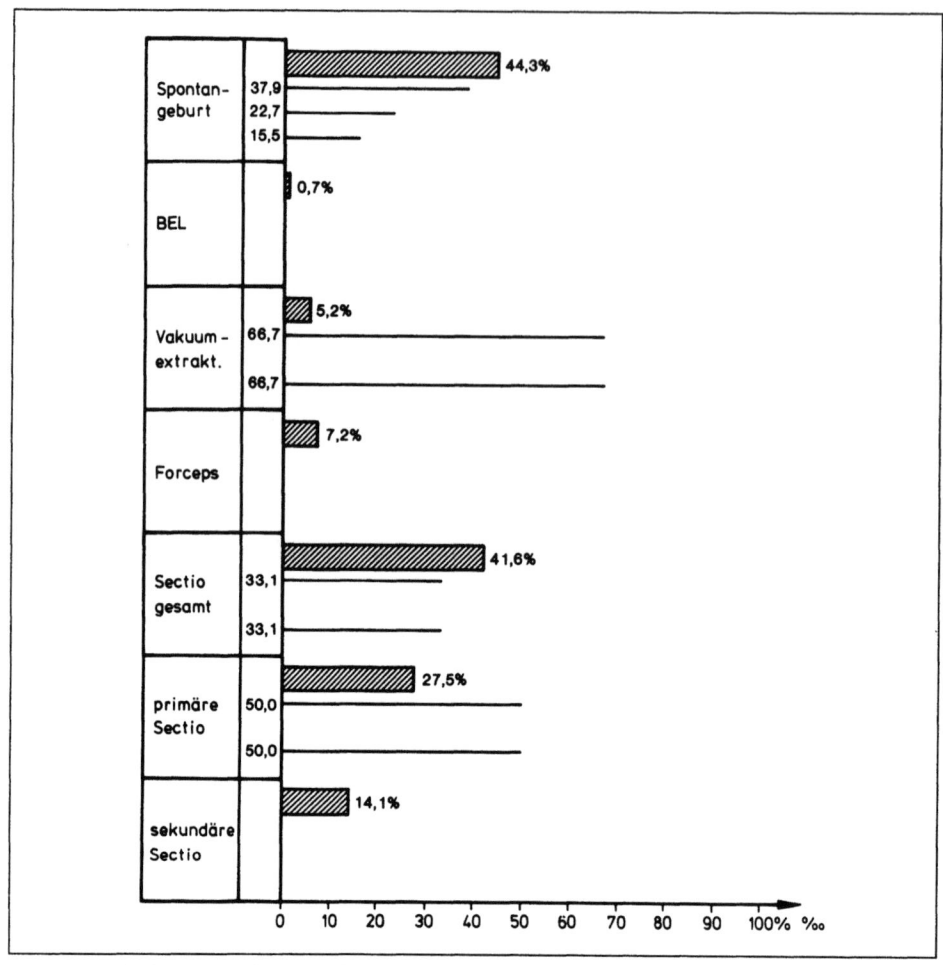

Abb. 7. Entbindungsmodalitäten und perinatale Mortalität bei diabetischen Schwangeren. 0,37% aller erfaßten Geburten RPE 1987.
PM: 34,4‰, TG: 10,4‰, M 1–7: 24,3‰

Geburtsleitung bei Rh-Inkompatibilität

Die schwere Rh-Inkompatibilität mit Behandlungsnotwendigkeit vor der Geburt und/oder Blutaustausch beim Neugeborenen kam 1987 bei 242 Schwangerschaften vor, was einem Anteil am Gesamtgeburtengut von 0,30% entspricht (Abb. 8). Nur vier Kinder sind perinatal verstorben (16,5‰), drei Kinder verstarben vor der Geburt (12,4‰) und ein Kind zwischen dem ersten und siebten Lebenstag (4,2‰).

Die Spontangeburt aus Schädellage erfolgte in 63,6%, aus Beckenendlage in 0,8% der Fälle. Die Rate der Vakuumextraktionen betrug 5,9%, die der Zangenentbindungen 2,9%. Die gesamte Sektiorate lag bei 26,8%, hierunter 18,8% primäre und 7,9% sekundäre Kaiserschnitte.

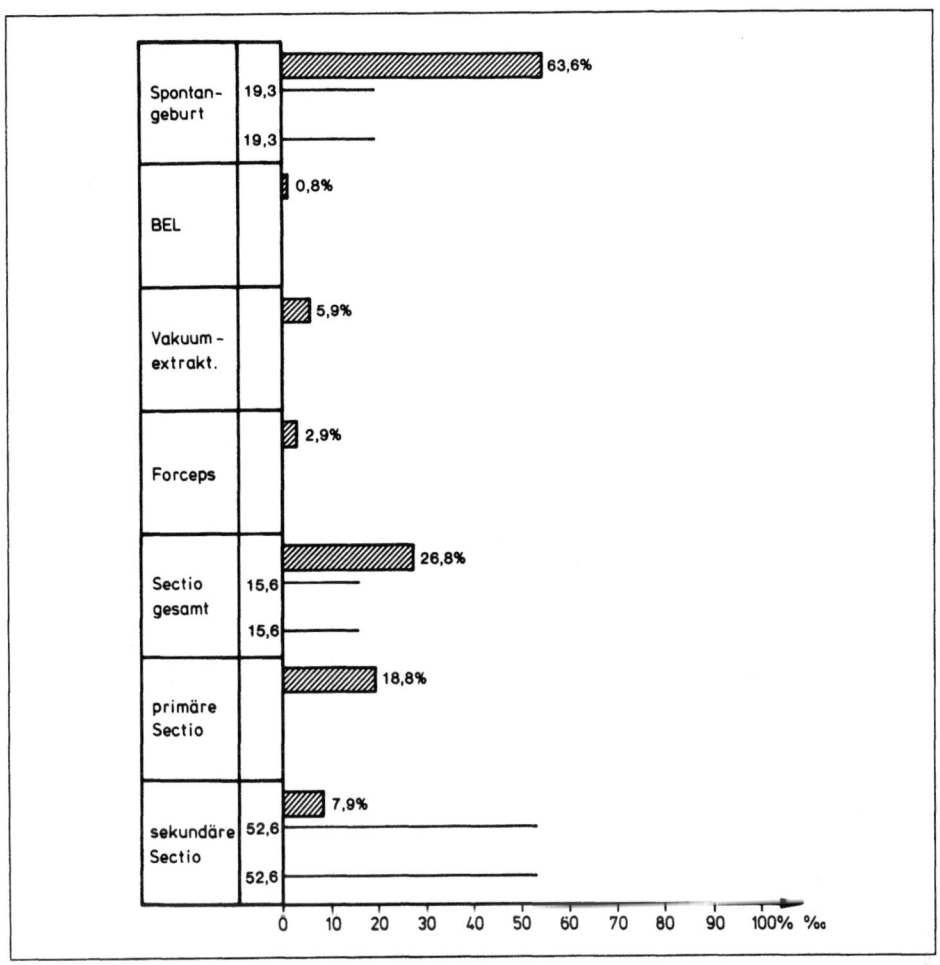

Abb. 8. Entbindungsmodalitäten und perinatale Mortalität bei Schwangerschaften mit Rh-Inkompatibilität.
0,3% aller faßten Geburten RPE 1987.
PM: 16,5‰, TG: 12,4‰, M 1–7: 4,2‰

Perinatale Todesfälle nach Spontangeburten waren mit 19,6‰ relativ selten, wobei alle Sterbefälle zwischen dem ersten und siebten Lebenstag vorkamen. Während nach primärer Schnittentbindung kein perinataler Todesfall zu verzeichnen war, lag die perinatale Sterblichkeit nach sekundärer Schnittentbindung bei 52,6‰, auch in dieser Gruppe ereigneten sich alle Sterbefälle zwischen dem ersten und siebten Lebenstag.

Kritische Stellungnahme zur Geburtsleitung, insbesondere nach Hochrisikoschwangerschaften

Nimmt man die Geburten der Rheinischen Perinatalerhebung aus dem Jahre 1987 als Maßstab – dies dürfte bei Vergleich mit den Erhebungen der übrigen Bundesländer gerechtfertigt sein –, so hat sich bei Überblick über das Gesamtgeburtengut die Rate der Spontangeburten auf etwa 75 % eingependelt. Die Häufigkeit der Anwendung vaginaloperativer Verfahren wie Vakuumextraktion und Zangenentbindung betrug etwa 10 % und die Häufigkeit der Schnittentbindung etwa 15 %. Berücksichtigt man darüber hinaus die geburtshilflich-neonatologischen Tendenzen, werden sich diese Zahlen in den nächsten Jahren kaum wesentlich ändern, wobei innerhalb der einzelnen Gruppen noch geringfügige Verschiebungen denkbar sind. Die spontane Beckenendlagengeburt wird auch in Zukunft der Mehrgebärenden nach störungsfreiem Schwangerschaftsverlauf vorbehalten bleiben und die Spontangeburt nach vorausgegangenem Kaiserschnitt in der Tendenz weiterhin eine Zunahme erfahren. Die gegenüber der Zangenentbindung relativ hohe Rate an Vakuumextraktionen wird sich unter dem Aspekt der doch etwas höheren kindlichen Morbidität nach Vakuumextraktion zugunsten der Zangenentbindung umkehren, so daß letztlich bei Extraktionsnotwendigkeit von Beckenboden dem Forzeps als dem risikoärmeren Verfahren der Vorzug gegeben wird und die Vakuumextraktion nur noch in Einzelfällen Anwendung findet, zum Beispiel bei erforderlicher Beendigung der Geburt aus Beckenmitte (4).

Voraussetzung für die Toleranz der derzeitigen Kaiserschnittsrate von 15 % ist, daß der erzielte Gewinn die eingegangenen höheren Risiken rechtfertigt, d. h. daß einerseits die Chancen für die durch Kaiserschnitt gewonnenen Kinder gemessen an Vitalitätsindex der Neugeborenen und Morbiditätsrate deutlich verbessert werden, andererseits die mütterliche Mortalität nach Kaiserschnitten unter 1‰ liegt und auch die materne Morbidität in vertretbaren Grenzen bleibt. In der RPE 1987 traten drei mütterliche Todesfälle in mittelbarem oder unmittelbarem Zusammenhang mit einer Schnittentbindung auf, so daß bezogen auf 12 583 Kaiserschnitte 1987 die Müttersterblichkeit nach Sektio 0,2/1000 Schnittentbindungen betrug und damit als recht optimal anzusehen ist. Die materne Morbiditätsrate wurde durch die RPE nicht ermittelt.

Die perinatale Mortalität als Maßstab für die Qualität der geburtshilflich-neonatologischen Leistung hat im Jahre 1987 mit 7,5‰ den bisher niedrigsten Stand erreicht, wobei die Kinder je zur Hälfte tot geboren wurden oder an den ersten sieben Lebenstagen verstarben. Die besten Ergebnisse wurden bei der spontanen Schädellagegeburt sowie nach Anwendung vaginaloperativer Entbindungsverfahren verzeichnet, während die selten gewordene Spontangeburt aus Beckenendlage mit der höchsten Mortalitätsrate verbunden war. Dieses Faktum ist vorrangig auf Steißlagengeburten bei hochgradig unreifen Kindern zurückzuführen, worauf noch einzugehen sein wird. Auch die Schnittentbindung ging mit einer vergleichsweise zu hohen perinatalen Mortalität einher, die Ursachen hierfür bedürfen daher einer kritischen Überprüfung.

Die Bedeutung des risikofreien Schwangerschaftsverlaufes, der bei 41 % der Geburten der RPE 1987 vorgelegen hat, wird aus den guten geburtshilflich-neonatologischen Resultaten ersichtlich. Eine perinatale Mortalität von 2,9‰ bei mit 6,6 % niedriger Sektiofrequenz dürfte als zur Zeit kaum noch zu verbesserndes geburtshilfliches Resultat anzusehen sein. Andererseits ist aber die Häufigkeit von Schwangerschaftsrisiken mit etwa 59 % in Zukunft nicht wesentlich zu verringern; daher bleibt nur zu hoffen, daß im Rahmen der sich weiter verbessernden Schwangerschaftsvorsorgeuntersuchungen die Frühzeichen auftretender Risiken erkannt und die richtigen Konsequenzen gezogen werden. Die heutige Geburtshilfe und Neonatologie müssen sich auf dieses Faktum einstellen und insbesondere die diagnostischen und therapeutischen Maßnahmen bei Hochrisikoschwangerschaften optimieren.

Die vorstehend gemachten Zahlenangaben über Häufigkeit, Geburtsleitung und perinatale Mortalität bei Früh- und Mangelgeburten, insbesondere solche mit extrem niedrigem Geburtsgewicht, bei Diabetes mellitus der Mutter und Rh-Inkompatibilität lassen Verbesserungsansätze deutlich erkennen.

Bei Vorliegen von in der Schwangerschaft erkannten Risiken – auch nur eines Risikofaktors – steigt die perinatale Mortalität an bei Zunahme der Sektiorate und unter gleichzeitiger Abnahme der spontanen Schädellagengeburt. Die erwiesenermaßen hohe Sterblichkeitsrate bei Beckenendlage sollte bei Vorhandensein von zusätzlichen Risiken daher die Indikation für die Schnittentbindung auch bei Mehrgebärenden erleichtern.

Die ausschließlich durch vorzeitige Wehen sich andeutende Frühgeburt vor der 37. Schwangerschaftswoche, die in 3,2% des gesamten Geburtengutes der RPE 1987 auftrat und in etwa der Hälfte der Fälle mit der Durchführung eines Kaiserschnittes einherging, ist mit einer mit 96,1‰ zu hohen perinatalen Sterblichkeit belastet. Um hier eine Verbesserung erzielen zu können, sollte einerseits die sekundäre Indikationsstellung vermieden, andererseits aber auch nicht zu voreilig der Kaiserschnitt ausgeführt werden. Im allgemeinen wird man bei vorzeitiger Wehentätigkeit, auch mit vorzeitigem Blasensprung, immer noch die Möglichkeit zur zumindest vorübergehenden Tokolyse haben, um damit sowohl in ein höheres Schwangerschaftsstadium gelangen zu können, als auch durch eine medikamentöse Lungenreifung bei Frühgeborenen mit einem Geburtsgewicht von weniger als 1500 g bessere Überlebenschancen zu erzielen. Dieser Hinweis soll keineswegs über die weiterhin vorhandenen Entscheidungsschwierigkeiten im Einzelfall hinwegtäuschen. Die spontane Frühgeburt aus Beckenendlage mit einem vorhersehbaren Geburtsgewicht von weniger als 2000 g sollte aber von seltenen unvorhersehbaren Ausnahmen abgesehen vermieden werden (1, 6).

Das im Grundsatz für Frühgeburten vor der 37. Woche zum Ausdruck gebrachte gilt erst recht für hochgradig unreife Früh- und Mangelgeburten mit einem zu erwartenden Geburtsgewicht von weniger als 1200 g. Berücksichtigt man die Erfahrungen angloamerikanischer, aber auch der wenigen gut ausgestatteten bundesdeutschen perineonatologischen Zentren, so können heute Früh- und Mangelgeburten wesentlich bessere Überlebenschancen haben als am Geburtengut der RPE 1987 dargestellt. Vorausgesetzt die Schwangerschaft hat die 26. Schwangerschaftswoche überschritten und das zu erwartende Geburtsgewicht ist größer als 500 g, haben Früh- und Mangelgeborene nur dann eine bessere Chance, wenn nicht nur als Entbindungsweg primär der abdominale gewählt wird, sondern darüber hinaus ein neonatologisches Team die Weiterbehandlung des Neugeborenen am Ort der Entbindung unmittelbar übernimmt (2, 3, 5, 7, 8, 9). Mit anderen Worten: Die regionalisierte Geburtshilfe der etwa 0,5% Früh- und Mangelgeburten mit sehr niedrigem Geburtsgewicht setzt eine neonatologische Intensivbehandlung in der Entbindungsklinik voraus, wenn die Resultate auch bei diesen Kindern wirklich verbessert werden sollen. Werden diese extrem untergewichtigen Kinder auch nur kurze Strecken bis zur Intensivstation transportiert, bleiben ihre Chancen, wie in der RPE 1987 dargestellt, weiterhin gering. Dann muß man sich als Geburtshelfer aber auch vor Augen führen lassen, daß das von der Mutter mit dem Kaiserschnitt eingegangene größere Risiko nur schwerlich gerechtfertigt ist. Für das bevölkerungsreichste Bundesland Nordrhein-Westfalen würden zum Beispiel vier über das Land verteilte, optimal ausgestattete Zentren für diese regionalisierte Geburtshilfe ausreichen. Dabei ist hervorzuheben, daß die Regionalisierung, d. h. die Zuweisung der schwangeren Frauen mit dem Risiko einer Früh- und Mangelgeburt mit einem zu erwartenden Kindsgewicht von weniger als 1200 g, bereits weitgehend stattgefunden hat, *die optimale Ausstattung der Entbindungskliniken aber noch fehlt,* so daß weiterhin kürzere oder sogar längere Transportwege der infolge des sehr niedrigen Geburtsgewichtes extrem bedrohten Kinder erforderlich sind. Das aufgrund internationaler, aber auch nationaler Erfahrungen berechtigte Anliegen sollte baldmöglichst gesundheitspolitisch durchgesetzt werden.

Bei diabetischen Schwangeren wurde offensichtlich in der Vergangenheit durch Regionalisierung von Schwangerschaftsüberwachung und Geburt in geburtshilflich-neonatologischen Zentren eine wesentliche Verbesserung dadurch erzielt, daß der Kohlehydratstoffwechsel der schwangeren Diabetikerin durch Anpassung des Insulinbedarfs und diätetische Maßnahmen sehr streng, unter strikter Vermeidung von Hyperglykämien eingestellt wurde. Als Resultat zeigt sich eine gegenüber den Vorjahren deutlich gesenkte perinatale Mortalität (13‰), wobei je die Hälfte der kindlichen Verluste durch Totgeburten und durch Sterbefälle zwischen dem ersten und siebten Lebenstag bedingt waren. Allerdings wurden in knapp 42% der Fälle Schnittentbindungen – und zwar überwiegend der primäre Kaiserschnitt – meist bedingt durch Frühgeburt notwendig. Die Frühgeburt bei Diabetes der Mutter verursacht mit einer perinatalen Mortalität von 50‰ noch immer eine relativ zu hohe Verlustrate. Hier ist sicherlich als Handikap anzusehen, daß die Wehenhemmung mit Betamimetika häufig nicht mit der diabetischen Erkrankung der Mutter in Einklang zu bringen ist. Die relativ zu hohe Sterblichkeit nach Vakuumextraktion und die fehlende Verlustrate nach Zangenentbindungen bestätigt das früher über die Saugglockengeburt ausgeführte.

Der Gestationsdiabetes ist in diese Übersicht nicht mit eingeschlossen. Zahlenmäßige Aussagen lassen sich aus der RPE leider nicht gewinnen. Die enorme Bedeutung der Diagnosestellung im Rahmen der Schwangerschaftsvorsorgeuntersuchungen für die Prognose der Neugeborenen ist jedoch unbestritten!

Auch bei der hämolytischen Fetalerkrankung infolge Rh-Inkompatibilität ist die regionalisierte Geburtshilfe bereits abgeschlossen. Mit 242 Fällen oder 0,3% des Gesamtgeburtengutes der RPE 1987 ist die Anzahl aber noch überraschend hoch, berücksichtigt man, daß die Prophylaxe der Rh-negativen Frauen seit etwa zwei Jahrzehnten routinemäßig durchgeführt wird. In einem Teil der Fälle muß die einmalige Prophylaxe – zum Beispiel nach vorausgegangenen Entbindungen oder Aborten – unzureichend sein. Erfahrungen mit dem HbF-Zellennachweis nach der einmaligen Gabe von Anti-D-Globulin bestätigen diese Vermutung. Es bleibt daher nur der Hinweis, in Fällen, die erfahrungsgemäß mit einer Makrotransfusion fetalen Blutes einhergehen können – z. B. die Schnittentbindung, die manuelle Plazentalösung u. a. –, die HbF-Zellkontrolle und die eventuelle Weiterbehandlung mit Anti-D-Globulinen unbedingt durchzuführen, um die Anzahl hämolytischer Fetalerkrankungen weiter zu vermindern.

Die erzielten Ergebnisse sind mit einer perinatalen Mortalität von nur 16,5‰ erfreulich. In dieses Resultat geht mit höchster Wahrscheinlichkeit nicht nur die pränatale Diagnostik mit Nachweis des Ausmaßes der hämolytischen Fetalerkrankung, sondern auch die dank des Ultraschalls möglich gewordene pränatale Therapie ein. Die Rate der Schnittentbindungen ist mit 27% verhältnismäßig niedrig. Die fehlende kindliche Verlustrate läßt die Bedeutung der Indikationsstellung zum primären Kaiserschnitt erkennen.

Schlußfolgerung

Die „klassischen" mütterlichen und kindlichen Indikationen zur vaginaloperativen Entbindung oder Sektio wurden in den letzten Jahren durch prophylaktische Schnittentbindungen vornehmlich bei Früh- und Mangelgeburten mit sehr niedrigem Geburtsgewicht erweitert. Anlaß hierzu waren die Erfolge der neonatologischen Intensivbehandlung bei hochgradig unreifen Neugeborenen mit Gewichten zwischen 500 und 1200 g. Überregional schließen 15% Kaiserschnitte und 10% vaginaloperative Entbindungen alle Hochrisikoschwangerschaften ein und stellen den heutigen geburtshilflichen Standard dar. Perineonatologische Zentren mit hohem Anteil an Hochrisikoschwangerschaften haben eine wesentlich größere Operationsfrequenz, vornehmlich bedingt durch Kaiserschnitte. Die berechtigten Erwartungsansprüche an den hohen Einsatz der regionalisierten Geburtshilfe können nur erfüllt werden, wenn die Ausstattung dieser Zentren auch eine unmittelbare Intensivtherapie bei Neugeborenen mit extrem niedrigem Geburtsgewicht unter Vermeidung des Transportes zuläßt.

Literatur

1. Bolte A, Fuhrmann U, Hamm W, Kusche M, Schlensker K-H, Stenzel B (1987): Geburtshilfliches Management bei schwerer fetaler Wachstumsretardierung. Geburtsh u Frauenheilk 47: 518
2. Bolte A, Schlensker K-H, Wolff F, Hamm W (1988): Obstetrical management in severe fetal growth retardation, fetal outcome and development of the children – results of a follow-up study. XII. World Congress of Obstetrics and Gynecology, Rio de Janeiro
3. Haas G, Asprion G, Leidig E, Buchwald-Saal M, Mentzel H (1986): Obstetrical and neonatal risk factors in very low birth-weight infants related to their neurological development. Eur J Pediatr 145: 341
4. Kubli F, Patel N, Schmidt W, Linderkamp O (1988): Perinatal events and brain damage in surviving children. Springer, Berlin Heidelberg New York Tokyo
5. Mentzel H (1988): Improved outcome of very low birth-weight infants 1977–1986. Critical analysis of results and possible mechanism. In: Kubli F, Patel N, Schmidt W, Linderkamp O (eds) Perinatal events and brain damage in surviving children. Springer, Berlin Heidelberg New York Tokyo, p 273
6. Naeye RL, Tafari N (1983): Risk factors in pregnancy and diseases of the fetus and newobrn. Williams and Wilkins, Baltimore
7. Papiernik E, Bouyer J, Dreyfus J (1985): The prevention of preterm births: the perinatal study of Hagenau. Pediatrics 76: 154
8. Stewardt A, Hope P (1988): Prediction of outcome: periventricular hemorrhage versus ischemia. In: Kubli F, Patel N, Schmidt W, Linderkamp O (eds): Perinatal events and brain damage in surviving children. Springer, Berlin Heidelberg
9. Versmold, HT (1988): Role of transport for the prognosis of very low birth-weight preterm infant. In: Kubli F, Patel N, Schmidt W, Linderkamp O (eds): Perinatal events and brain damage in surviving children. Springer, Berlin Heidelberg New York Tokyo, p 265
10. Wolf HG, Schäfer RD (1988): Perinatale Mortalität 1987 gesunken. Ergebnisse der Rheinischen Perinatalerhebung 1987. Rhein Ärztebl 18: 703

Perinatale Ursachen neonataler Hirnschäden

G. Jorch

Universitäts-Kinderklinik, Münster

Einleitung

Als im Jahre 1926 der finnische Neonatologe Arvo Ylppö auf einem Kongreß im benachbarten Düsseldorf die Bedeutung geburtshilflich verursachter Hirnschäden bei Neugeborenen herausstrich, stieß er auf wenig Sympathie bei den anwesenden Geburtshelfern. Diese Gefahr laufe ich heute nicht, da ich feststellen kann, daß *geburtstraumatische* Hirnschädigungen heute ausgesprochen selten geworden sind.

Asphyktische Hirnschädigungen, insbesondere bei sehr unreifen Frühgeborenen, ereignen sich jedoch weiterhin in der Perinatalperiode, d. h. während des Geburtsverlaufs und der sich daran anschließenden Erstversorgung des Frühgeborenen im Kreißsaal. Wenngleich asphyktische Hirnschädigungen bei Frühgeborenen 30mal häufiger sind als bei reifen Neugeborenen (5, 10), ist trotzdem die Zahl der durch Asphyxie geschädigten reifen Neugeborenen nicht zu vernachlässigen, weil auf ein Frühgeborenes 15 Termingeborene kommen. Da die Pathophysiologie der asphyktischen Hirnschädigung beim reifen Neugeborenen sich jedoch vollständig von der des sehr unreifen Frühgeborenen unterscheidet, sollen im folgenden beide Vorgänge getrennt besprochen werden.

Asphyktische Hirnschäden bei reifen Neugeborenen

Wenn wir von asphyktischer Hirnschädigung sprechen, so verstehen wir darunter die strukturellen Hirnschäden, die dadurch eintreten, daß der Sauerstoffbedarf von Hirnzellen über einen zu langen Zeitraum unterschritten wird. Diese Gewebshypoxie kann durch Sauerstoffmangel im Blut (Hypoxämie) oder – viel häufiger – durch zerebrale Minderdurchblutung (Ischämie) entstehen. Hierzu gibt es gute tierexperimentelle Modelle (1, 13). Bei prolongierter Asphyxie (etwa gleichzusetzen der vorzeitigen Plazentalösung) entsteht eine kortikale Nekrose, bei akuter schwerere Asphyxie (gleichzusetzen etwa dem Nabelschnurvorfall) eine überwiegende Stammgangliennekrose. Dabei ist die Dauer der Gewebshypoxie entscheidend. Somit beträgt das Risiko für eine Zerebralparese bei 5minütiger Asphyxie nur 1%, auch bei 15minütiger Asphyxie 10%, um dann bei 20minütiger Asphyxie rasch auf über 50% anzusteigen (2).

Insgesamt ist die Hypoxietoleranz des Neugeborenen deutlich höher als die des Erwachsenen. Während die Hirnischämieschwelle für strukturelle Hirnschädigungen beim Erwachsenen bei einem hirnvenösen pO_2 von 12 mmHg liegt, treten Hirnschäden bei Neugeborenen erst bei einem hirnvenösen pO_2 von unter 6 mmHg auf (15).

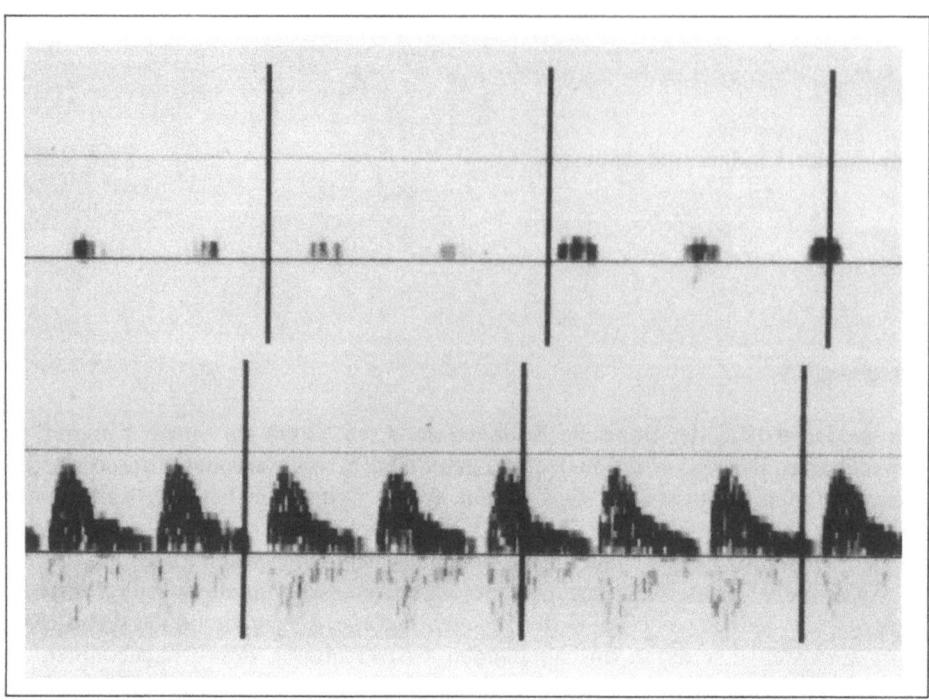

Abb. 1. Akzidentelle Hyperventilation mit Kreislaufdepression im Transportinkubator. Bei Aufnahme: pCO$_2$ 18 mmHg, arterieller Mitteldruck 23 mmHg, mittlere Strömungsgeschwindigkeit in der A. cerebri anterior 0,5 cm/s (obere Kurve). Nach Reduktion des Beatmungsdruckes Normalisierung des Strömungsmusters (untere Kurve). Eine Stunde später jedoch tödliche intraventrikuläre Hirnblutung (vermutlich) auf dem Boden der vorausgegangenen Ischämie

Tabelle 1. Auf der aktuellen Perinatalstatistik des Perinatalzentrums Münster beruhende tägliche Zunahme der Überlebenswahrscheinlichkeit zwischen der 25. und 32. SSW

Gestationsalter	Überlebende	Zunahme/Tag
25. SSW	35%	3,8%
26. SSW	55%	2,9%
27. SSW	70%	2,1%
28. SSW	80%	1,4%
29. SSW	87%	1,0%
30. SSW	92%	0,7%
31. SSW	94%	0,3%
32. SSW	95%	0,1%

Dadurch, daß die Natur das Neugeborene gegenüber dem Erwachsenen mit einer höheren Asphyxietoleranz ausgestattet hat, ist es möglich, durch rasches und energisches Handeln Hirnschäden zu verhüten. Geburtsleitung und Erstversorgung müssen darauf ausgerichtet sein, den Beginn einer zerbralen Hypoxie sofort zu erkennen und diese binnen etwa 15 min zu beheben.

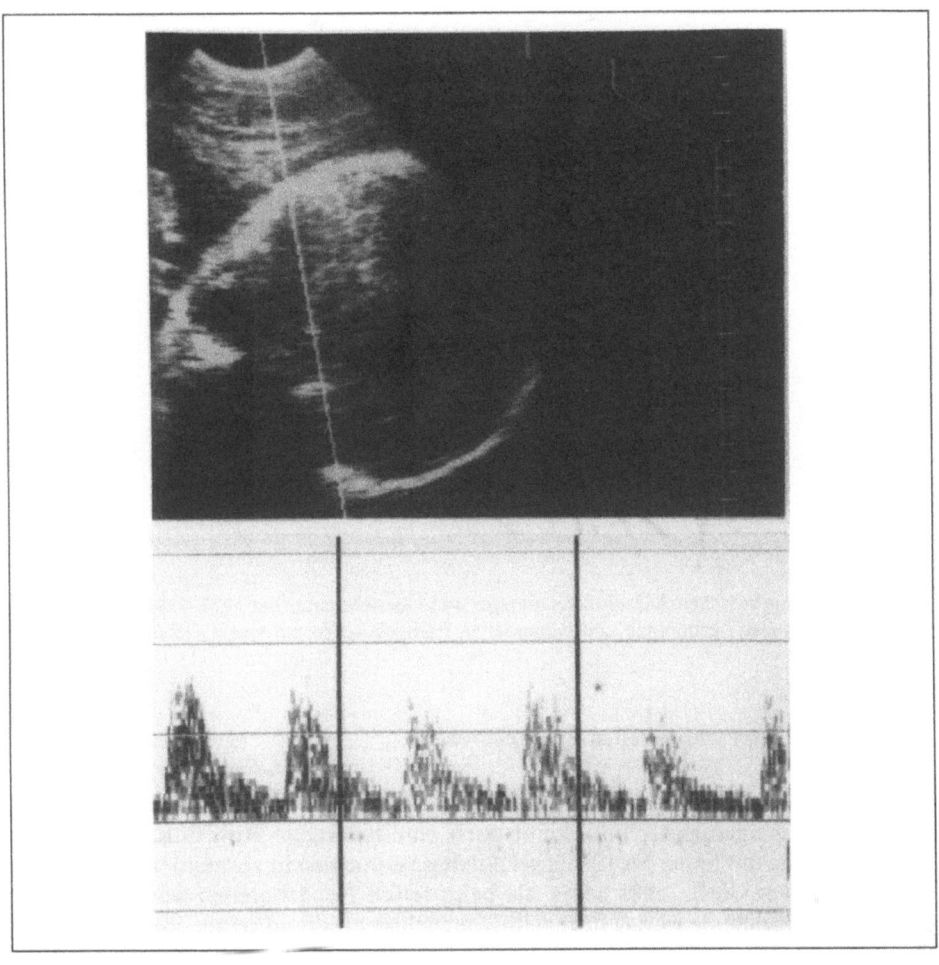

Abb. 2. Normales Strömungsmuster einer basalen Hirnarterie bei einem gesunden Feten der 22. SSW (transabdominelle gepulste Dopplersonographie)

Bei dieser Gelegenheit sollte erwähnt werden, daß der Apgar-Index kein reiner Asphyxie-Index ist. Der Apgar-Index wird nicht nur durch das Ausmaß der Asphyxie, sondern auch durch folgende Faktoren beeinflußt: präexistente Infektion, Mißbildung, Hypovolämie, Medikamentenwirkung. Bei der retrospektiven Einschätzung des Ausmaßes einer Asphyxie kann folgende klinische Leitlinie behilflich sein: Zu Beginn einer Asphyxie treten die einzelnen klinischen Symptome in der Reihenfolge Zyanose, Apnoe, Hypotonie, Areflexie und Bradykardie auf. Bei suffizienter Behandlung verschwinden die Symptome nicht etwa in umgekehrter Reihenfolge, sondern in der Sequenz Bradykardie, Areflexie, Zyanose, Apnoe und Hypotonie (2). Damit ist der Muskeltonus ein besonders feines Maß für das Ausmaß einer Asphyxie. Normalisiert er sich innerhalb der ersten zwei Stunden nach Behebung einer Asphyxie, so ist in der Regel mit einer guten Prognose, im anderen Fall eher mit einer schlechten Prognose zu rechnen (3).

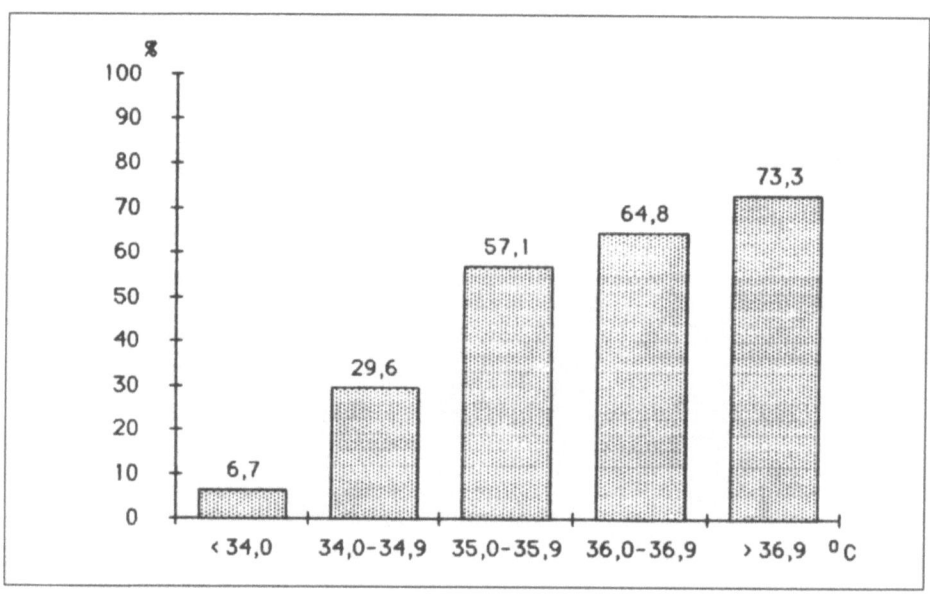

Abb. 3. Beziehung zwischen Aufnahmetemperatur und Überlebensrate der 1977–1986 an den Universitätskliniken Münster geborenen und behandelten Frühgeborenen mit einem Geburtsgewicht unter 1501 g

Die Asphyxie beim sehr unreifen Frühgeborenen

Das Frühgeborenengehirn hat im Vergleich zum reifen Neugeborenen einen deutlich niedrigeren Energieumsatz und somit auch eine niedrigere Ruhedurchblutung (4). Eine Hirnrinde mit hoher Stoffwechselaktivität ist noch nicht vorhanden. Die globale Hypoxietoleranz dürfte eher höher als beim reifen Neugeborenen sein. Gegenüber prolongierter Ischämie ist das Frühgeborenengehirn aufgrund seiner großen Kapillarabstände mit dadurch bedingtem hohen Sauerstoffdiffusionsgradienten als empfindlicher einzustufen (15). So kommt es bei einem nicht unbeträchtlichen Teil der Frühgeborenen zum Bild der periventrikulären Leukomalazie, die durch Hypoperfusion des periventrikulären Marklagers entsteht (9). Im Akutstadium läßt sich hier sonographisch eine vermehrte Echodichte nachweisen, im Spätstadium verbleiben Zysten oder zumindest verplumpte und erweiterte Seitenventrikel.

Ein weiteres Gefahrenmoment besteht im morphologischen Aufbau des sogenannten Keimlagers, wobei es sich um eine Region mit hoher Mitoserate am Boden der beiden Seitenventrikel handelt. Dieses gelatinöse Gewebe mit einem Wassergehalt von über 90% wird durch gradlinig verlaufende und von der A. cerebri anterior und A. cerebri media aufsteigende Arterien versorgt, die Blutdruckschwankungen ungebremst weitergeben und somit den Boden für subependymale Hirnblutungen bilden, die leicht in die Seitenventrikel einbrechen (11).

Diesen beiden Faktoren (morphologische Fragilität und Anfälligkeit gegenüber Blutdruckschwankungen) gesellt sich die auch bei Frühgeborenen hohe pCO_2-Abhängigkeit der Hirnperfusion hinzu. Pro 1 mmHg pCO_2-Veränderungen verändert sich die Strömungsgeschwindigkeit in den großen Hirnarterien um 5–6% (6). Blutdruckschwankungen beeinflussen insbesondere bei Frühgeborenen unterhalb der 32. SSW das interzerebrale Flow-Muster. Wir konnten in einer dopplersonographischen Studie nachweisen, daß oberhalb dieses Gestationsalters die Strömungsgeschwindigkeit in der A. carotis interna über einen weiten Blutdruckbereich konstant bleibt (intakte Autoregulation), daß aber bei Kindern unterhalb der 32. SSW sich die Strömungsgeschwindigkeit gleichsinnig mit dem Blutdruck ändert (defekte Autoregulation) (7). Diese Situation potenziert sich, wenn bei einer zu forcierten Beatmungsbehandlung eines sehr unreifen Frühgeborenen die damit verbundene Hyperventilation den Blutdruck und den pCO_2 gleichzeitig senkt (Abb. 1). Unter diesen Umständen kann die Strömungsgeschwindigkeit in der A. carotis interna auf weniger als 20% ihres Ausgangswertes absinken. Bei einem gleichgroßen Absinken des Flows werden im Tierexperiment Nekrosen gesehen (14). Aus Untersuchungen an fetalen Lämmern weiß man, daß ähnliche Gesetzmäßigkeiten auch ante partum bestehen (14). Somit dürften pCO_2-Schwankungen der Mutter z. B. bei der Narkoseeinleitung zur Sectioentbindung und pathologischen Kreislaufzustände der Mutter Gefahren für das Frühgeborene beinhalten. Nach eigenen dopplersonographischen Untersuchungen lassen sich beim gesunden Feten ähnliche hirnarterielle Strömungsmuster wie beim Frühgeborenen gleicher Reife nachweisen (Abb. 2).

Auch heute noch kommen Unterkühlungen bei Frühgeborenen während der Erstversorgung vor. Dies ist dadurch begründet, daß ein Frühgeborenes mit einem Gewicht von 700 g bei Zimmertemperatur ohne zusätzliche Maßnahmen innerhalb von 1 min um bis zu 1° C abkühlen kann. In unserem eigenem Patientengut ließ sich bei den Frühgeborenen mit einem Geburtsgewicht unter 1500 g, die in den letzten 10 Jahren geboren wurden, eine deutliche Abhängigkeit der Überlebensrate von der Aufnahmetemperatur nachweisen (Abb. 3).

Die Betonung der Erstversorgung beim sehr unreifen Frühgeborenen liegt also nicht so sehr oder nicht nur auf der Schnelligkeit des Handelns wie beim reifen Neugeborenen, sondern mehr in der Sorgfalt und Qualität der Erstbehandlung. Folgende Vitalwerte müssen während der gesamten Erstversorgung unbedingt und ohne Unterbrechung gewährleistet sein: pCO_2 40–45 mmHg, pO_2 50–80 mmHg, arterieller Mitteldruck 30–35 mmHg, Temperatur 36,5–37,0° C.

Ein weiterer ganz wesentlicher Gesichtspunkt ist das Timing der Geburt. In Tabelle 1 wird die tägliche Steigerung der statistischen Überlebensrate in Abhängigkeit von der jeweiligen Schwangerschaftswoche aufgrund der Daten unserer Klinik angegeben. Daraus wird ersichtlich, daß z. B. in der 25. SSW mit jedem gewonnenen Tag die Überlebenswahrscheinlichkeit um 3,8% ansteigt, dahingegen in der 32. SSW nur noch um 0,1%. In der Abwägung der Risiken, die im Zuwarten bzw. in der Durchführung der Entbindung liegen, muß die jeweilige Schwangerschaftswoche als wichtigster Parameter in der Überlegung mit einbezogen werden.

Hinsichtlich der Vermeidung von perinatal verursachten Hirnschädigungen bei Frühgeborenen komme ich zusammenfassend im Grunde genommen auf die im Jahre 1939 aufgestellten vier Leitsätze von Kehrer zurück (8):
1. Vermeiden der Frühgeburt.
2. Schonende Spontangeburt unter Kontrolle der kindlichen Herztöne (heute: zusätzliche Monitorprinzipien).
3. Richtige Indikation, Zeitwahl und Ausführung einer Sectio.
4. Schonende und effektive Erstversorgung.

Während 1939 der Geburtshelfer für alle vier Punkte verantwortlich war, haben wir neonatologischen Perinatologen seit 15 Jahren die zuletzt genannte Aufgabe, die Erstversorgung im Kreißsaal, übernommen und sitzen somit bezüglich der Vermeidung von Hirnschädigungen mit den Geburtshelfern in einem Boot!

Literatur

1. Brann AW, Myers RE (1975) Central nervous system findings in the newborn monkey following severe in utero partial asphyxia. Neurology 25: 327–338
2. Brann AW (1986) Hypoxic ischemic encephalopathy (asphyxia). Pediat Clin N Amer 33: 451–464
3. Brown JK, Pervis RJ, Forfar JD, Cochburn F (1974) Neurological aspects of perinatal asphyxia. Develop Med Child Neurol 16: 567–580
4. Greisen G (1986) Cerebral blood flow in preterm infants during the first week of life. Acta Pediatr Scand 75: 43–51
5. Hickl EJ (1987) zur Optimierung der geburtshilflich-pädiatrischen Versorgung von Frühgeborenen in der Bundesrepublik Deutschland. Gynäkologe 20: 41–47
6. Jorch G, Menge U (1985) Die Bedeutung des pCO_2 für die Hirndurchblutung in der Neonatologie. Eine dopplersonographische Untersuchung. Monatsschr Kinderheilkd 133: 38–42
7. Jorch G, Jorch N (1987) Hängt die Fähigkeit zur Autoregulation der Hirndurchblutung vom Gestationsalter ab? Monatsschr. Kinderheilkd 135: 744–747
8. Kehrer E (1939) Die intrakraniellen Blutungen bei Neugeborenen. Enke, Stuttgart, S 52–56
9. Lou HC, Skov H, Pedersen H (1979) Low cerebral flow: A risk factor in the neonate. J Pediatr 95: 606–609
10. Nelson KB, Ellenberg JH (1979) Neonatal signs and predictors of cerebral palsy. Pediatrics 64: 225–232
11. Pape KE, Wigglesworth JS (1979) Haemorhage, ischaemia, and the perinatal brain. Clin Develop Med 69/70
12. Papile LA, Rudolph AM, Heymann MA (1985) Autoregulation of cerebral blood flow in the preterm fetal lamb. Pediatr Res 19: 159–161
13. Ranck JB, Windle WF (1959) Brain damage in the monkey (Maraca mulatta) by asphyxia neonatorum. Exp Neurol 1: 130 154
14. Ule G, Kolkmann FW (1972) Normale und pathologische Anatomie des Hirngefäßsystems. In: Gänshirt H (Hrsg) Der Hirnkreislauf. Thieme, Stuttgart, S 47–51
15. Wenner J (1972) Entwicklung der Kapillarisierung und der Sauerstoffversorgung des Gehirns im Säuglingsalter. In: Gänshirt H (Hrsg) Der Hirnkreislauf. Thieme, Stuttgart, S 201–212

Grundsätze der Neugeborenen-Versorgung

O. Linderkamp, P. G. H. Kühl

Abteilung Neonatologie der Universitäts-Kinderklinik Heidelberg

Einleitung

Die Perinatalzeit stellt eine extrem kritische Periode für den Feten und das Kind dar. Gefahr droht besonders durch unzureichende Sauerstoffversorgung, seltener unmittelbar durch Kreislaufprobleme oder mangelhafte Substratversorgung. Entscheidende Fortschritte der Geburtshilfe und der Neonatologie wurden durch neue Überwachungs- und Interventionsmöglichkeiten erzielt. Die übliche Versorgung von Hochrisikoneugeborenen wird in mehreren Arbeiten beschrieben (1, 10, 13, 22, 27). Diese Übersicht soll vor allem neuere Forschungsergebnisse, kontroverse Praktiken und den Einfluß von Asphyxie auf die Langzeitergebnisse darstellen.

Chronische Asphyxie

Zu den wichtigsten Ursachen der pränatalen Asphyxie gehören Durchblutungsstörungen der Plazenta und der Nabelgefäße. Dauern solche Episoden nur wenige Minuten, so steigt der Blutdruck an, der Fet wird bradykard und das Herzzeitvolumen wird bevorzugt in Richtung Plazenta, Gehirn und Myokard verteilt (3). Infolge der fetalen Hypoxie wird Energie überwiegend durch anaerobe Glykolyse erzeugt (32), so daß eine Laktatazidose entsteht (Abb. 1). Durch gleichzeitigen Anstieg des CO_2-Partialdrucks entsteht eine gemischt metabolisch-respiratorische Azidose. Hiervon kann sich der Fet rasch und vollständig erholen. Dauern solche Episoden aber länger oder treten sie in kurzen Zeitintervallen wiederholt auf, entwickelt sich eine schwere fetale Hypoxie und Azidose. In ihrem Gefolge und der resultierenden Myokardischämie kann der Blutdruck abfallen, so daß auch das Gehirn mangelhaft durchblutet (ischämisch) wird (9). Wird solch ein Kind sofort geboren, so kann die Atmung zwar supprimiert sein, das Kind wird sich aber bei adäquater Wiederbelebung erholen und wenige oder keine Spätfolgen erleiden. Bleibt eine schwere intrauterine Asphyxie dagegen länger bestehen oder persistiert sie nach der Geburt, so werden Herz, Gehirn, Lungen, Nieren und Darm ischämisch; die resultierenden Zellnekrosen in den Organen können zu schweren Funktionsstörungen führen. Zu beachten ist auch, daß diese Kinder infolge des Glykogenverbrauchs zu Hypoglykämien neigen.

Das Gehirn kann bei chronischer intrauteriner Asphyxie durch mangelhaftes Wachstum oder durch hypoxisch-ischämische Zellnekrosen geschädigt werden (Tabelle 1). Hinzu kommt die Neigung zu zerebralen Blutungen und Hirnödem.

Tabelle 1. Folgen von chronischem (intrauterinem) und akutem (subpartalem) Sauerstoffmangel

	Chronisch	Akut
Intrauterine Wachstumsretardierung	+ +	−
Azidose, Laktatanstieg	+	+ +
Pulmonale Hypertension	+	+
Myokardischämie, -nekrosen	+	+
Mangelentwicklung des Gehirns	+ +	+
Zerebrale Ischämie (hypoxisch-ischämische Enzephalopathie)	+	+ +
Bleibender Zerebralschaden	+ +	+
Gastrointestinale Ischämie (Nahrungsunverträglichkeit, nekrotisierende Enterokolitis)	+	+ +
Nierenversagen	+	+ +
Polyzythämie	+ +	(+)*
Anämie	−	(+)*
Thrombosen	+	+
Kreislaufschock	−	+ +

* Infolge plazentofetaler (Polyzythämie) bzw. fetoplazentarer (Anämie) Transfusion

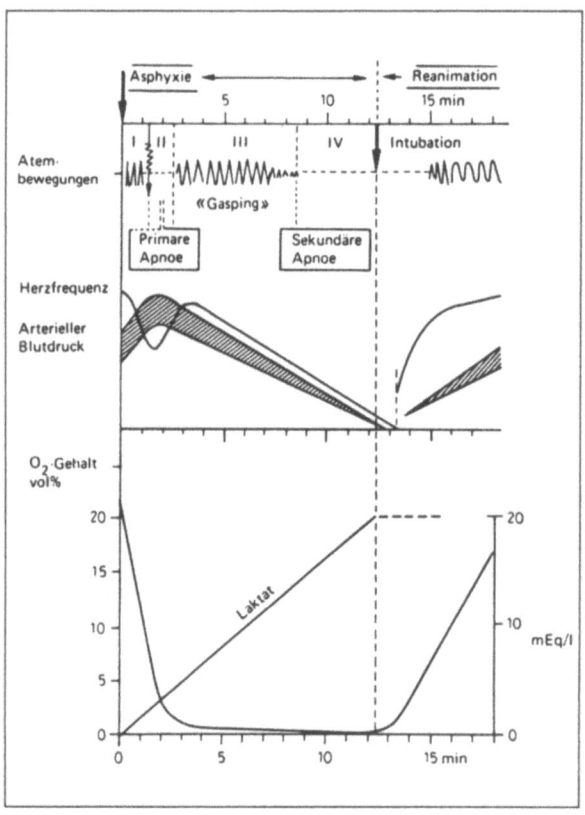

Abb. 1. Der Einfluß eines vollständigen Blocks des Gasaustauschs bei neugeborenen Rhesusaffen auf Atmung, Herzfrequenz, Blutdruck, arteriellen O_2-Gehalt und Laktat

Tabelle 2. Ursachen mangelhafter/fehlender Atmung (Asphyxie) des Neugeborenen

1. Hypoxie des Feten:
   - Mangelhafte maternale Plazentadurchblutung
     (Gestose, Rauchen, Diabetes, Herzinsuffizienz, Schock, Cava-Kompression, Plazentalösung, hypertone Uteruskontraktionen)
   - Mangelhafte Durchblutung der Nabelgefäße
     (Umschlingung, Vorfall, Verletzung der Nabelschnur)
   - Hypoxämie, Anämie der Mutter
   - Anämie, Blutung, Schock des Feten
2. Zentrale Atemdepression des Neugeborenen:
   - Unreife
   - Medikamente (Morphinderivate, Diazepam, Narkose)
   - Lange Geburt (Endorphine?)
   - Schädel-Hirn-Trauma
   - Hypoxie
3. Angeborene Störungen der Lungen und des Herzen:
   - Pulmonale Probleme
     (Surfactant-Mangel, verzögerte Fruchtwasserelimination, Aspiration, Pneumonie, Pneumothorax, Zwerchfellhernie, Lungenhypoplasie)
   - Kardiale Probleme
     (kongenitale Vitien, persistierender fetaler Kreislauf)
4. Anämie, Blutung, Schock des Neugeborenen
5. Iatrogen
   - Hypothermie
   - Mangelhafte, verzögerte Primärversorgung
   - Fehlerhafte Beatmung

Akute Asphyxie

Eine akute Asphyxie kann während der Entbindung oder verzögert postpartal auftreten, wenn die Primärversorgung inadäquat ist oder aus anderen Gründen erst einige Zeit nach der Geburt eine Apnoe auftritt (Tabelle 2). Das von Dawes (3) beschriebene Tiermodell (Abb. 1) dürfte auch für das menschliche Neugeborene gelten. Gesunde neugeborene Rhesusaffen wurden durch Kaiserschnitt geboren und sofort durch Einbringung des Kopfes in einen flüssigkeitsgefüllten Beutel an der Atmung gehindert. Nach einigen Atembemühungen kommt es etwa nach einer Minute zu einer Apnoe, die nach 1–2 min durch Schnappatmung unterbrochen wird. Anschließend kommt es zur terminalen Apnoe. Die Herzfrequenz fällt rasch mit dem Einsetzen der Asphyxie ab, geht dann in ein Plateau über oder steigt leicht wieder an, um anschließend kontinuierlich bis zur Asystolie abzusinken. Der arterielle Blutdruck steigt kurzfristig an und fällt im weiteren Verlauf parallel zur Herzfrequenz ab. Infolge der vollständigen Blockade des Gasaustausches sinkt der Sauerstoffgehalt des arteriellen Blutes innerhalb von 2–3 min von 20 Vol% auf nahezu 0. Die anaerobe Glykolyse führt zu einem kontinuierlichen Anstieg des Laktatspiegels. Das Bikarbonat nimmt auf 0, der pH auf 6,5 ab. Das Serum-Kalium steigt auf 15 mmol/l oder mehr. Neugeborene Rhesusaffen können eine 20 min währende komplette Anoxie überleben, da sie über große Glykogenspeicher verfügen. Sie entwickeln häufig, aber nicht immer, zerebrale Zellnekrosen (3).

Tabelle 3. Reihenfolge des Auftretens der Apgar-Zeichen (nach 2)

Asphyxie	Erholung
1. Hautfarbe	1. Herzfrequenz ↑
2. Atmung ↓	2. Reflexe ↑
3. Muskeltonus ↓	3. Hautfarbe
4. Reflexe ↓	4. Atmung ↑
5. Herzfrequenz ↓	5. Muskeltonus ↑

Nach diesen Tierversuchen hängt das Stadium der Asphyxie vor allem vom pH ab. Bei einem pH über 7,25 sind Herzfrequenz und Blutdruck normal, die Atmung wird rasch in Gang kommen. Bei einem arteriellen pH von 7,0 bis 7,10 kann die Atmung immer noch adäquat sein, es sei denn, daß andere Komplikationen wie Unreife oder Sedierung hinzukommen. Aber auch bei fehlenden Komplikationen kann die Atmung in diesem pH-Bereich unzureichend sein, läßt sich aber meist durch Stimulation anregen. Bei einem pH unter 7,0 sind die Kinder meist apnoisch, bradykard und schlaff. Je tiefer der pH und je länger die Dauer der Asphyxie, desto schwieriger wird es, das Neugeborene zu regelmäßiger Atmung zu stimulieren. Während der primären Apnoe läßt sich das Neugeborene noch durch zarte Stimulation zu regelmäßiger Atmung anregen. Während der Phase der Schnappatmung kann dies ebenfalls noch gelingen. Nach Sistieren der Schnappatmung ist das Atemzentrum so sehr supprimiert, daß die Stimulierung nutzlos wird. Das Kind muß künstlich beatmet werden.

Zu beachten ist, daß in den beschriebenen Tierexperimenten der Beginn der Asphyxie genau bekannt war. Bei einem Neugeborenen ist das selten der Fall. Die Asphyxie kann bei der Geburt des Kindes bereits seit einiger Zeit bestanden haben oder erst mit dem Augenblick der Geburt beginnen. Hinweise auf eine bereits intrauterin bestandene Asphyxie (CTG), der Apgar-Index und der Nabelarterien-pH erlauben eine grobe Schätzung der Zeitdauer und des Ausmaßes der Asphyxie. Im Apgar-Index werden prinzipiell Folgen der Hypoxie zusammengefaßt, die in einem gewissen Zeitablauf entstehen (Tabelle 3).

Versorgung von Risikoneugeborenen

Da bei jedem Neugeborenen eine lebensbedrohliche Störung auftreten kann, müssen in jeder Frauenklinik zu jeder Zeit mindestens eine Person mit Reanimationserfahrung sowie die erforderliche Ausrüstung vorhanden und einsatzbereit sein. Neben der üblichen Ausstattung zur Reanimation Neugeborener muß in jeder Entbindungsklinik ständig die Möglichkeit zur sofortigen Durchführung bestimmter Laboruntersuchungen (Blutgasanalysen, Blutzucker, Hämoglobin oder Hämatokrit) bestehen. Die Reanimation muß in unmittelbarer Nähe des Kreiß- bzw. Operationssaales erfolgen, um Zeitverluste zu vermeiden. Bei hohem Risiko muß ein erfahrenes Neonatologenteam bei der Geburt des Kindes anwesend sein (Tabelle 4). Die Nichtbeachtung von Warnzeichen stellt einen Kunstfehler dar. Die Erstversorgung und Reanimation des Neugeborenen zielt auf die Erhaltung der Körpertemperatur, des Gasaustausches, der Organdurchblutung und des Stoffwechsels (Tabelle 5).

Tabelle 4. Versorgung von Risikoneugeborenen (ergänzt nach 10)

Zu erwartendes Risiko	Hohes Risiko: Neonatologen-Team erforderlich*	Mäßiges Risiko: Reanimationserfahrung erforderlich
Frühgeborenes	< 34 Wo; < 1800 g	34–38 Wo; > 1800 g
L/S-Ratio	< 1,8	> 1,8
Wachstumsretardierung	< 3-Perzentile	3–10-Perzentile
Gestose	Schwere Präeklampsie; Eklampsie	Jede Gestose
Asphyxie	Schwere Dezelerationen; niedriger fetaler pH	Jedes abnorme CTG
Fetale Hypovolämie	Plazentalösung; Placenta praevia	Jede vaginale Blutung
Diabetes der Mutter	≥ Klasse C; schlechte Einstellung; großes Kind	Jedes Kind einer diabetischen Mutter
Erkrankung der Mutter	Lebensbedrohlich	Nicht bedrohlich
Rhesus-Sensibilisierung	Hydrops; Anämie; < 36 Wo.	Jede Rh-Sensibilisierung
Zwillinge	< 38 Wo; < 2500 g	Alle Zwillinge
Drillinge etc.	Alle Drillinge etc.	
Übertragung (> 42 Wo)	Oligohydramnion	Ohne Oligohydramnion
Abnorme Lage		Jede abnorme Lage
Sectio, Zange, Vakuum	Asphyxie	Jede operative Entbindung
Mekonium	„Dickes" Mekonium	Grünes Fruchtwasser
Sepsis	Fetale Tachykardie; Amnioninfektion; riechendes Fruchtwasser	Vorzeitiger Blasensprung (> 24 h); mütterl. Besiedlung (B-Streptokokken, Coli)
Fetale Fehlbildungen	Lebensbedrohlich (Herz, Lunge, Abdomen, Gehirn)	Nicht unmittelbar bedrohlich (Nieren)
Medikamente, Drogen der Mutter	Heroin, Morphinderivate	Diazepam, Antikonvulsiva

* Geburt sollte in Perinatalzentrum mit eigener Neonatologie erfolgen

Tabelle 5. Ziele der Reanimation Neugeborener

1. Vermeidung von Hypothermie:
   Abtrocknen, beheizter Reanimationstisch, warmer Raum
2. Freimachen der Atemwege:
   Absaugen von Schleim aus Pharynx und Nasenlöchern,
   von Mekonium aus Rachen und ggf. Trachea
3. Oxygenierung und Entfernung von Kohlendioxid:
   O_2 über Maske, Beatmung
4. Erhaltung des Herzzeitvolumen und der Durchblutung vitaler Organe:
   Beseitigung von Bradykardie und Hypotension durch Beatmung, ggf. Adrenalin, Herzmassage,
   Bicarbonat, Volumenzufuhr (Serum)

Tabelle 6 zeigt die in unserer Klinik übliche Folge der Reanimationsmaßnahmen. Der Erhaltung der Körpertemperatur dient die Versorgung in warmer Umgebung und das sofortige Abtrocknen der Haut. Kühle Umgebung führt zu einem erheblichen Anstieg des Sauerstoffverbrauchs. Hierdurch wird einerseits die Hypoxie verstärkt, andererseits fällt bei hypoxischen Neugeborenen die Körpertemperatur rascher ab, da der Sauerstoff zur Wärmeproduktion fehlt. Früh- und Mangelgeborene neigen zu Untertemperatur, da sie ein großes Oberflächenvolumenverhältnis aufweisen, die Haut dünn und gut durchblutet ist. Ihre Prognose verschlechtert sich als Folge von Hypothermie erheblich (27).

Tabelle 6. Reanimation Neugeborener

1. *Allgemeine Maßnahmen:*
1.1. Uhr starten
1.2. Wärme: Warmer Raum, beheizter Reanimationstisch, warme Tücher; sofort abtrocknen
1.3. Absaugen: Immer: Mund-Rachen, Naseneingänge.
    Nicht primär: Magen (nur bei V. a. Ösophagusatresie, vor
    Maskenbeatmung/Intubation)
    Nase-Choanen-Rachen (nur bei gestörter Nasenatmung)
1.4. Beurteilung des Kindes nach 30–60 s
2. *Nach 30–60 s: spontane Atmung, Herzfrequenz > 100,*
    rosig, guter Muskeltonus, Reflexe vorhanden:
    beobachten, zur Mutter
3. *Nach 30–60 s: geringe – fehlende Atmung, Herzfrequenz > 100,* mit oder ohne Zyanose:
    O_2 über Maske, zarte Stimulation, ggf. Beatmung mit Maske – O_2
3.1. Spontanatmung wird ausreichend, Kind rosig:
    beobachten
3.2. Atmung nach 120 s noch unzureichend oder Herzfrequenz fällt < 100:
    Intubation, Beatmung
    ggf. weiter nach 4.4.
4. *Nach 30–60 s: geringe – fehlende Atmung, Herzfrequenz < 100/min:*
    Sofort O_2-Maskenbeatmung
4.1. Herzfrequenz steigt rasch > 100:
    Maskenbeatmung bis ausreichende Spontanatmung
4.2. Unzureichende Spontanatmung 2 min p. p.:
    Intubation
4.3. Herzfrequenz 1 min p. p. < 100:
    Intubation/Beatmung
4.4. Herzfrequenz 2 min p. p. < 100:
    100 µg/kg Adrenalin in den Tubus
4.5. Ausreichende Spontanatmung innerhalb von 5 min p. p.:
    Extubation erwägen. (Besser: Verlegung in Neugeborenen-Intensivstation, dort Extubation entsprechend Atmung und Blutgasen)
4.6. Keine ausreichende Spontanatmung: Neugeborenen-Intensivstation
5. *Zu jeder Zeit: fehlende Atmung, Herzfrequenz < 60/min:*
    Sofort O_2-Maskenbeatmung
5.1. Herzfrequenz steigt rasch > 100: entsprechend 4. verfahren, Neugeborenen-Intensivstation
5.2. Herzfrequenz steigt nicht rasch > 100:
    Intubation, Adrenalin 100 µg/kg in den Tubus, ggf. wiederholen, ggf. weiter nach 6.
5.3. Herzfrequenz bleibt < 60 trotz Intubation etc.:
    Sonderfall 7.1.? Sonderfall 7.2.–7.9.?
    Ggf. weiter nach 6.
6. *Herzstillstand bzw. extrem niedrige Herzfrequenz:*
    Intubation, Herzmassage, Adrenalin 100 µg/kg in den Tubus
6.1. Herzfrequenz steigt > 100:
    Neugeborenen-Intensivstation
6.2. Herzstillstand bzw. extreme Bradykardie persistiert 2 min:
    Sonderfall (7.)? Nabelvenenkatheter; Adrenalin 30 µg/kg, ggf. wiederholt i. v.
6.3. Herzmassage 5 min p. p.:
    Bicarbonat 1-2-3 mol/kg, 1 : 1 verdünnt mit aqua dest. oder Serum langsam i. v.
6.4. Volumenmangel-Schock? Ggf. nach 7.9. verfahren
6.5. Herzstillstand 10 min p. p.:
    Ende der Reanimation erwägen

Tabelle 6. (Fortsetzung) Reanimation Neugeborener

7. *Sonderfälle:*
7.1. Keine Erholung trotz Intubation:
   Tubusfehllage (Ösophagus, Hauptbronchus)?
   Ausreichender Beatmungsdruck? O_2 angeschlossen?
   Zu kleiner Tubus, „Over-Peep"?
   Pneumothorax (Diaphanoskopie)?
   Zwerchfellhernie? Ösophagotracheale Fistel?
   Herzfehler, Schock?
7.2. Persistierende Azidose:
   Bicarbonat 1-2-3 mmol/kg verdünnt (1 : 1 mit aqua dest.) über Nabelvenenkatheter
7.3. Fruchtwasser Mekonium-haltig oder blutig:
   Mund-Rachen absaugen, keine Maskenbeatmung
7.3.1. Kein Mekonium (Blut) im Rachen: beobachten
7.3.2. Mekonium (Blut) im Rachen: Larynx-Inspektion
7.3.3. Kein Mekonium (Blut) im Larynx: beobachten
7.3.4. Mekonium (Blut) im Larynx: Larynx, Trachea absaugen,
   Neugeborenen-Intensivstation
7.3.5. Mekonium (Blut) in der Trachea bzw. Atemstörung: Intubation,
   Neugeborenen-Intensivstation
7.4. (V. a.) Zwerchfellhernie, Darm-Stenose/Atresie, Omphalozele, Gastroschisis:
   Keine Maskenbeatmung, bei Ateminsuffizienz sofort intubieren, offene Magensonde;
   (V. a.) Ösophagusatresie möglichst nicht beatmen (Fistel!)
7.5. Pleuraerguß: Punktion, Drainage
7.6. V. a. Pneumothorax: Thoraxdrainage
7.7. Nur bei Atemdepression infolge Morphin-Derivaten, Diazepam an die Mutter: Naloxon
   0,01 mg/kg i. m./i. v. (nicht an Frühgeborene < 1500 g! nicht bei Hypoxie! Zunächst Kind rosig beatmen)
7.8. Hohes Hypoglykämie-Risiko (Diabetes der Mutter, Wachstumsretardierung, Beckwith-Wiedemann-Syndrom):
   Blutzucker bestimmen; ggf. Glukose 20% 2,5 ml/kg i. v., anschließend 10% Glukose infundieren
7.9. (V. a.) Blutung (Plazenta, Nabelschnur, Kind), Schockzeichen:
   Nabelvenenkatheter, zentralen Venendruck abschätzen
   Anämie: Erythrozytenkonzentrat (5–10 ml/kg)
   Anämie + Schock: Vollblut (10–20 ml/kg)
   Schock: Serum, Plasma oder 5% Albumin (10–20 ml/kg)
7.10. Frühgeborene < 1500 g:
   Versorgung nur durch erfahrenes Neonatologen-Team

Jedes Neugeborene sollte abgesaugt werden. Bei gesunden Kindern reicht es aus, den Mund-Rachenraum und die Naseneingänge abzusaugen. Das Einführen von Absaugkathetern durch die Nase bis in den Rachenraum kann zu Schleimhautläsionen mit nachfolgenden Atemproblemen führen und ist daher nur bei gestörter Nasenatmung zur Entfernung von Schleim und Blut sowie zum Ausschluß einer Choanalatresie indiziert. Auch die regelmäßige Sondierung von Ösophagus und Magen zum Ausschluß einer Ösophagusatresie ist abzulehnen, da es zu vagotoner Bradykardie und Apnoe kommen kann. Sie sollte begrenzt werden auf Neugeborene mit klinischem Verdacht auf Ösophagusatresie (Polyhydramnion, Speicheln) oder andere Stenosen/Atresien der Verdauungswege. Vor Maskenbeatmung und Intubation sollte der Magen kurz abgesaugt werden. Abtrocknen und Absaugen eines asphyktischen Neugeborenen darf nicht länger als 10–15 s dauern.

Neugeborene mit mangelhafter oder fehlender Atmung ohne Bradykardie werden kurz stimuliert (Absaugen, Reiben des Rückens) und dann mit 100% Sauerstoff über Maske beatmet. Kinder mit mäßiger Bradykardie (60–100/min) werden sofort mit der Maske beatmet und intubiert, wenn die Herzfrequenz nicht in 20–30 s über 100/min steigt. Neugeborene mit schwerer Bradykardie oder Herzstillstand werden sofort intubiert und mit 100% Sauerstoff beatmet. Steigt die Herzfrequenz nicht rasch an, so erhalten die Kinder Adrenalin in den Tubus. Bei Herzstillstand wird unverzüglich mit der Herzmassage begonnen. Bleibt die Bradykardie bzw. der Herzstillstand trotz ausreichender Beatmung, Adrenalin (in den Tubus) und Herzmassage bestehen, so muß an Fehler bei der Reanimation (z. B. Tubusfehllage), Komplikationen (z. B. Pneumothorax) oder eine seltene Störung (z. B. Zwerchfellhernie, Lungenhypoplasie) gedacht werden. Nach mehrere Minuten dauernder Reanimation wird ein Nabelvenenkatheter gelegt und hierüber Adrenalin und ggf. Bicarbonat, Plasmaexpander und Glukose gegeben. Im Notfall kann auch eine Plastikkanüle in die Nabelvene eingeführt werden. Sinnlos ist es, das Herz zu punktieren, um Medikamente zu verabreichen, da das Herz schwer zu treffen ist und nicht selten ein Pneumothorax, Pneumoperikard oder ein Hämoperikard entstehen.

Zur Reanimation des Neugeborenen werden nur wenige Medikamente benötigt (Tabelle 7). Adrenalin stellt das wichtigste Medikament dar, da es die Bradykardie beseitigen und die Myokardkontraktilität und die zerebrale Durchblutung bessern kann. Es sollte aber nicht anstelle einer suffizienten Beatmung mit Sauerstoff gegeben werden. Die erreichbaren Blutspiegel hängen vom Applikationsweg ab (5). Nach intravenöser Gabe werden mehr als zehnmal so hohe Spiegel erreicht wie nach trachealer Applikation. Daher rühren die unterschiedlichen Dosen (siehe Tabelle 7). Bei Azidose ist die Wirkung von Adrenalin vermindert, so daß höhere Dosen notwendig sind.

Azidose führt zu erheblichen Störungen von Kreislauf und Stoffwechsel. Die Myokardkontraktilität nimmt ab. Es kommt zu pulmonaler Hypertension, Ischämie von Darm und Nieren und Störung der Hirndurchblutung. Glykolyse und andere Stoffwechselvorgänge werden herabgesetzt. Daher erscheint es logisch, eine Azidose mit Bikarbonat auszugleichen. Leider hat diese Therapie jedoch verschiedene Nebenwirkungen (siehe Tabelle 7). Bikarbonat wird z. T. zu CO_2 und Laktat metabolisiert. Bei mangelhafter pulmonaler Zirkulation (Herzstillstand) oder Ventilation kann CO_2 nicht eliminiert, bei Hypoxie Laktat nicht metabolisiert werden, so daß Bikarbonat die Azidose sogar verschlimmern kann. Ein wesentlicher Effekt von Bikarbonat liegt in der Volumenexpansion, die mit Plasmaexpandern gefahrloser bewirkt werden kann (s. u.). Untersuchungen asphyktischer Ferkel konnten keinen günstigen Effekt von Bikarbonat auf das Überleben zeigen (8). Wir setzen Bikarbonat nur bei langdauernder Reanimation ein. Meist wird es nach einer Reanimation langsam infundiert, wenn die Blutgasanalyse eine schwere metabolische Azidose anzeigt.

Atropin ist selten, Kalzium überhaupt nicht zur Reanimation Neugeborener indiziert (siehe Tabelle 7). Kalzium kann wahrscheinlich die Auswirkungen der Asphyxie auf das Gehirn verschlimmern, so daß z. Z. der Einsatz von Kalziumblockern während der Reanimation diskutiert wird (23, 34).

Naloxon wird als Opiat-Antagonist an Neugeborene verabreicht, die infolge Behandlung der Mutter mit Morphinderivaten atemdeprimiert sind. Auch die Atemdepression durch Diazepam läßt sich durch Naloxon mildern. Bei Verdacht auf

Tabelle 7. Medikamente zur Reanimation Neugeborener

Medikament	Dosis, Applikation	Indikationen Günstige Wirkungen	Nachteile Nebenwirkungen
Adrenalin	i. v. 10–30 µg/kg Tubus 100 µg/kg	Bradykardie trotz ausreichender Beatmung mit O_2; verbessert Myokardkontraktilität; erhöht zerebralen Blutfluß; periphere Vasokonstriktion	Tachykardie; periphere Vasokonstriktion; Nekrosen bei peripherer Gabe
Bikarbonat	1-2-3 mmol/kg 1:1 verdünnt mit aqua dest. o. Serum, 5% Albumin; zentraler Nabelvenenkatheter, maximal 0,5 mmol/kg/min	Schwere Azidose (nur bei ausreichender Ventilation, Zirkulation)	Vermehrte Laktat- u. CO_2-Produktion; Abnahme von HZV, Blutdruck; Hirnblutung (Frühgeborene); Nekrosen bei peripherer Gabe
Naloxon	0,01 mg/kg i. v., i. m.	Nur bei Atemdepression durch Morphinderivate, Diazepam an Mutter o. Kind	Katecholaminausschüttung; erhöhtes Risiko zu zerebraler Ischämie/Blutung bei Hypoxie; Morphinwirkung (hohe Dosen)
Atropin		Anhaltende bradykarde Rhythmusstörung (extrem selten indiziert)	Tachykardie, Dysrhythmie; Persistenz des Ductus arteriosus; lange Wirkdauer
Kalzium-Glukonat 10%	0,3 ml/kg	Hypokalzämie; erhöht Myokardkontraktilität (während Reanimation kontraindiziert!)	Reduktion der zerebralen Durchblutung, Hirnzellnekrosen; Myokardkontraktur („Steinherz")
Glukose	25% Glukose 2 ml/kg i. v. 10% Glukose 2–3 ml/kg/h als Infusion i. v.	Hypoglykämie; nach langer Reanimation (Erschöpfung der Zuckervorräte) entspr. Dextrostix; möglichst nicht bei Azidose/Hypoxie	Steigert Laktatproduktion; Laktatazidose bei Hypoxie führt zu Schwellung/Nekrose von Hirnzellen
Serum 5%-Albumin Blut Ery-Konz.	10 ml/kg i. v. in 10–60 min	V. a. Volumenmangel (Schock, Hypotension, Blutung)	Herzbelastung, Lungenödem; zerebrale Blutung; Vorsicht bei blassen Kindern nach Asphyxie
Antibiotika		Hohes Sepsisrisiko (nach Entnahme von Blut- u. a. Kulturen)	

medikamentös bedingte Atemdepression sollte das Kind mit der Maske beatmet und ggf. intubiert werden, um keine wertvolle Zeit zu verlieren. Naloxon wirkt in der Regel nur 4 h, so daß wiederholte Gaben erforderlich sein können. In jedem Fall müssen solche Kinder mindestens 4 h überwacht werden. Naloxon darf nicht an Neugeborene verabreicht werden, die aus anderen Gründen asphyktisch sind, da die Blockade der Endorphine zu zerebraler Ischämie und Blutung führen kann.

Glukose sollte während der Reanimation nicht gegeben werden, da in der Regel der Blutzucker erhöht ist und vermehrt zu Laktat metabolisiert wird, das die Entstehung eines zellulären Hirnödems fördert (25). Bei langdauernder Reanimation können sich (insbes. bei Mangelgeborenen) die Glukosevorräte erschöpfen, so daß der Blutzucker abfällt. Der Blutzucker muß unmittelbar nach einer Reanimation kontrolliert und ggf. durch Glukoseinfusion zwischen 60 und 200 mg/dl gehalten werden. Asphyktische Kinder diabetischer Mütter erhalten unmittelbar nach der Geburt 0,5 g/kg Glukose i. v.

Frühgeborene weisen häufig einen Volumenmangel auf (17, 18) und benötigen dann zur Erhaltung von Blutdruck und Diurese Plasmaexpander (10–20 ml/kg in 1–2 h) (20). Aber auch reife Neugeborene sind nach kurzdauernder subpartaler Asphyxie nicht selten hypovolämisch, da infolge von Vasokonstriktion oder Nabelvenenkompression (Nabelschnurumschlingung) Blut in die Plazenta verloren geht (18). Diese Kinder profitieren von Volumenexpansion. Nach länger währender intrauteriner Asphyxie kommt es dagegen zu Vasokonstriktion in der Plazenta und Vasodilatation im Feten, so daß Blut in den Feten „transfundiert" wird. Diese Kinder sind hypervolämisch und werden später polyzythämisch. Sie können durch weitere Volumenexpansion ein Herzversagen oder eine zerebrale Blutung entwickeln. Daher muß vor einer Volumengabe nach typischen Zeichen eines Volumenmangels gesucht werden (extreme Blässe trotz guter Oxygenierung, kleiner Puls bei normaler oder hoher Herzfrequenz, verzögerte Kapillarfüllung, niedriger arterieller oder zentraler Venendruck). Über einen zentral liegenden Nabelvenenkatheter sollte der zentrale Venendruck gemessen werden (Normalbereich ca. 2–6 cm H_2O). Läßt sich der Katheter beim reifen Neugeborenen nicht 10 cm vorschieben, so liegt er nicht zentral; eine Venendruckmessung ist nicht möglich (17). Der arterielle Blutdruck kann auch auf einem Reanimationstisch leicht mit einem Meßgerät für Neugeborene bestimmt werden. Nach vorzeitiger Plazentalösung, Verletzungen von Plazenta, Nabelschnur oder Kind können lebensbedrohliche Blutungen auftreten, die mit Vollblut, Erythrozytenkonzentrat oder zunächst mit Plasma, Serum oder 5% Humanalbumin ausgeglichen werden. Albumin verläßt den Gefäßraum des Neugeborenen extrem rasch und kann Wasser in den Extravasalraum mitziehen, so daß Ödeme (einschließlich der Lungen) drohen. Günstiger sind daher Serum und Plasma (20). Im Schock werden ca. 10–20 ml/kg Plasmaexpander in 10–20 min, bei mäßiger Hypotension in 1–2 h infundiert.

Zur Technik der Beatmung ist anzumerken, daß die initiale Expansion der fruchtwassergefüllten Alveolen hohe Drücke erfordert (33), die am besten mit einem speziellen Beatmungsgerät (28) erreicht werden das, einen Blähdruck von 20–40 cm H_2O über 10–20 s Dauer ausüben kann (Abb. 2). Ein einfaches Maskenbeatmungsgerät kann keinen längeren Blähdruck halten.

Herzmassage erfolgt entsprechend Abb. 3. Herzmassage mit einem das Sternum eindrückenden Finger ist weniger wirksam (31). Sie muß stets von Beatmung begleitet

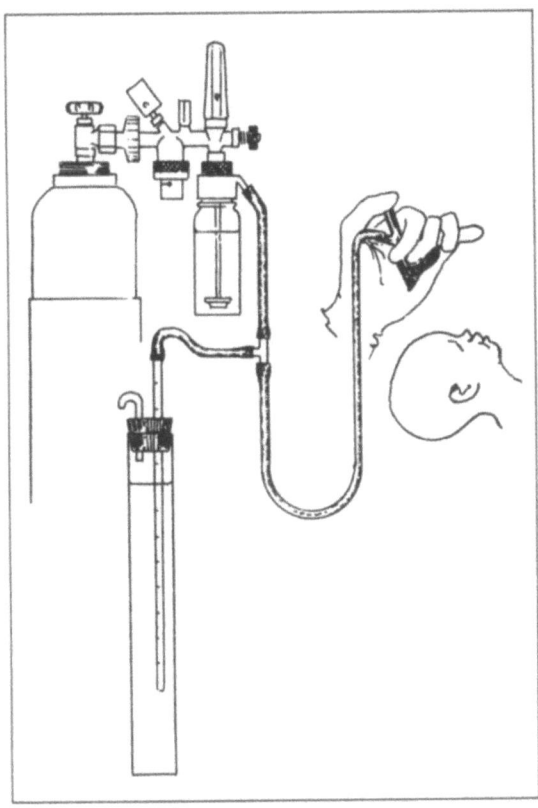

Abb. 2. Maskenbeatmungsgerät zur primären Lungenentfaltung und Beatmung Neugeborener (28)

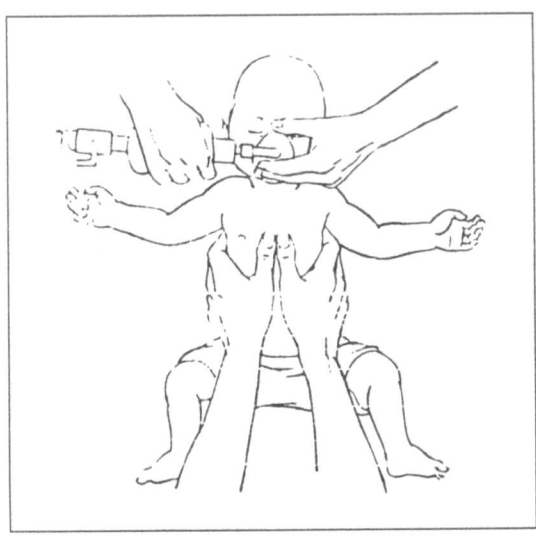

Abb. 3. Technik der Herzmassage beim Neugeborenen (13)

sein. Besteht ein Herzstillstand trotz aller Reanimationsbemühungen länger als 10 min, so ist die Überlebensprognose extrem schlecht (7). Die Beendigung der Reanimationsversuche sollte daher erwogen werden. Das gleiche gilt für eine mehr als 45 min andauernde extreme Bradykardie (13).

Asphyxie und Hirnschädigung Neugeborener

Während einer perinatalen Asphyxie entwickeln sich eine Hypoxämie und zunächst eine respiratorische, später zusätzlich eine metabolische Azidose. Hypoxämie und Azidose führen zu Erweiterung der zerebralen Arteriolen, während sich die peripheren Gefäße verengen (3, 9). Hypoxämie führt somit zu vermehrter Hirndurchblutung. Der Sauerstofftransport zu den Hirnzellen bleibt erhalten. Auch eine mäßige Bradykardie kann noch durch diese Autoregulation der Hirndurchblutung kompensiert werden. Fällt im Verlauf der Asphyxie der arterielle Blutdruck ab (siehe Abb. 1), so sinkt auch die Hirndurchblutung (9, 24) und es entsteht die hypoxisch-ischämische Enzephalopathie (2). Die Ischämie betrifft naturgemäß Hirnareale, die zwischen den Versorgungsgebieten von zwei Arterien liegen („Wasserscheiden"-Regionen). Hierdurch erklärt sich das häufige Vorkommen parasagittaler Nekrosen, von subkortikaler und periventrikulärer Leukomalazie. Nekrosen können sich außerdem im Kortex, in den Basalganglien und im Hirnstamm entwickeln (16). Infolge der unterschiedlichen Gefäßcharchitektur erleiden Frühgeborene besonders häufig eine periventrikuläre, reife Neugeborene dagegen eine subkortikale Leukomalazie.

Die Zerstörung von Hirnzellen als Folge einer Asphyxie entsteht durch einen komplexen Prozeß (16). Aus einigen pathogenetischen Mechanismen leiten sich Behandlungsmaßnahmen während und nach einer schweren Asphyxie her. Sie sollen deshalb beschrieben werden. Der aus Hypoxie und Ischämie resultierende Sauerstoffmangel führt zu raschem Verlust des neuronalen ATP und hierdurch zu Versagen der zellulären Ionenpumpen, so daß Kalzium und Natrium vermehrt in die Zelle strömen und nicht mehr eliminiert werden können. Glukose wird nur noch zu Laktat abgebaut (anaerobe Glykolyse). Die Akkumulation von Laktat, Natrium und Kalzium in den Zellen läßt diese anschwellen (zytotoxisches Ödem). Der Anstieg der Kalziumkonzentration in den glatten Muskelzellen der Arteriolen führt zu deren Konstriktion, so daß die Perfusion weiter abnimmt. Die vermehrt entstehenden freien Radikale zerstören Mitochondrien und andere Membranstrukturen. Die Produktion freier Radikale nimmt während der Reperfusion zu und unterhält die andauernde Zellzerstörung. Die Zerstörung von Endothelzellen läßt Flüssigkeit ins Interstitium austreten („vasogenes Ödem"). Während das zytotoxische Ödem in wenigen Minuten entstehen kann, entwickelt sich das vasogene Hirnödem erst später. In nekrotisches Hirngewebe blutet es nicht selten hinein. Aus den zerfallenden Erythrozyten wird Kalium frei, das eine Ischämie um die hämorrhagischen Areale bewirkt und so zu weiterer Ausdehnung des hypoxisch-ischämischen und schließlich nekrotischen Bezirks führt.

Aus diesen Befunden ergibt sich, daß der Einsatz von Kalzium und Glukose während der Reanimation falsch ist. Möglicherweise können Kalziumblocker die Auswirkungen der Hypoxie mildern (34). Diskutiert wird z.Z. der Einsatz von Radikalfängern. Ein günstiger Effekt konnte aber bisher nicht nachgewiesen werden. Die postasphyktische Behandlung hat zum Ziel, die Durchblutung des Gehirns und anderer

Organe zu normalisieren und das Hirnödem zu begrenzen. Zur Normalisierung des Blutdruckes und damit zur Durchblutung werden nach einer Asphyxie nicht selten Katecholamine (Dobutamin oder Dopamin 5–30 µg/kg/min) erforderlich, da das Herz während schwerer Hypoxie zu versagen droht (10). Die früher empfohlene Hyperventilation zur Bekämpfung des vasogenen Hirnödems wirkt über massive Reduktion der Hirndurchblutung und ist daher abzulehnen. Die Auswirkungen des Ödems sind wegen der Dehnung der Schädelkalotte des Neugeborenen geringer als die gefährlichen Folgen der induzierten Minderperfusion des Gehirns. Wir versuchen nach einer schweren Asphyxie den pCO_2 zwischen 35–40 Torr und den pH zwischen 7,40 und 7,45 zu halten. Das von einigen Autoren empfohlene Phenobarbital (30) setzt den zerebralen Sauerstoffverbrauch und in hohen Dosen die zerebrale Durchblutung herab. Da es außerdem nicht selten zu Blutdrucksenkung und dadurch eine Abnahme der Hirndurchblutung verursacht, setzen wir entsprechend der Empfehlung von Levene (16) Phenobarbital nur ein, wenn die Kinder krampfen oder wegen erheblicher Unruhe sediert werden müssen. Kortikosteroide besitzen nach den vorliegenden Untersuchungen keinen Effekt auf die hypoxisch-ischämische Enzephalopathie (16).

Nach erfolgreicher Behandlung von Hypoxie und Azidose sinken häufig der Blutzucker und das Serumkalzium ab. Insbesondere der Blutzucker kann rasch abfallen, da während der Asphyxie die Glykogenvorräte verbraucht werden (32). Deshalb muß

Tabelle 8. Asphyxie und Langzeitergebnisse

Literatur	Apgar (Zeit)	Zerebralschaden Überlebender (%)	Sterblichkeit (%)
Drage, 1966	0–3 (1 min)	4	23
	0–3 (5 min)	7	50
Dweck, 1974	0–3 (1 min)	33	61
Brown, 1974	0–2 (1 min)	26	22
Steiner, 1975	0–1 (15 min)	28	44
Sarnat, 1976	0–4 (1 o. 5 min)	31	10
Scott, 1976	0 (1 min)	25	52
Thomson, 1977	0 (1 min) o. 0–3 (5 min)	10	50
DeSouza, 1978	0 (1 min) o. Atembeginn nach 5 min	8	4
Nelson, 1977	0–3 (5 min)	5	15
Nelson, 1979	0–3 (10 min)	17	34
Nelson, 1981	0–3 (15 min)	36	52
	0–3 (20 min)	57	59
Fitzhardinge, 1981	0–5 (5 min)	47	
Finer, 1981	0–3 (5 min)	28	7
Storz, 1982	0–5 (5 min)	22	
Finer, 1983	0–5 (5 min)	16	0
Ergander, 1983	0–3 (5 min)	22	21
Robertson, 1986	0–5 (1 o. 5 min)	15	4
Levene, 1986	0–5 (10 min)	43	
Jain, 1988	0 (1 min)		61
	0 (5 min)		75
	0 (10 min)		99

Nach Brann 1986, ergänzt um Angaben von Levene 1986 und Jain 1988

unmittelbar nach einer Asphyxie – vor dem Transport zur Neugeborenen-Intensivstation – der Blutzucker (Dextrostix) untersucht und ggf. durch Glukoseinfusion in einem Bereich von 60–200 mg/dl gehalten werden.

Zahlreiche Autoren haben sich bemüht, einen Zusammenhang zwischen Zeichen perinataler Asphyxie und bleibender Hirnschädigung herzustellen (Tabelle 8). Klare Zusammenhänge wären extrem hilfreich, um den richtigen Interventionszeitpunkt für den Geburtshelfer, die postnatale Betreuung, die Prognose und forensischen Konsequenzen besser festlegen zu können. Leider sind die Ergebnisse enttäuschend. Überzeugende Beweise einer Korrelation von Zeichen intrapartaler Asphyxie im Kardiotokogramm und bleibender Hirnschädigung fehlen (21). Das gleiche gilt für den Nabelarterien-pH (6). Auch nach schwerster und langdauernder postnataler Asphyxie entwickelt nur ein Viertel der betroffenen Kinder einen mäßigen bis schweren Hirnschaden (siehe Tabelle 8).

Die sicherste Voraussage von Tod oder bleibender Hirnschädigung läßt sich nach Levene et al. (14) treffen, wenn nach einer Asphyxie klinische Zeichen einer schweren Enzephalopathie auftreten (Tabelle 9). Die Sensitivität (Voraussage eines Hirnschadens) beträgt 96%, die Spezifität (Voraussage einer günstigen Entwicklung) 78%. Die Voraussagen aufgrund eines 5-min-Apgar-Index von 5 oder weniger waren: Sensitivität 43%, Spezifität 95% (15). Die Abschätzung der Prognose wird weiterhin dadurch erschwert, daß die Entwicklung eines Kindes entscheidend vom Bildungsgrad der Mutter abhängt (4, 26) und nur bei einem kleinen Teil hirngeschädigter Kinder überhaupt ein Zusammenhang mit perinatalen Ereignissen besteht (4). Wachstumsretardierte Neugeborene, Frühgeborene u. a. Hochrisikoneugeborene (siehe Tabelle 4) entwickeln besonders häufig bleibende Hirnschäden. Da eine Wachstumsretardierung entweder auf Substrat- und Sauerstoffmangel oder auf einer komplexen angeborenen Störung beruht, vertragen diese Kinder eine intrapartale Asphyxie besonders schlecht. Andererseits kann bei diesen Kindern das Gehirn bereits bei der Geburt mangelhaft entwickelt oder bereits intrauterin hypoxisch geschädigt sein, so daß ein bleibender Hirnschaden trotz optimaler perinataler Betreuung eintritt. Das Gehirn Frühgeborener reagiert extrem empfindlich auf Hypoxie, Azidose und Trau-

Tabelle 9. Klinischer Schweregrad und Prognose einer postasphyktischen Enzephalopathie (nach 14, 15)

	Grad I (mild)	Grad II (mäßig)	Grad III (schwer)
Enzephalopathie			
Aktivität	Vermehrte Irritabilität	Lethargie	Koma
Muskeltonus	Milde Hypotonie	Deutlich abnormer Tonus	Schwere Hypotonie
Saugen, Atmung	Schlechtes Saugen	Kein Saugen	Ateminsuffizienz
Krämpfe	Keine Krämpfe	Krämpfe	Anhaltende Krämpfe
Langzeitergebnisse (Zahl der Kinder)			
Gut	76	18	5
Schwere neurol. Störungen	0	5	3
Verstorben	0	1	13

men. Frühgeborene neigen zu Entwicklung periventrikulärer Leukomalazie und Blutung. Ihre Prognose hängt insbesondere von der lückenlosen Betreuung, vom Augenblick der Geburt an, ab. Mangel- wie Frühgeborene können bei unzureichender postnataler Ernährung noch spät einen Hirnschaden entwickeln (20). Somit läßt sich auch bei diesen Hochrisikokindern die Prognose nur schwer abschätzen, ein bleibender Hirnschaden nur selten auf ein einzelnes Ergebnis zurückführen.

Einfluß des Transports auf die Prognose Neugeborener

Der Transport kranker Neugeborener hat gegenüber dem vorgeburtlichen (in utero) Transport gravierende Nachteile (Tabelle 10). Vergleichende Untersuchungen zur Sterblichkeit und zur Häufigkeit von Hirnschäden wurden hauptsächlich bei Frühgeborenen durchgeführt (Literatur siehe 19). Bei Frühgeborenen unter 1500 g liegt die Sterblichkeit nach In-utero-Transport etwa bei 20%, nach postpartalem Transport dagegen bei etwa 50%. Tabelle 11 zeigt die Daten der 1986–1987 in Heidelberg betreuten Frühgeborenen (80% In-utero-Transporte) im Vergleich mit denen von Baden-Württemberg 1986.

Ein erheblicher Einfluß des Transports ergab sich auch auf das Vorkommen von Hirnblutungen kleiner Frühgeborener: Die Häufigkeit nach In-utero-Transport liegt bei 3–40%, nach postpartalem Transport bei 40–65%. Kitchen et al. (11) beobachteten bei Frühgeborenen unter 1000 g eine schwere funktionelle Beeinträchtigung in 16% nach In-utero-Transporten und in 50% nach postpartalen Transporten. An der wesentlich besseren Prognose von Frühgeborenen, die in einem Perinatalzentrum mit

Tabelle 10. Nachteile des Neugeborenen-Transports (nach 19)

1. Neonatologen sind im Notfall nicht sofort verfügbar.
2. Erschwerung der ständigen Kommunikation von Geburtshelfern und Neonatologen.
3. Neonatologe muß in wechselnde Räumlichkeiten mit unterschiedlichen Hilfsmitteln arbeiten.
4. Reanimation dauert länger, da vorsorglich Maßnahmen (z. B. Intubation, Infusion) getroffen werden müssen, die während des Transports schwer durchführbar sind.
5. Zusätzliche Transportärzte und -schwestern sind schwer durch qualifiziertes Personal zu decken und verursachen Kosten.
6. Während des Transports treten erhebliche mechanische Belastungen (Schütteln, Vibration) auf.
7. Überwachung und Behandlung unerwarteter Störungen sind während des Transports erschwert.
8. Technische Defekte während des Transports (z. B. Unterbrechung von Wärme-, O_2-Zufuhr).
9. Unfallgefahr.
10. Trennung von Mutter und Kind.

Tabelle 11. Vergleich der Sterblichkeit kleiner Frühgeborener

Gewicht	Sterblichkeit in Baden-Württemberg* (1986)	Sterblichkeit in Heidelberg (1986/1987)
unter 1000 g	42%	24%
1000–1500 g	21%	9%

* Ärzteblatt Baden-Württemberg (1988), 285

einer Neugeborenenintensivstation im gleichen Haus geboren werden, kann somit kein Zweifel bestehen. Es ist anzunehmen, daß auch andere Hochrisikoneugeborene (z. B. Hydrops) von der Geburt im Perinatalzentrum profitieren. Die Indikationen zur Verlegung von Hochrisikoschwangeren ergibt sich aus Tabelle 4. Angemerkt sei, daß bei der forensischen Beurteilung von perinatalen Hirnschäden neben mangelhafter und verzögerter Reanimation lange Transportwege zwischen Frauen- und Kinderklinik eine wichtige Rolle spielen (29).

Literatur

1. Bossi E (1983) Primäre Reanimation des Neugeborenen. Pädiatr FortbildK Prax 57: 41–55
2. Brann AW (1986) Hypoxic ischemic encephalopathy (asphyxia). Pediatr Clin N Am 33: 451–464
3. Dawes GS (1968) Foetal and neonatal physiology. Year Book Medical Publishers, Chicago
4. Drillien CM (1988) Causes of handicap and impairment in a total population of Dundee (Scotland) children aged 8 weeks to 7 years. In: Kubli F, Patel N, Schmid W, Linderkamp O (eds) Perinatal events and brain damage in surviving children. Springer, Berlin, Heidelberg, New York, pp 297–304
5. Hankiens CT, O'Neill JT, Murphy G, Pettett G (1988) The cardiovascular effects of intratracheal, intravenous and intracardiac epinephrine in the newborn lamb. Pediatr Res 23: 232A
6. Hochuli E, Vogt HP (1988) Available evidence relating abnormal intrapartum fetal acid base balance (pH) to neuromotor dysfunction and mental handicap. In: Kubli F, Patel N, Schmidt W, Linderkamp O (eds) Perinatal events in brain damage in surviving children. Springer, Berlin, Heidelberg, New York, pp 160–167
7. Jain L, Vidyasagar D, Ferre C (1988) Should we resuscitate infants with zero Apga scores. Pediatr Res 23: 321A
8. Jefferson L, Mayes T, Fisher D, Menezes H, Smith EOB, Martin C, Hansen T (1988) Effect of $NaHCO_3$ on outcome of resuscitation from asphyxia in immature pigs. Pediatr Res 23: 233A
9. Jorch G (1987) Transfontanellare Dopplersonographie. Thieme, Stuttgart, New York
10. Karotkin EH, Goldsmith JP (1988) Resuscitation. In: Goldsmith JP, Karotkin EH, Barker S (eds) Assisted ventilation of the neonate. Saunders, Philadelphia, pp 70–89
11. Kitchen W, Ford G, Orgill A, Rickards A, Astbury J, Lissenden J, Bajuk B, Yu V, Drew J, Campbell N (1984) Outcome in infants with birth weight 500 to 999 gm: A regional study of 1979 and 1980 births. J Pediatr 104: 921–927
12. Kubli F, Patel N, Schmidt W, Linderkamp O (1988) Perinatal events and brain damage in surviving children. Springer, Berlin, Heidelberg, New York
13. Lemburg P (1984) Kontroverse zum Thema Neugeborenenreanimation. Notfallmedizin 10: 1314–1328
14. Levene MI, Kornberg J, Williams THC (1985) The incidence and severity of post-asphyxial encephalopathy in full-term infants. Early Hum Dev 11: 21–28
15. Levene MI, Sands C, Grindulis H, Moore JR (1986) Comparison of two methods of predicting outcome in perinatal asphyxia. Lancet I: 67–68
16. Levene MI (1987) Neonatal neurology. Churchill Livingstone, Edinburgh, London, Melbourne, New York
17. Linderkamp O (1979) Perinataler Blutverlust. Monatsschr Kinderheilkd 127: 592–594
18. Linderkamp O (1982) Placental transfusion: determinants and effects. Clin Perinatol 9: 559–592
19. Linderkamp O, Versmold HT (1987) Das Transportproblem – Transport in utero gegen Transport des Neugeborenen. Arch Gynecol Obstet 242: 829–836
20. Linderkamp O, Zilow EP (1988) Hypoproteinämien bei frühgeborenen Kindern. In: Haschke F (Hrsg) Protein in der Säuglingsernährung. Enke, Stuttgart, S 57–63
21. Lorenz U, Kubli F (1988) Abnormal antepartum cardiotocogram and neuromotor dysfunction in term and preterm babies. In: Kubli F, Patel N, Schmidt W, Linderkamp O (eds) Perinatal events and brain damage in surviving children. Springer, Berlin, Heidelberg, New York, pp 117–129
22. Meuret GH, Abel M, Pringsheim W, Wiemers K (1984) Therapieempfehlungen in der Reanimation von Kindern. Klin Pädiatr 196: 21–27

23. Meuret GH, Löllgen H, Wiemers K (1984) Neue Aspekte der medikamentösen Therapie in der Reanimation. Dtsch Med Wochenschr 109: 350–354
24. Micheli JL, Lauener PA (1983) Zyanose beim Neugeborenen. Pädiatr FortbildK Prax 57: 167–191
25. Myers RE (1977) Experimental models of perinatal brain damage: Relevance to human pathology. Intrauterine asphyxia and the developing fetal brain. Year Book Medical Publishers, Chicago
26. Nelson KB, Ellenberg JH (1985) Antecedents of cerebral palsy I. Univariate analysis of risks. Am J Dis Child 139: 1031–1038
27. Ostheimer GW (1982) Resuscitation of the newborn infant. Clin Perinatol 9: 177–190
28. Riegel K, Linderkamp O, Koch J (1974) Die Erstbelüftung der Lunge des verlängert apnoischen Neugeborenen mittels Maske. Dtsch Med Wochenschr 99: 1624–1626
29. Schulte FJ (1988) Forensische Beurteilung von perinatalen Hirnschäden. Monatsschr Kinderheilkd 136: 550
30. Svenningsen NW, Blennow G, Lindroth M, Gaddlin PO, Ahlstrom H (1982) Brain-orientated intensive care treatment in severe neonatal asphyxia. Effects of phenobarbitone protection. Arch Dis Childh 57: 176–183
31. Todres ID, Rogers MC (1975) Methods of external cardiac massage in the newborn infant. J Pediatr 86: 781–782
32. Vannucci RC, Vasta F, Vannucci SJ (1987) Cerebral metabolic responses of hyperglycemic immature rats to hypoxia-ischemia. Pediatr Res 21: 524–529
33. Vyas H, Milner AD, Hopkins IE, Boon AW (1981) Physiologic responses to prolonged and slow-rise inflation in the resuscitation of the asphyxiated newborn infant. J Pediatr 99: 635–639
34. White BC, Winegar CD, Wilson RF, Kraise GS (1983) Calcium blockers in cerebral resuscitation. J Trauma 23: 788–793

Die Bedeutung der Regionalisierung

E.-J. Hickl

Frauenklinik und Hebammenlehranstalt Finkenau, Hamburg (Leiter: Prof. Dr. E.-J. Hickl)

Die Geburtshilfe in der Bundesrepublik Deutschland zeichnet sich durch eine sehr niedrige perinatale Sterblichkeitsrate aus. Sie ist gekennzeichnet durch einen hohen Technisierungsgrad. In der Bundesrepublik sind mehr Kardiotokographen im Einsatz als in allen anderen Ländern, die Sectiofrequenz ist relativ hoch und wir besitzen einen gut organisierten ärztlichen Neugeborenentransportdienst.

Ein besonderes Charakteristikum der deutschen Geburtshilfe ist ihre ausgeprägte Dezentralisierung: In Schweden und England entfallen weit über 1000 Geburten auf eine Klinik; in Deutschland liegt der Durchschnitt etwa bei 500. Allenfalls 15% aller geburtshilflichen Abteilungen haben mehr als 900 Geburten. In Ballungsgebieten besteht eine Konzentration großer Kliniken mit guter Ausstattung und guter Kooperation mit benachbarten Kinderkliniken. In ländlichen Gegenden finden sich dagegen viele kleine geburtshilfliche Einheiten mit einer geringen Zahl von Geburten, in kurzer räumlicher Distanz und oft mit sehr knapper personeller Besetzung.

Die meisten Hochrisikoneugeborenen in der Bundesrepublik müssen daher in der für sie kritischsten und riskantesten Phase unmittelbar nach der Entbindung transportiert werden.

Der im internationalen Vergleich recht gute Platz der deutschen Geburtshilfe betrifft in erster Linie die perinatale Mortalität. Bei der Säuglingssterblichkeit sieht es lange nicht so gut aus. Hier besteht Nachholbedarf. Einiges spricht dafür, daß ein Grund für die im Vergleich zur niedrigen Perinatalsterblichkeit relativ hohe Säuglingssterblichkeit Frühgeborene sind, die zwar die ersten sieben Tage überleben, aber infolge nicht ausreichender primärer Versorgung bzw. wegen Koordinationsproblemen schließlich doch sterben.

Die Zusammenarbeit zwischen Geburtshilfe und Pädiatrie muß daher neu überdacht und verbessert werden.

Aus den Perinatalstudien der letzten Jahre geht klar hervor, daß eine Senkung der perinatalen und neonatalen Letalität und Morbidität dann zu erwarten ist, wenn man sich auf die Hochrisikofälle (z. B. Frühgeborene unter 1500 g) konzentriert. Sie haben einen überproportionalen Anteil an der Sterblichkeit und unter den behinderten Kindern.

Was kann hier getan werden?

Bei der Diskussion dieser Frage fällt immer wieder das Stichwort – oder Reizwort – *Regionalisierung*. Was ist Regionalisierung? Wie soll sie durchgeführt werden? Wie kann die Kooperation zwischen Neonatologie und Geburtshilfe verbessert werden? Welche Mißverständnisse gilt es aufzuklären?

Zum Begriff der Regionalisierung bestehen noch sehr viele Mißverständnisse.

Definition: Unter Regionalisierung versteht man die Forderung, daß der Ort der Entbindung dem Schweregrad der Gefährdung des Neugeborenen und der Mutter angepaßt sein muß.

Auf gar keinen Fall ist Regionalisierung identisch mit Zentralisierung. Im Gegenteil: Eine Regionalisierung und damit Zentralisierung der Hochrisikofälle, die ja insgesamt nicht mehr als 3% aller Geburten ausmachen, bedroht nicht die Lebensfähigkeit kleinerer Abteilungen oder Kliniken. Sie stellt das notwendige Korrelat zur Dezentralisierung der Geburtshilfe in der Bundesrepublik dar, wenn diese weiterhin medizinisch vertretbar sein soll. Diese hat ja nicht nur Nachteile: Relativ kleine geburtshilfliche Einheiten, aber in günstiger Entfernung vom Wohnort der Schwangeren haben durchaus ihre Berechtigung.

Den unterschiedlichen Risiken werden am besten drei Versorgungsebenen mit abgestuftem Leistungsniveau gerecht. Sie entsprechen im wesentlichen den Grundsätzen der Grund- und Regel-, Zentral- und Maximalversorgung. Auf die Geburtshilfe bezogen sollten sie folgende Anforderungen erfüllen:

1. Ebene: Versorgung der normalen Schwangerschaft und der voraussichtlich komplikationsfreien Geburt, Erstversorgung unerwarteter Zwischenfälle.

2. Ebene: Zusätzlich Versorgung von Schwangeren mit ausgeprägten Risiken entsprechend den vorhandenen Möglichkeiten, z. B. drohende Frühgeburt oberhalb der 30. Woche, Zwillingsgeburten oberhalb der 34. Woche, EPH-Gestosen, Amnioninfektionen, Blutgruppeninkompatibilität, Placenta praevia oder pathologische Kindslage. Diese Einrichtungen sollten geeignet sein zur Versorgung von Neugeborenen mit sogenannten unproblematischen Störungen und für einen qualifizierten Patiententransport bereitstehen. Zu ihrer optimalen Ausnützung ist ein Einzugsgebiet von etwa 2000–3000 Geburten pro Jahr angemessen.

3. Ebene: Die 3. Versorgungsebene – auch als Perinatalzentrum bezeichnet – umfaßt die Ebenen 1 und 2 und zusätzlich die Versorgung von Schwangeren mit hohem Risiko (ca. 1%), insbesondere mit drohender Frühgeburt vor der 31. Woche, drohender Zwillingsfrühgeburt vor der 35. Woche, Drillings- und Mehrlingsschwangerschaften, Kinder mit zu erwartender akuter, operationspflichtiger Fehlbildung, Hydrops fetalis, insulinpflichtiger Diabetes der Mutter und anderen gravierenden Einzelrisiken für Mutter und Kind. Diese Perinatalzentren sind für die Verlegung in utero vorgesehen und arbeiten dann optimal, wenn sie ein Einzugsgebiet von etwa 3500–7000 Geburten pro Jahr besitzen.

Unstrittig ist, daß eine gute Kooperation zwischen Neonatologie und Geburtshilfe der Schlüssel für eine weitere Verbesserung unserer geburtshilflichen Leistungen ist.

Wenn wir auch noch weit von einer Optimallösung entfernt sind, so hat sich hier doch in den letzten Jahren vieles verbessert. Der deutschen Pädiatrie gebührt großer Dank dafür, daß sie schon frühzeitig in den 70er Jahren die Konsequenzen aus der Dezentralisierung der Geburtshilfe gezogen und die sogenannten Neugeborenen-Notarztdienste eingerichtet hat. Wenn wir in der Bundesrepublik im internationalen Vergleich damals einigermaßen mithalten konnten, so ist dies zu einem erheblichen Teil das Verdienst des in kurzer Zeit hervorragend organisierten Neugeborenen-Notarztsystems und des persönlichen Engagements der beteiligten Kollegen.

Allerdings konnte niemand damals annehmen, daß dieser Zustand so lange andauern müßte. Die Notarztdienste belasten nämlich mittlerweile das Personal der neonatologischen Intensivstationen bis über die Grenzen des Erträglichen. Es kann also nur im Interesse der Pädiatrie sein, wenn der Neugeborenen-Notarztdienst eines Tages nicht mehr notwendig sein sollte.

Wie sieht zur Zeit die Kooperation zwischen der Neonatologie und der Geburtshilfe in Deutschland aus?

Je nach apparativer und personeller Besetzung finden sich 5 Grade der Zusammenarbeit:
1. der Kinderarzt, der seine Konsiliarbesuche auf der geburtshilflichen Abteilung auf Anforderung durchführt;
2. die regelmäßige Betreuung einer Abteilung durch Neonatologen;
3. Der dritte Grad besteht in der ständigen Tätigkeit eines Neonatologen, der gleichzeitig auch Leiter der Neugeborenenabteilung ist und diese während der normalen Dienstzeit, in besonderen Fällen auf Abruf, betreut.

Diesen ersten 3 Graden ist gemeinsam, daß sie für die Betreuung von Risikoneugeborenen auf den Neugeborenen-Notarztdienst angewiesen sind, der auch die Verlegung organisiert.
4. Der vierte Grad besteht in einer geburtshilflichen Abteilung, der eine Neugeborenen-Intensivbeobachtungsabteilung in räumlicher Einheit angegliedert ist, wobei hier nur die Hochrisikoneugeborenen (ca. 2–3% aller Neugeborenen) verlegt zu werden brauchen.
5. Der fünfte Grad, die Neugeborenen-Intensivtherapie, betreut alle Risikoneugeborenen inklusive der extremen Frühgeburten.

Zu den beiden letzten Stufen gehört selbstverständlich eine 24-Stunden-Präsenz des Neonatologen.

Meines Erachtens nach wird die Bedeutung eines Neonatologen als Leiter einer Neugeborenenabteilung einer Frauenklinik, der mit einer leistungsfähigen Kinderklinik zusammenarbeitet, bisher nicht genügend gewürdigt. Dabei geht es weniger um die Behandlung des gefährdeten Hochrisikoneugeborenen, sondern um die optimale Betreuung der sogenannten gesunden Neugeborenen. Hier besteht noch ein erheblicher Nachholbedarf: Wie Mentzel zeigen konnte, treten auch nach normaler Schwangerschaft und ungestörtem Geburtsverlauf bei jedem 4. sogenannten gesunden Neugeborenen in den ersten Lebenstagen Risikobelastungen auf, die erkannt und behandelt werden sollten. Die Diagnose „gesundes Neugeborenes" ist in den ersten 4–5 Tagen also nicht mit ausreichender Sicherheit zu stellen. Hier ist die Zusammenarbeit mit der Kinderheilkunde nicht nur verbesserungsfähig, sondern sogar verbesserungspflichtig.

Der Aufgabenbereich eines zur normalen Dienstzeit in einer Frauenklinik tätigen Neonatologen läßt sich in folgenden Punkten zusammenfassen:

1. Volle Integration in das geburtshilfliche Team;
2. Betreuung der Neugeborenenabteilung;
3. Kontakt zur Kinderklinik;
4. Mütterberatung inklusive Elternunterricht;
5. Beratung nichtschwangerer Frauen;
6. Hebammen- und Schwesternfortbildung.

Besonders bewährt hat sich seine Einbeziehung in das geburtshilfliche Team bei der Betreuung und Beratung von stationär aufgenommenen Risikoschwangeren (Mehrlinge, Frühgeburten, Gestosen etc.), ebenso die Teilnahme an den Klinikkonferenzen und die allmorgendliche Visite im Kreißsaal. Der Neonatologe betreut die Neugeborenenabteilung und veranlaßt bei Risikofällen die Verlegung. Er ist tagsüber bei fast allen Geburten, auf jeden Fall aber bei Risikogeburten präsent, weiß Bescheid über die noch nicht entbundenen Risikofälle und kann sich entsprechend darauf einstellen, kooperiert mit dem Neugeborenen-Notarztdienst und stellt auch den Kontakt zum nachbehandelnden Pädiater her.

Die Verlegungshäufigkeit von Kindern kann auf diese Weise um etwa 30% reduziert werden, was für die Mutter-Kind-Beziehung von großer Bedeutung ist.

Die optimale Betreuung der Hochrisikoschwangerschaft ist in dem sogenannten Perinatalzentrum (Ebene 3 der Versorgung) gewährleistet. Wenn auch diese Tatsache unbestritten ist, so ist doch die Organisation und besonders die Lokalisation dieser sogenannten Perinatalzentren noch Gegenstand heftiger, zum Teil sehr kontrovers geführter Diskussionen. Geburtshelfern, die eine frühzeitige Verlegung von Schwangeren in Perinatalzentren mit Skepsis betrachten, stehen Pädiater gegenüber, die die räumliche Trennung der Neugeborenenintensiveinheit einer Frauenklinik von den restlichen Abteilungen einer Kinderklinik so ablehnend beurteilen, daß sie auch in neuester Zeit noch gegen die Errichtung von Perinatalzentren in Frauenkliniken eintreten.

Zwei Gesichtspunkte können mittlerweile als gesichert gelten:
1. Der Transport eines Hochrisikoneugeborenen, selbst auf kurze Strecken, ist nachteilig für seine Prognose und sollte vermieden werden. Die Mortalität und Morbidität der Neugeborenen ist bei verlegten im Gegensatz zu an Ort und Stelle behandelten Hochrisikoneugeborenen signifikant erhöht.
2. Eine Trennung von Mutter und Kind ist nur in den allerdringendsten Fällen vertretbar.

Hieraus resultiert für die Lokalisation des Perinatalzentrums als optimale Lösung eine leistungsfähige Kinderklinik und eine ebensolche Frauenklinik unter einem Dach im engen Verbund.

Wenn dies nicht möglich ist, so sollte die neonatale Intensivstation besser in der Frauenklinik unmittelbar am Ort des Entbindungsgeschehens stationiert sein als in einer räumlich entfernten Kinderklinik. Von erfahrenen Neonatologen wurden die Voraussetzungen für die optimale Versorgung des Hochrisikoneugeborenen definiert, denen wir von geburtshilflicher Seite nichts hinzuzufügen haben:
1. Eine Kooperation zwischen dem Geburtshelfer und dem Neonatologen muß schon vor der Geburt beginnen.
2. Ein neonatologisches Team muß rund um die Uhr in Bereitschaft und unmittelbar neben dem Kreißsaal tätig sein.
3. Das gleiche Team, das im Kreißsaal die Reanimation organisiert, muß auch die weitere Betreuung innehaben.

Daß bei einem solchen System die Verlegung von Neugeborenen nur zur Beobachtung, auch wenn sie später wieder zurückverlegt werden sollten, vermieden wird, ist ein Vorteil, den man nicht hoch genug einschätzen kann. Wir wissen mittlerweile, wie wichtig der Mutter-Kind-Kontakt in den ersten Tagen für beide ist.

Von einigen Pädiatern wird immer wieder darauf hingewiesen, daß die Intensivtherapie von Hochrisikoneugeborenen an das Vorhandensein einer großen Kinderklinik mit allen Abteilungen gebunden sei, und aus diesem Grund lehnen diese die Einrichtung einer neonatologischen Außenstelle in einer Frauenklinik ab.

Hierzu ein Zitat eines bekannten deutschen Neonatologen (Mentzel, 1987):
„Die spezielle Methode, die vor allen Dingen auch bei sehr kleinen Frühgeborenen angewendet werden muß, zwingt die Neonatologen heute, daß sie selbst ihre Röntgengeräte, Ultraschallgeräte, EKG etc. auf Station haben. Sie werden auf der neonatologischen Station auch unmittelbar angewandt. Die erforderlichen Konsultationen von Spezialärzten, wie Kinderkardiologen, Kinderchirurgen und Neuropädiatern etc. können heute von diesen auf den neonatologischen Stationen vorgenommen werden. Der Spezialist muß zum Neugeborenen und nicht umgekehrt."

Und ein weiteres Zitat (v. Loewenich, 1987): „Als perinatalmedizinisches Zentrum kann man guten Gewissens eine Institution nur dann bezeichnen, wenn Geburtshilfe und Neonatologie Wand an Wand arbeiten. Das bedeutet, daß der Neonatologe bei jeder Risikogeburt zur Verfügung steht und daß die Intensivbehandlung sofort mit dem Greifbarwerden des Kindes beginnt und dann nicht mehr unterbrochen wird. Jeder Transport ist trotz anderslautender Beteuerungen eine solche Unterbrechung."

Diesen Feststellungen ist nichts hinzuzufügen. Sie entsprechen den Forderungen, die wir Geburtshelfer als Konsequenz der Ergebnisse der Perinatalanalysen stellen müssen.

Voraussetzung für eine gedeihliche Zusammenarbeit zwischen Pädiatrie und Geburtshilfe ist freilich – um allen Mißverständnissen vorzubeugen –, daß die neonatologische Abteilung an einer Frauenklinik in der Hand von Pädiatern bleibt. Diese sollten Bestandteil einer leistungsfähigen Kinderklinik sein, unabhängig von ihrer Lokalisation oder ihrer Versorgungsstufe.

Während die neonatale Intensivtherapie (das eigentliche Perinatalzentrum) nur wenigen großen Zentren vorbehalten bleiben wird – schon wegen des Einzugsgebietes von etwa 4000–5000 Geburten – sollte von der Einrichtung einer neonatalen Überwachungseinheit in der Frauenklinik mit 24-h-Präsenz des Pädiaters (2. Ebene) häufiger Gebrauch gemacht werden. Neugeborene mit Adaptationsstörungen, risikoarme Frühgeborene (mit Ausnahme von langzeitbeatmungspflichtigen Kindern) können unmittelbar neben den Entbindungsräumen betreut werden, ohne daß man auf den Kontakt zwischen Mutter und Kind verzichten muß. Die Trennung von Mutter und Kind durch Verlegung der Neugeborenen nach der Geburt wird so auf ein Minimum, nämlich auf diejenigen mit extremer Unreife oder auf Kinder mit Mißbildungen etc. beschränkt. Eine Verlegung von Neugeborenen nur zur Beobachtung ist von einem verantwortungsbewußten Geburtshelfer nur noch schwer zu verantworten.

Es ist eine Utopie, für ein Perinatalzentrum die räumliche Einheit von Kinderklinik und Frauenklinik unter einem Dach zu fordern. Diese Idealvorstellungen können bei Neubauten berücksichtigt werden. Für die überwiegende Mehrzahl aller großen Frauenkliniken mit hohen Geburtenzahlen steht sie, schon aus finanziellen Gründen, im nächsten Jahrzehnt oder noch länger nicht zur Diskussion.

Entgegen den Vorbehalten von manchen Seiten hat sich gezeigt, daß die Einrichtung einer neonatalen Intensivbeobachtungsstation, aber auch einer neonatalen Intensivbehandlungsstation in einer Frauenklinik, selbstverständlich im engsten Verbund mit einer benachbarten Kinderklinik, eine Lösung ist, die sich nicht nur sehr gut bewährt hat, sondern die auch von der Bevölkerung und von den Kollegen akzeptiert wird. Es ist unrealistisch – von den unterschiedlichen Motiven ganz abgesehen – den Frauenkliniken unter Hinweis auf eine nicht erreichbare Optimallösung die naheliegendere und realisierbare Möglichkeit vorzuenthalten.

Zum Abschluß noch ein Kommentar zu dem Problem der Verlegung in utero: Ich möchte eindringlich davor warnen, hier verbindliche Standards aufzustellen. Es wird immer von der jeweiligen Situation abhängen, wie man sich im Einzelfall zu entscheiden hat. Andererseits gibt es eine Reihe von Diagnosen, bei denen die Wahrscheinlichkeit einer Gefährdung des Feten so hoch ist, daß man in jedem Einzelfall erwägen sollte, ob hier ein Transport in utero in Frage kommt. Diese entsprechen der Versorgungsleistung der 3. Ebene.

Ein praktikabler Vorschlag stammt von der Hamburger Arbeitsgemeinschaft für Neonatologie (Tabelle 1). Auch hier gibt es jedoch selbstverständlich Ausnahmen.

Die Verlegung in utero hat eine Reihe von Vorteilen, die man nutzen sollte (Tabelle 2). Hauptvorteil ist die Vermeidung des Neugeborenentransports. Auf der anderen Seite gibt es auch gewisse Nachteile, die zwar die Vorteile nicht aufwiegen, die man aber nicht vergessen sollte (Tabelle 3). Sie bestehen in der Gefahr unnötiger Verlegungen, in einer höheren Kaiserschnitt-Rate bei den verlegten Patientinnen, in einem möglichen Transportrisiko für die Mutter (Zwischenfälle während des Transports, Blutungen etc.). Die Übernahme der Patientin durch ein neues Team bedeutet nicht nur das Ende eines Vertrauensverhältnisses zu den bisher betreuenden Ärzten, sondern unter Umständen auch einen Informations- und Qualitätsverlust. Manchmal weigern sich Schwangere sogar, aus der ihnen vertrauten Umgebung verlegt zu werden.

Eine organisatorische Folge der Verlegung in utero kann eine verminderte Motivation zur Verbesserung der Neugeborenenerstversorgung im verlegenden Krankenhaus sein.

Angeblich versäumte Verlegungen in utero sind bereits Gegenstand von Schadensersatzprozessen geworden.

Tabelle 1. Transport in utero – Indikationsvorschlag (Hamburg 1987)

1. Vorzeitiger Blasensprung 25.–30. Woche
2. Wehentätigkeit 25.–30. Woche, die maximale Tokolyse erfordert
3. Risikoschwangerschaften, die eine Frühgeburt vor der 30. Woche wahrscheinlich machen, bzw. bei Blutungen

Tabelle 2. Vorteile der Verlegung in utero (modifiziert n. Merialdi 1988)

1. Optimale intrapartale und postpartale Betreuung
2. Garantie eines Bettplatzes für das Risikokind
3. Neonatale Betreuung durch die gleiche Mannschaft
4. Geringere perinatale Letalität und Morbidität
5. Psychologische Gründe

Tabelle 3. Nachteile der Verlegung in utero (modifiziert n. Merialdi 1988)

1. Unnötige Verlegungen mit Blockierung eines Bettplatzes
2. Höhere Rate an Kaiserschnitten
3. Transportrisiko für die Mutter in Grenzfällen
4. Beendigung der Betreuung der Mutter durch das vertraute Team (Informationsverlust)
5. Ablehnung durch die Schwangere oder Angehörige
6. Verminderte Motivation zur Verbesserung der Erstversorgung im verlegenden Krankenhaus

Schlußfolgerungen

Eine Verbesserung der geburtshilflich-pädiatrischen Versorgung von Hochrisikoneugeborenen kann in der Bundesrepublik mit ihrer ausgeprägten Dezentralisierung der Geburtshilfe nur durch eine vernünftige Regionalisierung erreicht werden. Eine Regionalisierung gründet sich jedoch auf Einsicht und Eigenverantwortung.

Sie ist ohne intensive interkollegiale und interdisziplinäre Kontakte undenkbar. Sie kann nur durch ärztliche Eigeninitiative entstehen. Eine Regionalisierung kann und darf nicht verordnet werden.

Voraussetzung ist, daß die entsprechenden Möglichkeiten angeboten werden. Es hat sich gezeigt, daß da, wo eine perinatalmedizinische Regionalisierung etabliert ist, sie auch bald gut genutzt wird.

Ihre Vorteile bestehen in einer verringerten neonatalen und postpartalen Morbidität durch Vermeidung von Notfalltransporten, einer besseren Ausnützung der Institutionen und damit einer Senkung der Kosten und schließlich in einer niedrigeren Sterblichkeit.

Eine freiwillige Regionalisierung ist im übrigen in der Bundesrepublik bereits viel mehr verbreitet als man annimmt. In vielen Regionen gibt es Kliniken, in denen als Folge einer spontanen Regionalisierung keine Kinder mit einem Geburtsgewicht von weniger als 1500 g geboren werden. Diese haben eine hervorragende perinatale Morbidität und Mortalität.

Optimale Form eines Perinatalzentrums ist die große Frauenklinik mit der leistungsfähigen Kinderklinik unter einem Dach. Wo das nicht möglich ist (und das betrifft die weit überwiegende Mehrzahl aller großen Frauenkliniken), ist eine Neonataleinheit in der Frauenklinik in organisatorischer Verbindung mit der Kinderklinik die zweitbeste Lösung. Nur sie gewährleistet, daß eine Verlegung des Hochrisikoneugeborenen mit all ihren Gefahren vermieden wird. Außerdem wird die Mutter nicht von ihrem Kind getrennt.

Für die Planung der Regionalisierung sind sorgfältige Erhebungen erforderlich. Weitere Studien sollten uns Klarheit geben über Verlegungsraten, Grad der Neugeborenenmorbidität im Bereich der verschiedenen Versorgungsstufen, Dauer der Therapie und schließlich als wichtigstes Sterblichkeits- und Morbiditätszahlen bis zu einem Alter von zwei Jahren.

Aufgabe unserer wissenschaftlichen Gesellschaften ist es, den Krankenhausträgern die Notwendigkeit einer sinnvollen Regionalisierung klar und eindringlich vor Augen zu halten.

MIX
Papier aus verantwortungsvollen Quellen
Paper from responsible sources
FSC® C105338

If you have any concerns about our products,
you can contact us on
ProductSafety@springernature.com

In case Publisher is established outside the EU,
the EU authorized representative is:
**Springer Nature Customer Service Center GmbH
Europaplatz 3, 69115 Heidelberg, Germany**

Printed by Libri Plureos GmbH
in Hamburg, Germany